中原历代中医药名家文库

现当代卷

总主审◎毛德西

总主编◎郑玉玲　朱光

副总主编◎禄保平　张瑞　金杰　常学辉

鄭啓仲

主审◎郑启仲

主编◎郑宏

河南科学技术出版社

·郑州·

内容提要

郑启仲教授从医五十余年，深谙经典，博采众长，治学严谨，潜心临床，专事儿科，多有建树。本书通过郑启仲传略、学术思想、临床精粹、用药心悟、诊余随笔、弟子感悟等，较系统地介绍了郑启仲教授坎坷的学医道路、艰辛的奋斗历程、深厚的学术造诣、丰富的临证经验和高尚的医德情操。全书结构简洁，内容精练，见解深邃，实用性强，是中医临床医师、大学生、研究生，特别是青中年中医工作者学习、继承、发展中医学术的重要参考书。

图书在版编目（CIP）数据

中原历代中医药名家文库. 现当代卷. 郑启仲 / 郑玉玲, 朱光总主编；郑宏主编. —郑州：河南科学技术出版社，2019.10（2023.3重印）

ISBN 978-7-5349-9517-0

Ⅰ.①中… Ⅱ.①郑… ②朱… ③郑… Ⅲ.①中医临床－经验－中国－现代 Ⅳ.①R249

中国版本图书馆CIP数据核字（2019）第075699号

出版发行：河南科学技术出版社

地址：郑州市郑东新区祥盛街27号　邮编：450016

电话：（0371）65788613　65788629

网址：www.hnstp.cn

策划编辑：马艳茹

责任编辑：邓　为　王俪燕

责任校对：董静云

整体设计：张　伟

责任印制：朱　飞

印　　刷：三河市同力彩印有限公司

经　　销：全国新华书店

开　　本：787 mm × 1092 mm　1/16　彩插：24　印张：15.25　字数：260千字

版　　次：2023年3月第2次印刷

定　　价：198.00元

中原历代中医药名家文库·现当代卷

中原历代中医药名家文库·现当代卷

郑启仲

主　审　郑启仲

主　编　郑　宏

副主编　郑　攀　张建奎

编　委（按姓氏笔画为序）

冯　斌　李志恒　张　璠

张建奎　张婧韬　郑　宏

郑　攀　高国财

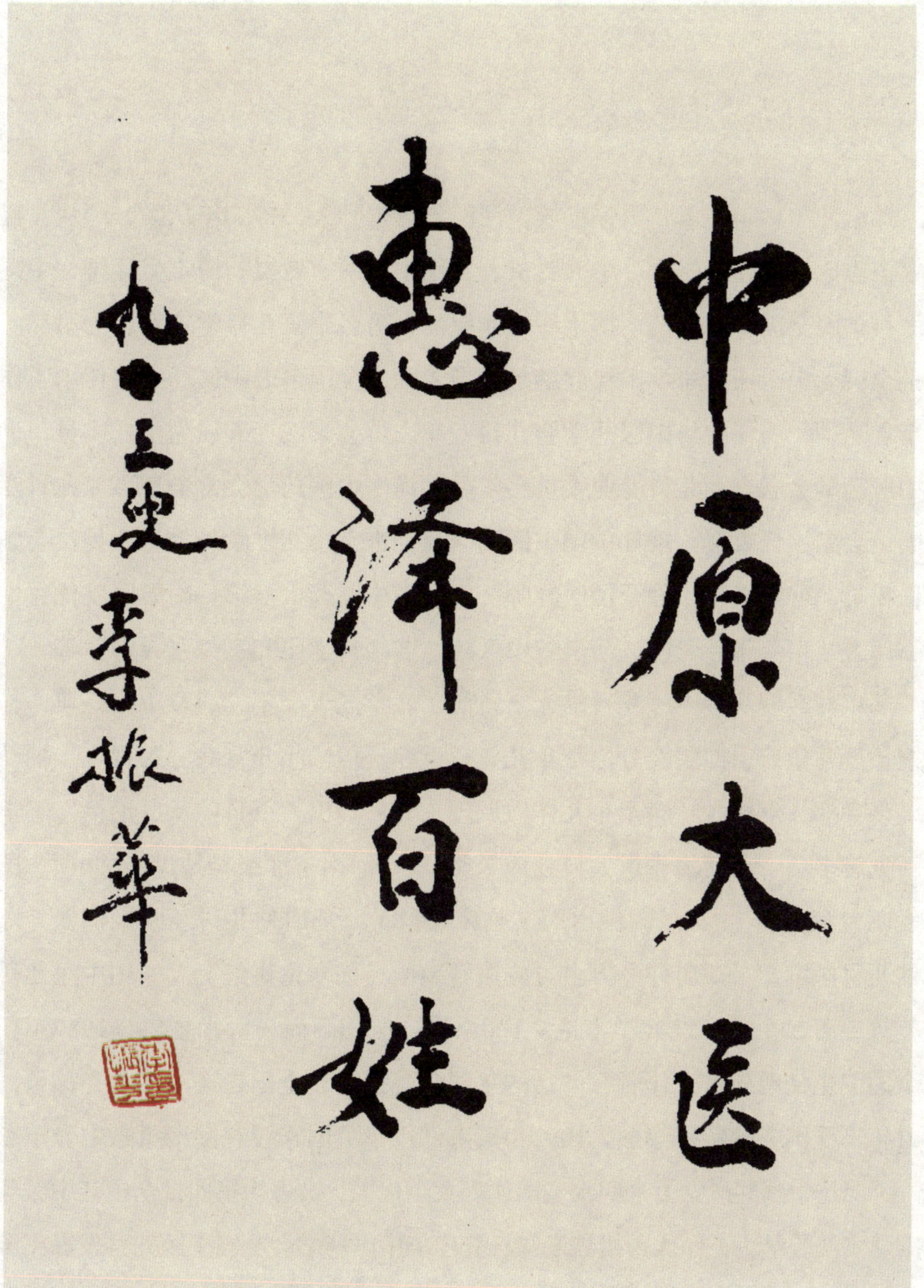

国医大师李振华题词

郑启仲教授简介

郑启仲（1944—），男，汉族，河南省清丰县人，1960年从医，师从儿科名家王志成、王瑞五先生。中共党员，主任中医师、教授、博士生导师、中国中医科学院全国中医药传承博士后合作导师，著名中医儿科学专家。为第三、四批全国老中医药专家学术经验继承指导老师，全国名老中医药专家传承工作室指导老师。历任中华中医药学会儿科专业委员会第四、五届副主任委员，世界中医药学会联合会儿科专业委员会常委，河南中医药学会常务理事兼儿科专业委员会副主任委员。现任中国中医药研究促进会小儿推拿外治专业委员会副主任委员，仲景书院“仲景国医导师”，河南中医药大学第一附属医院优秀中医临床人才培养指导老师，河南省中医院“名师传承研究室终身导师”等。

郑启仲教授从事中医儿科临床、科研、教学五十余年，通晓中医经典，临床擅长小儿望诊，擅用经方治疗小儿急危重症，擅治小儿肾病、脾胃病、抽动症、多动症、发作性睡病及小儿体质调理。先后提出“百日咳从肝论治”等学术新见解多项，获河南省重大科技成果奖1项、河南省厅级科技进步奖6项、国家发明专利4项。主编或参编出版《临床儿科》《郑启仲儿科经验撷粹》《郑启仲儿科医案》《郑启仲经方名方应用经验》《伤寒论讲解》《实用中医儿科学》等专著20余部，发表学术论文100余篇。医德高尚，医术精湛，1987年获“全国卫生文明先进工作者”，1989年国务院授予“全国先进工作者”称号，1991年享受国务院特殊津贴，1992年人事部授予“国家级有突出贡献中青年专家”，当选中国共产党第十四次全国代表大会代表。被评为第四批全国老中医药专家学术经验继承工作优秀指导老师。获中华中医药学会全国中医儿科发展突出贡献奖、河南中医事业终身成就奖，被评为河南省优秀专家、首届河南省优秀医师、首届河南省优秀医院院长等。1998年获世界传统医学会“世界知名医家金奖”。

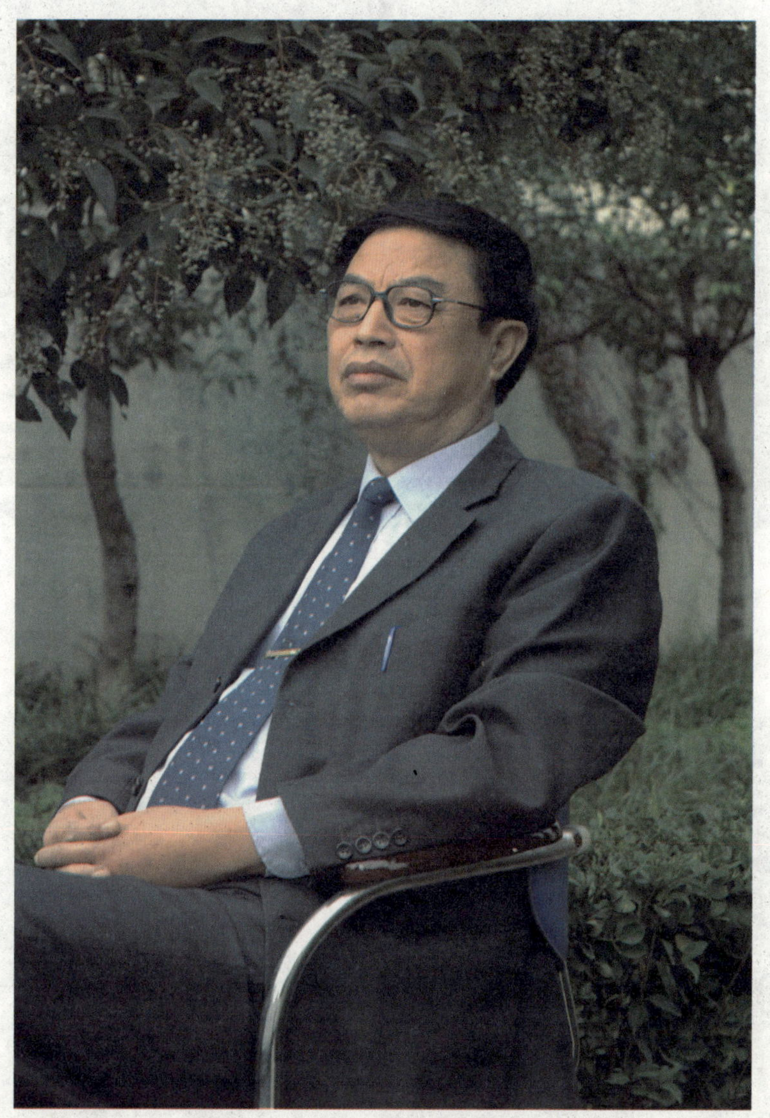

郑启仲教授

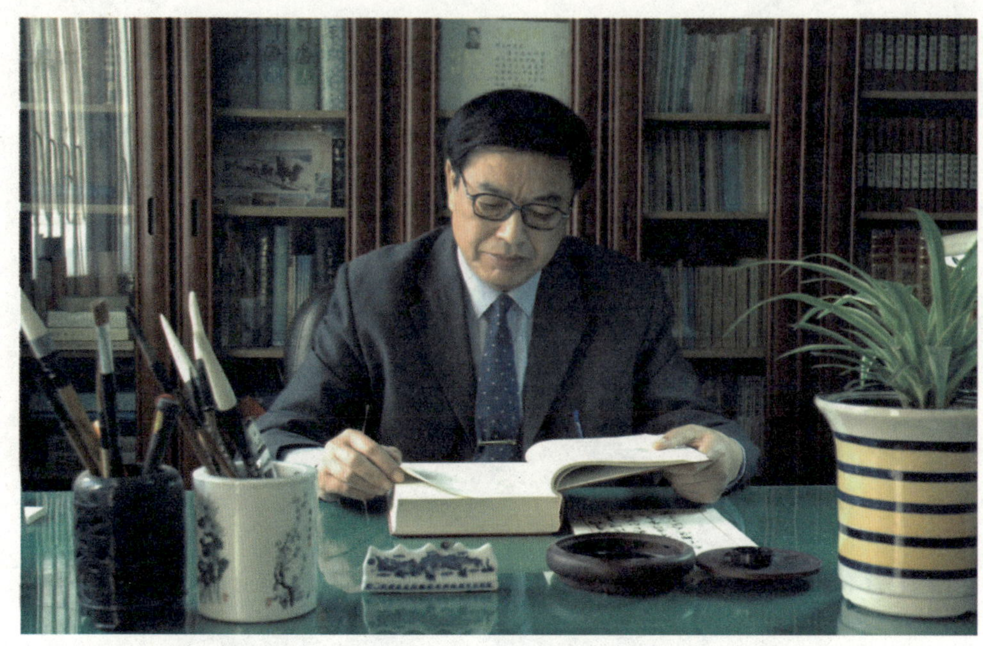

郑启仲教授在书房

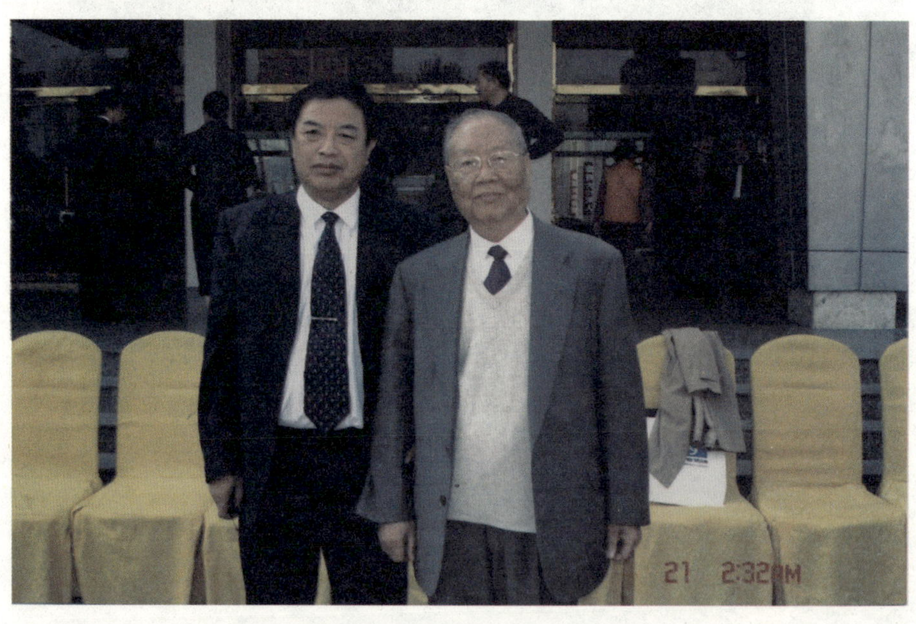

郑启仲教授与首届国医大师朱良春教授

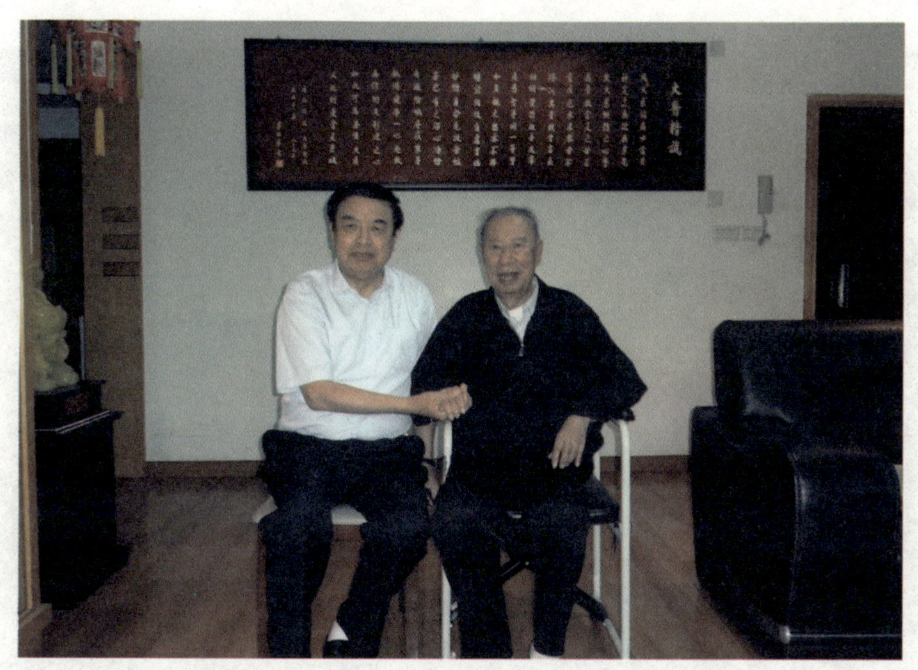

郑启仲教授与首届国医大师李振华教授

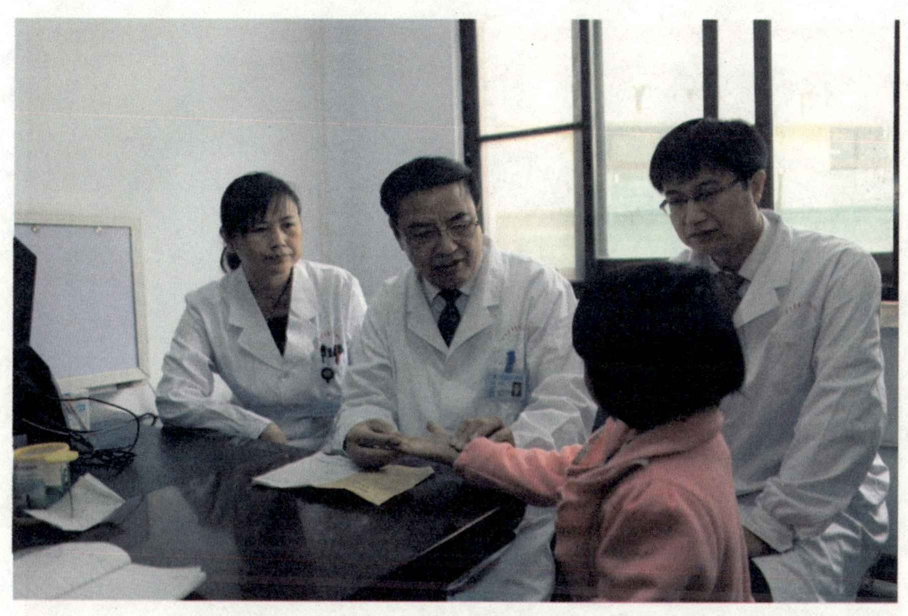

郑启仲教授和他的博士生在研究小儿脉诊

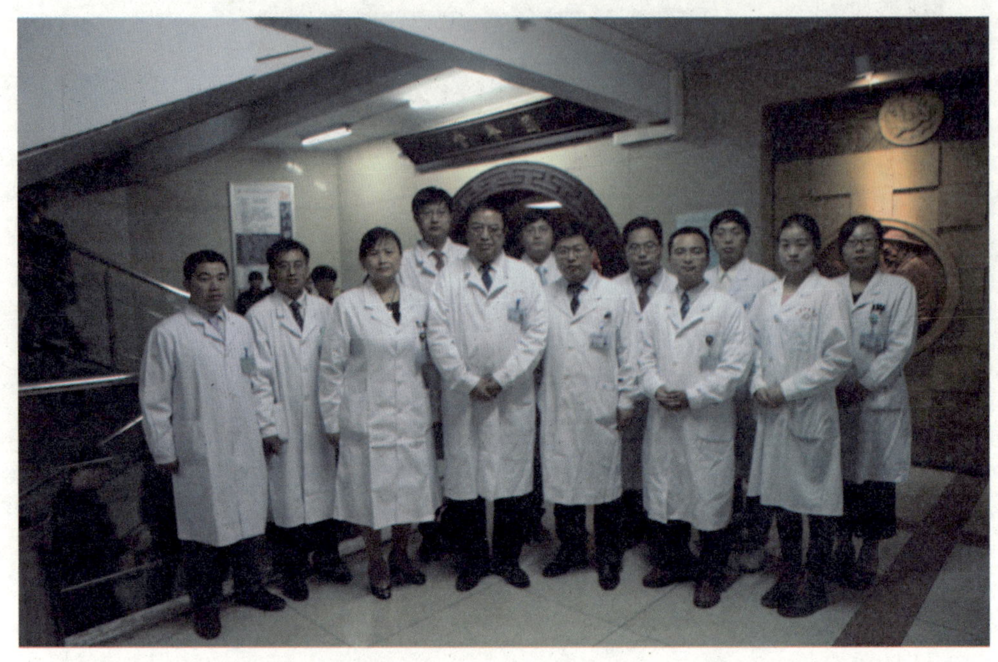

郑启仲教授与他的全国名医传承工作室团队

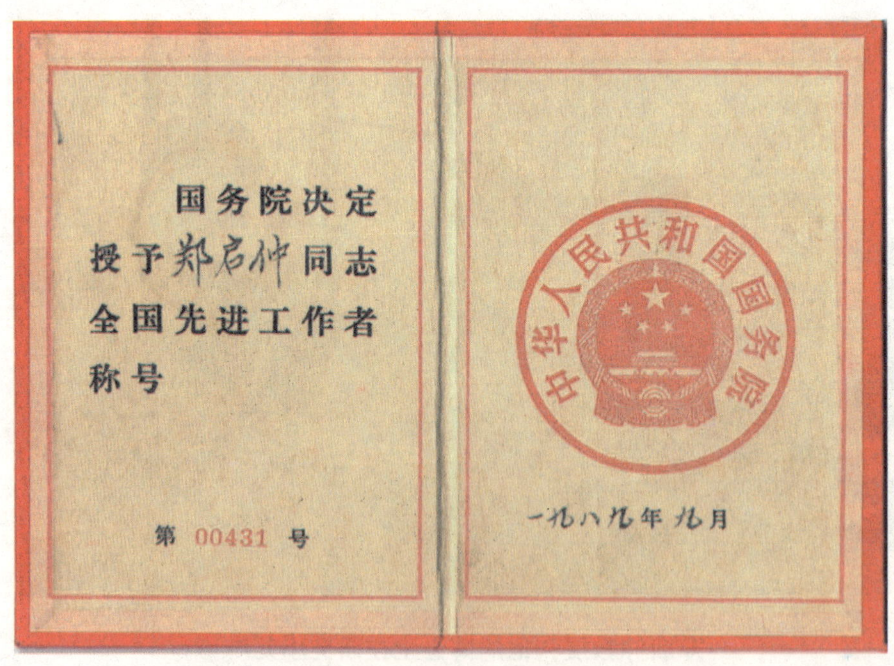

国务院决定
授予郑启仲同志
全国先进工作者
称号

第 00431 号

中华人民共和国国务院

一九八九年九月

郑启仲教授获全国先进工作者称号（1989年9月）

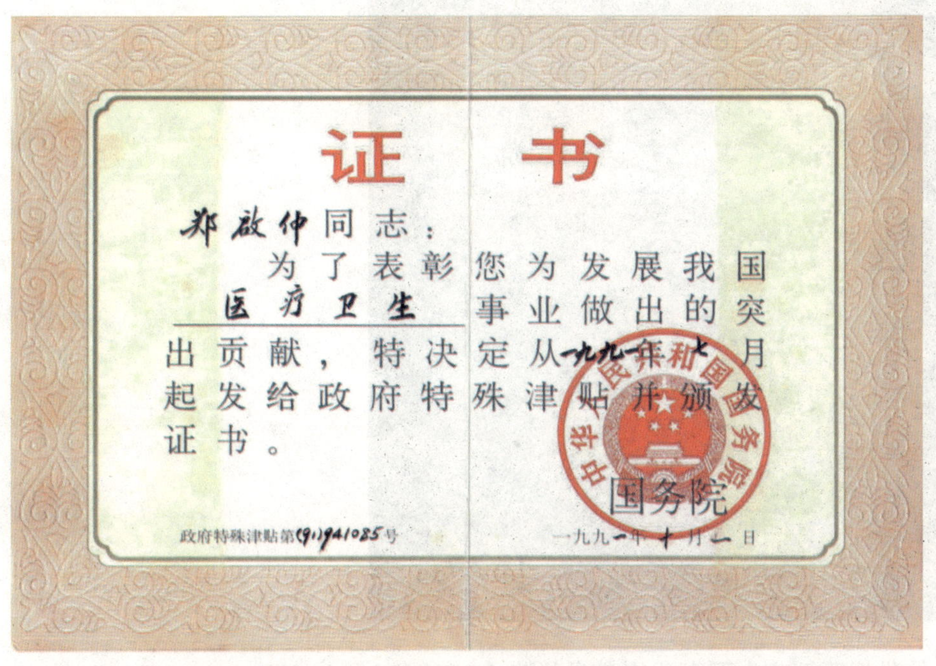

证 书

郑啟仲同志：

为了表彰您为发展我国医疗卫生事业做出的突出贡献，特决定从一九九一年七月起发给政府特殊津贴并颁发证书。

中华人民共和国国务院

国务院

政府特殊津贴第(91)941085号

一九九一年十月一日

郑启仲教授享受国务院特殊津贴（1991年7月）

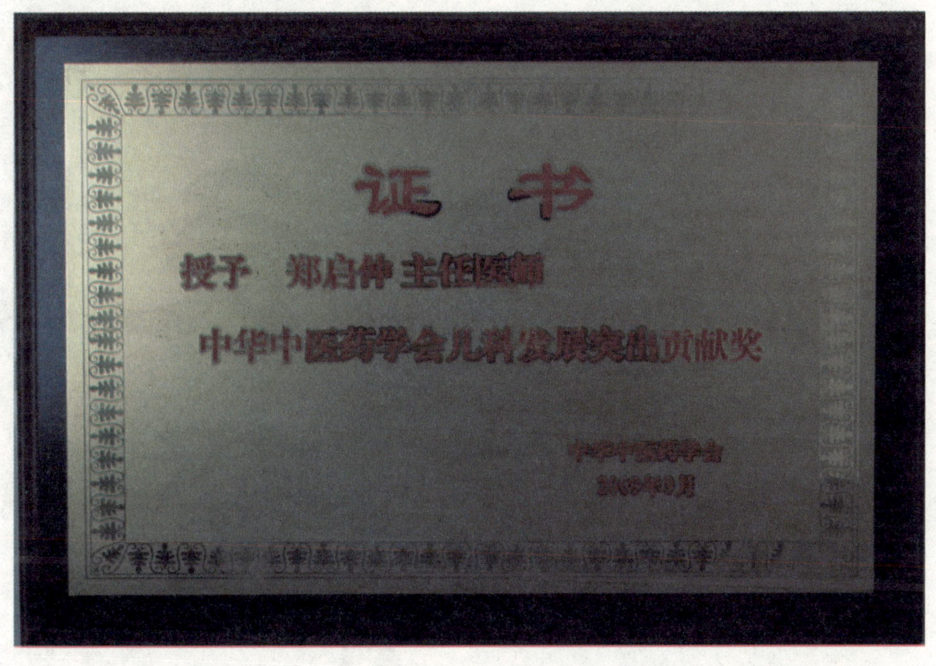

证 书

授予 郑启仲 主任医师

中华中医药学会儿科发展突出贡献奖

郑启仲教授获中华中医药学会儿科发展突出贡献奖（2009年9月）

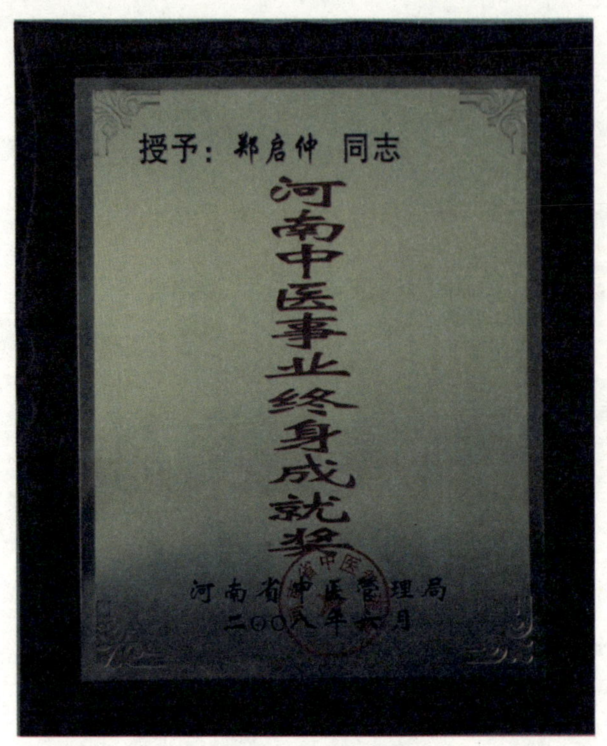

郑启仲教授获河南中医事业终身成就奖（2008年6月）

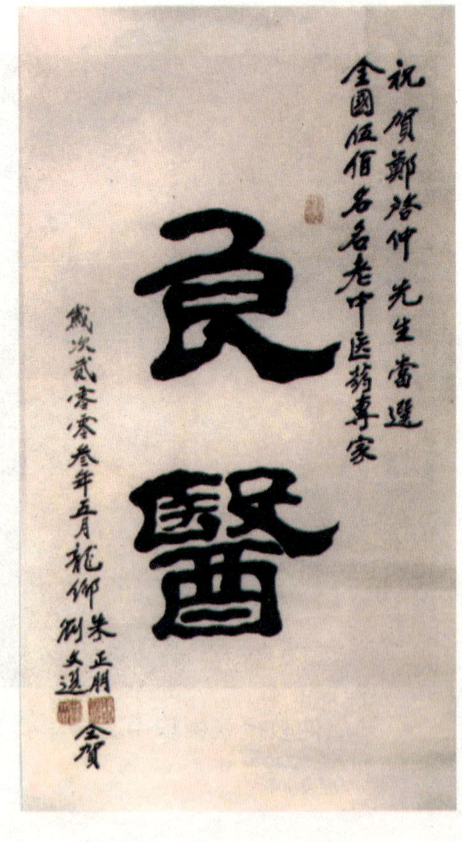

序

中医药学历史悠久，源远流长，涌现出灿若繁星的医药学家。正是由于他们的辛勤耕耘与绵延传承，才使得中医药学在世界医学体系中独树一帜，影响寰宇并造福人类。

河南地处中原，人杰地灵，是中华民族优秀文化的重要发祥地之一，自古及今医药大家更是层出不穷。诞生于河南南阳的张仲景，被后世尊崇为“医圣”，以其巨著《伤寒杂病论》及其独特的辨证论治思维，深远地影响着中医学的传承与发展，至今仍然在指导着中医理论研究与临床实践。其后，河南历代名医名著辈出，比较著名的如褚澄的《褚氏遗书》、王怀隐的《太平圣惠方》、郭雍的《伤寒补亡论》、张子和的《儒门事亲》、滑寿的《十四经发挥》、李濂的《医史》、景日昣的《嵩崖尊生书》、吴其濬的《植物名实图考》、杨栗山的《伤寒瘟疫条辨》等，对中医药学的发展和提高，发挥了承前启后的推动作用，产生过重要影响。

新中国成立以后，河南的中医药事业又得到了长足的发展，在业内占有较重要的地位。著名中医学家李振华是第一批国医大师，我与他交好多年，深知他理论功底深厚，临床经验丰富，治学严谨，桃李遍天下，他对河南中医药学的教育、科研、临床工作，做出了非凡贡献；还有石冠卿、吕承全、赵清理、邵经明、杨毓书等，都是闻名全国的中医药学家。

中医药这一伟大宝库有三个组成部分：浩如烟海的典籍，名老中医的经验，民间的验方绝技。其中名老中医的经验是最接近临床实践的，是理论与实践相结合的典范，也是我们亟待传承的中医精华。而随着时间的流逝，名老中医越来越少，中青年能用中医思维去认识疾病、防治疾病的也越来越少。所以现在的问题是抓紧将这些名老中医的经验继承下来，学习他们的学术思想，学习他们的临床经验，学习他们的医德医风。这是时代的需要，是发展中医的需要，是培养年轻一代名中医的必由之路。

我过去曾讲过要做一名“铁杆中医”，有人对此产生误解，认为这是保皇党、保守派。我所说的“铁杆中医”，就是要立足自身，坚信中医，坚守中医，同时要做好与现代尖端科学的结合。中医本身就是尖端科学，两个尖端科学结合，那就是更好更高的医学。中医药在治疗SARS中的作为、国医大师王绵之教授对航天员的养生调护及其特效药用于航天员，这不是很能说明一些问题吗？我所说的“铁杆中医”，不是不学习科学，而是要站在现代科技的尖端上面，这样结合，中医就会发展。我们应该相信，只要特色不丢、优势常在、传承不息，中医药必将为呵护人类健康再立新功。

要学习好中医，就要从经典入手，因为经典是中医学之根，是后世各家学说之源头，必须下一番功夫才能学好。“不经一番寒彻骨，哪得梅花扑鼻香”！而要学习好经典，还必须注重临床实践。老百姓之所以对中医信赖，是因为中医疗效是肯定的，是经过几千年临床实践所证明了的。临床实践是中医的生命线，离开临床实践，就无从证明中医理论的正确性。中医学的方法论，是完全符合唯物辩证法的实践论、符合哲学的系统论的。

十年树木，百年树人。要发展中医，就要抓紧抢救老中医学术经验，许多老中医带徒，办名医传承班，这是很好的传承方法。抓紧时间整理老中医的经验，上对得起祖宗，下对得起百姓，这不但是对中医学术发展的贡献，也是对人们健康事业的积极奉献。希望更多的名老中医毫无保留地将自己的学术经验撰写出来，传承下去；也希望更多的中青年学子虚心地、踊跃地加入师承的队伍，使岐黄之术薪火相传，不断发扬，更好地为全人类的健康服务！

说起来，我在河南有两位祖宗，一位是医圣张仲景，算是我们中医人的共同祖宗；一位是邓氏的祖宗，邓氏祖地在河南邓县（现邓州市），从中原南迁广东珠玑巷，我是第25代，500年前我们是一家。所以我对河南有一种自然的亲切之感，对河南中医更是有着特别的关注之情。

今闻河南同仁计划编纂《中原历代中医药名家文库·现当代卷》，我非常高兴，这不但是河南中医界的盛事，也是我们国家中医界的盛事。这部巨著，是为名老中医学术经验的传承做了一件大好事，值得庆贺。在其出版之际，聊述几句，以表一位期颐老者的意愿心境。

是为序！

国医大师 邓铁涛

2017年11月

前　言

中华医药，肇之人祖，岐黄问对，仲景垂法。

中原大地，是中华灿烂文化的重要发祥地，也是中医药文化的发源地、医圣的诞生地。在这片沃土上，有两部著作名垂青史，流传千古。一部是《黄帝内经》，它是中医学第一部经典大作，为中医学的传播与发展奠定了理论基础。其具体编著者虽无可考，但与中华民族的先人——黄帝是密不可分的。书中采用黄帝与大臣岐伯等对话的方式，对人类生命科学进行了详尽而科学地讲述。而黄帝出生于河南新郑，他的智慧使得中医药学跻身于世界医学之林。另一部是《伤寒杂病论》，该书创立了中医基本理论与临床实践相结合的辨证论治体系，为中医临床学科的发展开辟了无限法门。其作者是东汉时期河南南阳人士张仲景，他的治学态度是尊重先人，尊重实践，独立思考，敢于创新，用他的话说就是“勤求古训，博采众方，……并凭脉辨证”。书成之后被奉为中医经典之作，张仲景则被后世尊为“医圣”，为人们所景仰。

继“医圣”张仲景之后，中原大地以其悠久的历史及丰厚的文化底蕴，为中医药事业的继承与发展做出了卓越贡献。当我们站在黄河岸边回溯历史的时候，历代名医包括他们的名著犹如灿烂的星光闪烁在我们面前。比较著名的如南朝时期的褚澄与其《褚氏遗书》，隋代甄权与其《针经钞》，唐代孟诜与其《食疗本草》，宋代王怀隐与其《太平圣惠方》，金代张子和与其《儒门事亲》，元代滑伯仁与其《十四经发挥》，明代李濂与其《医史》，清代杨栗山与其《伤寒瘟疫条辨》、吴其濬与其《植物名实图考》等；还有近代陈其昌与其《寒温穷源》、陈青云与其《痘疹条辨》、刘鸿恩与其《医门八法》、龙之章与其《蠢子医》等，他们为河南乃至全国中医药事业的发展与提高做出了不可磨灭的贡献。

目光回到新中国成立以后，河南中医药事业得到了长足的发展。随着河南中医药大学（原河南中医学院）以及各级中医院的先后建立，一大批名家出现在教学与临床岗位上，他们为河南中医药的教育、医疗和科学技术的发展，倾尽全部心血，可谓“鞠躬尽瘁，死而后已”。他们中的杰出代表有国医大师李振华，国家级名医石冠卿、赵清理、杨毓书、高体三、吕承全、邵经明、武明钦、郭维淮、乔保钧等。他们秉承张仲景、孙思邈“大医精诚”之旨，怀仁心仁术，志存高远；为人民服务，任劳任怨；教年轻学子，挑灯备课；为病人除恙，废寝忘食；他们学术渊博，通晓经典，经验丰富，技术精湛；他们在百姓心中，犹如华佗再世，高山景行。他们教书育人，桃李满天下，我们为有这样的先辈、老师，感到骄傲、自豪。

时光荏苒，岁月飞逝。一批老前辈已经驾鹤西去，健在的专家、学者多已垂垂老矣。如何将他们的学术思想与临床经验记载于史，传给后人，将是摆在我们面前的迫切任务。我们要以抢救“国宝”的紧迫感去承担这项任务，以完全敬畏的心态去承担、去做事。初步统计，急需整理的全省著名专家约有近百名，我们将分批整理，全部出版问世大约五六年时间。这次整理工作必须以严谨的科学态度，精细的工作程序，一丝不苟地去设计，去编撰。要坚持“信、达、雅”的写作态度，做到内容准确可信，行文畅达通顺，词语得体文雅。而要做到这一点，认真是第一位的。正如中医大家岳美中先生在《名老中医之路》第二辑“序”中说，对于编辑老中医经验这样的书，要有“手里如同捏着一团火”的责任心，看准了的事就要做到底，做出成果来，精心设计，虚心征求、细心组织。

对于本丛书的学术与临床价值，我们总编委员会在召开第一次会议的时候，就有所评议。这种评议是从上世纪八十年代出版的《名老中医之路》谈起的。当时中医宿老吕炳奎在该书“序”中写道，“这有利于鼓励广大青壮年中医师进一步下苦功深入研究和精通中医药学，有助于当今一代名中医的成长，而这正是青壮年同道们应当努力的方向”。该书“编者的话”中谈到，这样的书有利于一代新名医的成长，有利于改善中医教育工作，有利于中医学术“与时俱进”地发展。反复阅读老前辈的话语，如同当面教诲，沁人心脾。本丛书虽然只是记载河南省现当代名医的经验，但它的影响会波及全国，甚至于海外。这对于传承中医、培养中青年中医名家，是教科书，是经验书，是师承必读之书，必将在河南中医药事业发展史上留下浓墨重彩的一笔。

对于本丛书的编写与出版，还有一位老人在默默地关心着，他就是为这套丛书作序的国医大师、年高一百零一岁的邓铁涛教授。丁酉初秋，在总主编郑玉玲教授的带领下，我们一行四人南下羊城，专程拜访了邓老。当天上午十时许，邓老在其子邓中光教授的搀扶下，高兴地在客厅接见了我们。只见邓老红光拂面，精神矍铄，在我们问候邓老之后，邓老开口道：“丛书进程如何？”又问道，“何时可以出版？”“希望这套丛书能走向全国！”邓老的关心使我们非常感动。回郑后，总编委员会及时召开了会议，对邓老的关怀做了传达。并表示，不辜负老前辈的关心与期望，希望尽快能让邓老看到这套由他作序的丛书。

在此，谨对邓老表示诚挚的谢意！并遥祝邓老椿龄无尽，福寿康宁！

同时，对河南中医界的老前辈，关心中医药事业发展的老领导，关心、参与丛书编著、出版的同仁，表示衷心的感谢！

《中原历代中医药名家文库·现当代卷》总编委员会

2017年国庆

目录

第一章 医家传略

一、发奋学医

郑启仲出生在全国唯一用普通百姓孝子张清丰的名字置县命名的河南省清丰县的一个普通农民家庭。1960年，郑启仲刚过15岁，正读初中二年级，赶上国家经济困难，父亲又得了重病，被迫终止了学业。退学的第三天，班主任老师来到他家，看到家里一贫如洗和他的父亲卧病在床的困难情景，就对他的父亲说："我不知道你家这样困难，启仲是棵好苗苗，您还是让他回校上学吧，初中、高中由我供给，大学毕业后花我多少钱还我多少，不要利息，如果考不上大学我分文不要。"接着又补充说："您不要怕，实际上我根本不让您还账，可以把你们大队干部叫来，立个字据。"父亲说了番感激话，让启仲把老师送走后，满怀歉疚地说："孩子，咱们家穷，人家老师也不富啊！不是大人不想让你上学，我实在没有办法，我们家祖辈没有一个识字的，我做梦都想让你上学，可咱命穷就认命吧，咱决不亏人家老师。"当时，郑启仲还不懂得人生的艰辛，只有用泪水服从父亲的决定。他就这样过早地结束了幸福的学生时代，开始了坎坷不平的人生道路。后来拉着父亲到处求医治病，他一次次地目睹了广大农村缺医少药、令人忧心的场面，也看到了医生为患者解除病痛这种平凡而神圣职业的价值，同时也碰到过玩忽职守、不务正业的医生。有一次他拉父亲到十公里以外的一个公社卫生院求医治病，那位医生喝醉了酒，一直等到下午才给他的父亲看完病。拉车走出卫生院时天已黄昏，半路上坡时父亲从车上滚落下来，他几次背父亲都背不上车，父亲腿疼得要命，他心急如焚，抱住父亲号啕大哭，心中在喊："天哪，我要是个医生该多好啊！"从此，他暗下决心，一定要学医，将来为农民治病。从此以后，他便开始借给父亲买药的机会到本村卫生所一位老中医那里，一边帮他干活一边向他求教。这位好心的杨天顺老中医看他酷爱医学，便把自己的《药性赋》《汤头歌诀》《医学三字经》等书送给他，让他先背会，这位杨老先生便成了他认识中医的启蒙老师。杨老先生十分喜欢这个未拜师的学生，当他得知清丰县纸房公社卫生院要招收人员时，主动推荐郑启仲去应试。郑启仲虽衣衫褴褛，可一篇作文加上一手好字，应试成绩名列前茅。上学时郑启仲的成绩优秀，特别是他的作文常被当做范文在班级宣读。对他的作文，老师曾用"画龙点睛""一语中的”“构思新颖”“思想性强”等批语。确定招收郑启仲时，院长侣维生一句“自古有为多寒士”的话改变了他的命运，1960年7月，他顺利地到卫生院参加了工作。上班离家那天，饱受病痛折磨的父亲流着眼泪对他说，“当医生就要当个好医生”。这朴实的叮嘱和激动的泪水饱含了悲伤、兴奋和期盼。满街的父老乡亲一直把他送到村头，这是广大农民对一个医生寄托的极大期望。从此，他牢记父辈的嘱托，决心努力学好技术，一定要成为一个能为广大农民治病的好医生。

1988年，郑启仲入选河南省卫生系统先进事迹报告团赴全省巡回报告，对于自己的人生，对于自己的从医之路，他深情地说：“人生就像大树，只有一次次地战胜‘春天的风沙，夏天的暴雨，秋天的寒霜，冬天的冰雪’，才能长成有用之才……”

二、背诵伤寒

报到那天，侣维生院长见到郑启仲，第一句话就说，听杨先生（指推荐他参加工作的杨天顺老中医）说你很喜欢中医，你就先去中药房工作，同时向三位老中医学习，将来好当医生。卫生院三位老中医，一位是中医妇科，两位是中医内科，都是全县知名的老中医。特别是出身中医世家的侣怀章先生，看到郑启仲床头放着《药性赋》《汤头歌诀》之类的小书，下班无人时亲切地对郑启仲说，启仲啊，你要想将来当一名好中医，光背这些小书还远远不够，我送给你一本书，他顺手从抽斗里拿出薄薄的一本《伤寒论》，严肃地说，你别看这本书小，它可是一部大书，它和《黄帝内经》《金匮要略》《神农本草经》为四大经典，是中医的灵魂，学不好四大经典永远不可能成为一名好中医。北宋大儒张载说“不记则思不起”，对经典必死记硬背，不能把经典当小说看。你现在这么年轻，尽早把《伤寒论》背会，终身受益无穷。这是一本仿赵开美本的宋本《伤寒论》，没有注释，都是原文，共有398条，只要把这398条背诵如流，不理解不要紧，将来在应用中慢慢理解。他自己规定一天背两条，依次递加温故知新，一气贯之，大概半年左右就背完了。18年后郑启仲才从河南中医学院教授石冠卿老师那里获知，侣怀章和石冠卿老师是20世纪50年代南京中医学院全国青年高级师资班的同学。石冠卿老师说，侣怀章基础很好，经典理论造诣深厚，看病很有临床经验，口才也很好，我们那批同学都安排在省级单位教学或临床，但他屈才了；在那个阶级斗争为纲的年代里，侣怀章是因富农成分而未尽其才。

我们在跟郑启仲老师学习中，经常看到他将《伤寒论》和《黄帝内经》《金匮要略》原文脱口而出而叹服不已。他多次讲到《伤寒论》时都对他的人生伯乐侣维生院长和学习中医经典的启蒙老师侣怀章先生表现出感激和敬仰之情。郑启仲老师说，当时我还不到16岁，什么都不懂，领导叫干什么就干什么，老师叫背什么就背什么，背《伤寒论》时，每天增加两条，每个星期有一个晚上侣老师考试一次，听我从第一条背诵到进度的那一条，不能拖延。侣老师说，“等你把398条一口气背下来后我再给你讲……”。郑老师常给我们说，“别瞧不起基层的医生，中医药的根在农村，很多有功底的中医都来自农村，我们学校的老前辈石冠卿老、张望之老、冯汉三老、远子和老等都来自农村。北京、上海的好多中医大家也都是来自基层，施今墨学医就是在河南安阳。四小经典，四大经典，我的这点基本功都是在农村打下的基础。临证爱用经方也是跟侣怀章老师学的，黄金埋在土里，它还是真金……”

郑启仲教授深有体会地说：“唐代魏征云：‘欲流之远者，必浚其源，源不深而望流之远，不可得也。’中医之源，源在哪里？源在经典，有了坚实的经典理论基础，再读中医百家之书，就能一目了然……只有学懂弄通经典，才能窥见伟大宝库中件件瑰宝的灿烂光芒！”

三、入室儿科

“梅花香自苦寒来”，功夫不负有心人。那时在乡卫生院里，也不讲什么学历，什么职称，你会开方看病，服药有效，患者就奉你为先生（医生）。不时有患者找郑启仲看病，疗效还真不错，很快这个年轻医生就小有名气了，侣怀章老师看在眼里，喜在心头。消息不胫而走，引起了卫生部门领导的关注。1964年5月，河南省卫生厅遵照国家抢救名老中医经验的政策，在全省遴选老师和学生，用中医带徒的方式培养中医人才。郑启仲因表现优秀（1963年被评为全县先进工作者）被县卫生科和三代祖传儿科的王志成老师选中。为抢救老中医经验，国家出台了中医学徒政策，招收高中毕业或相当高中毕业文化程度而热爱中医药的青年跟师学习，学制5年，成绩合格者由卫生厅颁发出师证书，并按大学本科学历定工资待遇。据悉，培养名额全国有8万名，河南省招生1 440名，其中安阳地区132名，清丰县7名。1964年5月，郑启仲考取了中医学徒，开始了由内科改为儿科的学医生涯。郑启仲老师说："这是党和人民为我架设的实现理想的金色桥梁。"

郑启仲的导师王志成，字子玉，河南省清丰县人，出身中医世家，是王氏儿科的第三代传人，擅长小儿惊风的治疗，对急惊风、慢惊风、慢脾风诊疗经验丰富。新中国成立前王家儿科诊所主张"穷家吃药，富家拿钱"，即贫困病家取药钱不够，或病急一时无钱看病，那就先看病；富家钱多，就把穷家欠的钱给富家加上，深受广大贫苦农民的称赞，美誉远播，求诊者来自河南、山东、河北、山西数省。王氏儿科医术传男不传女，三代从未收过徒弟，郑启仲是王氏儿科的第一个徒弟，也是王志成先生的关门弟子。王志成老师对郑启仲的经典基础十分满意，要求他尽快通背《医宗金鉴·幼科心法要诀》，熟读《颅囟经》《小儿药证直诀》《幼幼集成》《幼科发挥》《幼科铁镜》等专著，以适应儿科临证的需要。然而好景不长，正当郑启仲如饥似渴地发奋之际，王老一病驾鹤西去了，郑启仲用"师徒如父子"之礼洒泪送恩师，并写悼诗一首，以寄其情。

痛悼恩师王志成

寒风萧瑟泪洗面，痛哭恩师难再见。
路人皆赞师徒好，茫茫医海何为岸？
师心仁德终为镜，活幼妙术指路明。
望师佑我全心志，定让国宝万代红。

为了郑启仲的学业，经县政府与地区卫生处、省卫生厅协商，于1966年初将郑启仲转至安阳市中医院儿科名家王瑞五先生门下继续学业。王瑞五老师当时已八十岁高龄，是河南省中医儿科大家，誉满中原，闻名全国，桃李遍神州。王瑞五老师的中医理论造诣精深，临床经验丰富，临证擅长望诊，"不用病家开口，便知小儿病源"，王瑞五老师靠的是三望：望神、望色、望舌；擅用经方治疗小儿疑难杂症。用药少、小、验、廉，即药味少、用量小、疗效好、药价廉。王瑞五秘传十三方，最少的2味药，最多的也只有8味药。每次坐诊接诊患儿七八十个，经常挂到一百多号。"咳嗽不止金樱子""大热不退白芍将"……王瑞五老师常在诊疗过程中用他的经验歌诀指导学生。然而，好景终不长久，跟王瑞五老师半年后，史无前例的无产阶级"文化大革命"开始了，王瑞五老师作为"反动学术权威”被剥夺了为患儿治病的权利。

命运无情，在那名曰学徒实无师的动乱岁月里，他怎么办？怎样完成党交给的学习任务？别无选择，只有靠自学完成学业。当时，学业务被视为走白专道路，会被污为修正主义的苗子。对此，他只能白天“干革命”，晚上学业务；手中拿着大字报，怀里藏着业务书；嘴里喊着“革命口号”，心中背着《黄帝内经》《伤寒论》。安阳市中医院当时儿科共八个诊室，大都是王老的门人，他们已出师多年，临床经验丰富。郑启仲老师尊他们为师，如王幼同、张淑芹、李法义、张玉德等。在完成自己的门诊后的全部时间他都去跟学长老师们学习，收到了很好的效果，也与他们结下了深厚的友谊。就这样，经过五年的风雨坎坷，他学完了省卫生厅所规定的全课程，经考核，以优异的成绩，被定为大学本科学历出师了，回到了他的原单位清丰县人民医院，继续他的中医儿科临床工作。

谈到坎坷的经历，郑启仲老师风趣地说：“世事无常，人间有情。坎坷给了我更多学习的机会，让我砥砺前行。回首往事，十分感谢坎坷，是坎坷给了我智慧，使我变得坚强和自信！”

四、首部著作

“读方三年，便谓天下无病可治；及治病三年，乃知天下无方可用。”（唐·孙思邈《备急千金要方·大医精诚》）郑启仲老师经过几年临床实践之后，从“无病可治”到“无方可用”的感觉日益显现。由于“文革”未结束，北京、南京、上海几家大学都不接进修生，好在1974年9月河南中医学院儿科李晏龄教授接受了郑启仲进修一年的申请。

当时的李晏龄是一位才华横溢的中年教师，在河南是屈指可数的中西医结合儿科专家。她从临床到理论，对儿科有很深的造诣。编写一部中西医结合的儿科专著是她的夙愿。郑启仲良好的中医理论、较好的文字功底和勤奋的工作态度赢得了李晏龄老师的认可。于是他被李晏龄老师选定为编写《临床儿科》的合作者。

在那智慧与愚昧颠倒、革命与事业对峙的年代，完成几十万字的著作，谈何容易！为了争取时间，又不致招惹麻烦，他们师生二人借1975年暑假，查阅了大量国内外资料，夜以继日，奋笔疾书。他们为这部专著，精心“施工”，饿了，啃个凉馍；困了，用冷水洗把脸。真是“三更灯火五更鸡”啊！

有辛勤的耕耘便有丰硕的收获。1975年9月30日，一部72万字的《临床儿科》书稿杀青了！

这是一个难忘的日子。秋高气爽，风和日丽，李老师和郑启仲抚摸着摞起来足有二尺多厚的稿纸，感慨万千，激动不已……

“今天好好休息一下，明天国庆节到我家吃午饭！”李老师望着疲惫不堪的学生，是邀请，也是命令。

“好吧！”郑启仲满口答应。可是，他一觉醒来的时候已是10月2日上午10点多钟了……

1977年春，《临床儿科》经河南人民出版社排版的清样摆在了郑启仲面前，当打开二封时他呆住了：“李晏龄 郑启仲编著”。“李老师你怎么把我与您的名字并列写在封面上呢？我参加写书是为了学习，不是为了署名，‘渔’比‘鱼’要珍贵得多。请您把我的名字删掉吧，要不在前言中提一句就行了……”郑启仲恳求。李晏龄老师严肃地说，“著作署名是很严肃的事，这样署是编写前出版社就已确定了的，加上整个编写工作你是按大纲圆满完成了自己的任务，不能改动。如果你执意不署名，就得把你写的稿子拿走，我再找人重写，那就会打乱出版社的出书计划。做人谦虚是好的，但谦虚也不能过头，过分谦虚就是骄傲，要实事求是……”《临床儿科》出版后在全国发行，后在东南亚几个国家发行，1985年该书获“河南省重大科学技术成果奖”。这就是郑启仲30岁时参加编著出版的首部著作，同时他接连在《河南赤脚医生》杂志、《上海群众医学》杂志、《河南中医学院学报》发表论文20余篇，这大概也算作他的“三十而立”吧!

在一次先进事迹报告中，郑启仲老师深情地说，在“文革”尚未结束，人们还在争论不休的岁月里，我去河南中医学院进修这一年，听课、临床、论文、著作，虽瘦了几斤肉，可收获良多，对我后来的业务发展意义重大，因为我学到的是“渔”。

2014年春，一位进修医生网上购得一部《临床儿科》，请郑启仲老师签字。他有些为难，寻思之后写道：“此书是1974年我跟李晏龄老师进修期间参加编写的李晏龄老师的第一部中西医结合儿科专著，转眼40年过去了，《临床儿科》依然在，不见恩师李晏龄！代为您的崇拜者签字，当否请老师天堂指正。您的学生郑启仲，2014年劳动节前六日于郑州。”

五、良心行医

在我们整理郑老师的资料时，发现了他在1988年河南省卫生系统先进事迹报告团讲稿，感人肺腑，催人泪下，选引一段以飨读者。

1982年夏的一天，我在病房值班，一位农民妇女抱着一个一岁多的孩子，孩子呕吐、腹泻、脱水、酸中毒，我立即对他进行抢救。这位农妇只带了六元钱，我就拿出三十元钱为患儿取药，并给小孩的爸爸打了电话，经过一夜的抢救患儿脱险了。夫妇感激不尽，买了两条香烟送到我的值班室，表示感谢，我立即把两条烟送回那对农民夫妇。与这位患儿同病室的另一位患儿家长在商丘军分区当连指导员，目睹了以上情景，激动地握住我的手说："郑医生，你不但技术高明，而且医德高尚，我为我的家乡有这样的好医生感到骄傲和自豪，我没有什么表达我的心情，我代表广大患者家属给你敬礼！"说着恭恭敬敬地给我行了一个军礼。我满足了，因为我作为一个医生受到了人民的爱戴和尊敬。

1983年春，一位患脑膜炎的患儿突然惊厥窒息。我立即为患儿行口对口人工呼吸，一次，二次，三次……患儿有了呼吸，青紫的小脸渐渐变红，哇哇地哭了起来。患儿的爷爷流着眼泪跪在我的面前，"郑医生，谢谢你救了我孙子的命，也救了我的命！"我们医生抢救患者，如同解放军战士上战场，当一个战士抱起炸药包冲上敌人的碉堡，当一个医生不顾个人安危为患者口对口人工呼吸时，他的脑海里是绝对无私的，如果没有全心全意为人民服务的精神，只是为了患者的报答，为了奖金，是鼓不起这种勇气的！

清代名医费伯雄说过："为救人而学医则可，为谋利而学医则不可。我之父母有疾，望医之相救者何如？我之妻子儿女有疾，望医之相救者何如？易地以观，则利心自淡矣。"1988年夏，我发现个别医疗单位的个别医生，为多提奖金，违背病情需要，乱开贵重药品，既造成患者不必要的经济负担，又浪费了国家的药材资源，社会上这种医德滑坡现象，使我忧心忡忡。我总认为，我们是社会主义的医院，人民的医生，怎么能只为多提奖金而不顾国家和患者的利益呢？爱因斯坦曾经说过："不管时代潮流和社会风尚怎样，人总可以凭着自己高贵的品质，超脱时代和社会，走自己正确的道路。现在，大家都为了电冰箱、汽车、房子而奔波、追逐、竞争。这是我们这个时代的特征了。但，也还有不少人，他们不追求这些物质的东西，追求理想和真理，得到了内心的自由和安宁。”我把这段话压在办公桌玻璃板下，借以约束自己，宁可少拿奖金、不拿奖金，始终坚持“少花钱，能治病”的用药原则。同时，还提笔写了《创收莫忘医德》一文，在1988年9月24日《健康报》上发表，以尽到一个医生保护患者的责任。

郑启仲教授常讲：“作为医生这个职业，一句话，天地良心对患者，这就是我对医生的理解！”

这是郑启仲老师28年前在县级医院时写的、讲的、做的。郑启仲老师当了全国劳动模范、中共十四大代表，我们原来心中的问号似乎有了正确的答案。

六、也是中年

中年人难，追求知识、开拓事业的中年人更难，正如电影《人到中年》。

郑启仲也是一个中年人。在事业上，他是一个有目标、有志气的攀登者；在社会的细胞——家庭里，他是儿子、是丈夫，也是父亲；他也食人间烟火，所以，也有柴米油盐的问题……在事业与家庭生活之间，为了维持平衡，他的唯一办法是充分地利用时间，科学地安排时间。

一家人围在简易的桌旁吃晚饭，忍俊不禁地欣赏着小儿子装模作样、模仿电影里那坏蛋的动作，对于这个五口之家来说，这就是难得的天伦之乐！

“启仲，这两天唱的啥戏，人家都说唱得挺好的。”母亲轻轻地问道。老人家爱看戏，但儿子太忙太累，所以从不有意给儿子出难题，疼子莫如母啊！

“省里来的曲剧团，都是名角。”尽管老人无意，郑启仲却是有心的。

一说到戏，小儿子顺杆儿就爬：“我看戏，我看戏！”

懂事的女儿瞪了弟弟一眼，小家伙毫不示弱：“就要看，就要看，不让你去！”

“要看，要看。”郑启仲哄着儿子，心里暗暗思忖：怎么办呢？

一老一小要去看戏，没人陪伴怎么行呢？自己陪着去？不行。出版社已经催稿，《新生儿疾病》必须在月底完成。

让爱人陪老人去？可这位平时任劳任怨挑起家务重担的贤妻良母，晚上还要去听英语讲座。牺牲她的学习时间去戏院，于心不忍，说不过去！

不让老人看戏？那怎么行呢？母亲辛苦操劳一生，应当让她有个幸福的晚年，事事如意！

他犯愁了。忽然！急中生智：自己把老人和孩子送到戏院后回来写作，散戏再去接，既不耽误写作，又可以让爱人去安心听课，一举三得，何乐而不为？！

吃罢晚饭，爱人去听讲座，郑启仲推着自行车，前面坐着小儿子，后面坐着老母亲，三代人高高兴兴地出了家门。这时他感到自己是母亲真正的儿子，是妻子真正的丈夫，是孩子真正的爸爸……

这些年，他就是这样艰难地维持着事业和家庭生活的平衡。

母亲病了，他精心护理，看着书，静静地守候在老人的床前，一夜，一夜……

爱人去值夜班了，他照料两个孩子学习、睡觉，在他们进入甜蜜的梦乡之后，他又拿起了笔……就是这样，郑启仲这位贫苦农家出身的初中肄业生，在从事中医事业中，苦苦求索奋斗了三十多个春秋，他在事业的实践中实现了自己的人生价值，又在为人民服务中升华了人生，创造了辉煌的人生之路，踏平坎坷成大道。这是一条勤奋之路、艰难之路、奋争之路、成功之路。路漫漫其修远兮……（引自齐鸿飞《报告文学·奋争之路》，载《时代》杂志1994年第2期）

七、最高学府

世界之大，无奇不有。每个人都有自己的理想和价值标准。郑启仲老师就有许多与众不同。1984年他有幸被批准到中国中医研究院研究生班深造，他太高兴了，这次可弥补一下他未读大学的缺憾了。喜事多了也难办，或叫做“天有不测风云”。准备进京前，县委一位领导请他给孩子看病，这孩子患了肾病综合征，病情基本稳定，开过方后，郑启仲给这位领导说，我要去北京学习一年，孩子的病我已给段老先生讲了，让他接着开中药，下次复诊你去找他就行了。这位领导有些惊讶地说：“启仲同志，你一定要在两日内见到黄书记（县委第一书记黄廷远同志），向他告辞一下，否则北京你去不成，别说是我说的，切记！”郑启仲莫名其妙，只好照办。

谁知当见到书记说明来意，书记在屋内往返踱步思考，大有为难之情。原来，县委常委已做出决定，让郑启仲出任县人民医院的院长兼书记，且破例让他

"组阁"。因县委知道郑启仲多次拒绝从政，这次下定决心，不谈话，突然下令宣布。这位黄书记深知郑启仲对到中医最高学府求学是多么渴望，不得不忍痛陈述，"这样吧，启仲同志，我再放你一次，一、你给我推荐一位院长人选，二、你先接个副院长，三、学习结束后一定回来。否则，我就宣布县委决定。"郑启仲只好答应了这三个条件，才踏上了进京的求学之路。按郑启仲老师自己的话说，那时候我真像回到了20岁。

中国中医研究院研究生部（现中国中医科学院研究生院）在西苑医院内，岳美中、赵锡武、耿鉴庭、方药中、王伯岳、王琦、时振声等名家云集。研究生班主课是：自然辩证法、四大经典、医古文、英语、医学统计学，不上课时郑启仲就去拜望名家，跟名师临床。

入学两周后的一天，被誉为中医奇才，教《伤寒论》的王琦老师把郑启仲叫到书房，把一份编写提纲交给了他，要他参加王琦老师主编的一部《伤寒论讲解》，并让郑启仲执笔写第一稿，60万～80万字，4个月完成。他为难了，尽管是在王琦老师《伤寒论》教学讲稿的基础上进行整理，郑启仲仍感到无论是在学识上还是在写作能力上都面临着严峻的挑战，唯恐误了老师的大事，但王琦老师的目光和语气是不容推辞的。他突然感到这是自己学习《伤寒论》的一次绝好机会，就义无反顾地拼了！白天，学习功课，晚上秉灯夜战，真是"独上高楼，望尽天涯路"啊！一般都在深夜两点以后他才回宿舍睡觉。因为他必须每个晚上写5 000字以上才能按期完成书稿。他们宿舍住着海南、内蒙古等地的4位同学，对郑启仲都很关照，每天早起都是轻手轻脚地起床，在7时30分准时把他叫醒，好让他8时30分去听课。每谈及此，郑启仲老师对他的几位同学都十分感激。星期天他提上一壶开水，带上几个面包，一天不下楼。在王琦老师的指挥下，与河北中医学院的阎艳丽老师一道，三个人经过一百多个不眠之夜的苦战，《伤寒论讲解》脱稿了。该书于1988年由河南科学技术出版社出版发行。

王琦老师在他的序言中写道："书之所成，欣得郑启仲、阎艳丽两君通力合作，而有今日之貌。'锄禾日当午，汗滴禾下土'，言其种禾不易，而笔耕心锄亦尤艰辛也。"

《伤寒论讲解》完成后，王琦老师要郑启仲和他合作完成一本25万字的古儿科医籍《诚书》的点校工作，又给了郑启仲一次点校古籍的学习机会。

在北京一年的学习时间里，他不但完成了以上近百万字的写作任务，而且在结业考试时也以四大经典全优的成绩取得了结业证书。这一年的学习和工作，使他常常想：一个人的时间是有限的，但时间的价值无量，如果能在单位时间内提高工作效率，不就等于延长了时间和一个人的生命吗?

1987年，他应邀参加了王琦老师主编的我国第一部中医男科专著《中医男科学》的编写工作。还应邀参加了《中国大百科全书·传统医学》的编写。这些收获都与最高学府的深造紧密相连。

“空气内都包含着学术，每呼吸一口都有收获”，这就是郑启仲老师在北京中国中医研究院研究生部的感受。

2012年王琦老师学术思想研讨会在北京召开，郑启仲老师撰文《君子、才子、孝子·王琦先生印象》志贺，深情地回顾了那段难忘的岁月。

八、拯黎济羸

为了发展清丰县的中医事业，保障人民健康，在财政十分困难的情况下，1988年县委县政府决定：不建政府办公楼，筹建清丰县中医院。1990年2月，郑启仲作为清丰县中医院首任院长兼党支部书记，请老书法家、县文化馆长孙聚五先生题写“清丰县中医院”门匾，并为两侧门柱刻上了“拯黎济羸”四个大字，金光灿灿，十分醒目。来院者都驻足一观，可大多都不知何意。职工们也在窃窃私语，想明白院长之意。在一次职工会议上，郑启仲院长专题谈到，关于“拯黎济羸”这四个字，是引自唐代医家王冰《黄帝内经素问注》序：“拯黎元于仁寿，济羸劣以获安”两句话开头的两个字，这两句话译成白话的意思是：拯救黎民达到高寿，帮助体弱多病的人获得安康。黎民，就是老百姓；羸劣，就是体弱多病的人。这两句话是《黄帝内经》作者的动机，应当作为我们中医院的宗旨和奋斗目标，更应成为我们每位中医院人的价值观和人生境界。换成现在的话，也就是救死扶伤，实行革命的人道主义。

郑启仲这样写，这样说，也这样做。门诊楼开诊，他不请八方宾客，而是带领全院职工义诊，老百姓说：“中医院像共产党办的医院。”清丰县中医院硬件、软件一起上，边建设边创“二甲”，1995年通过了国家二级甲等中医院验收，是濮阳市第一个县级二甲医院，也是建院最晚创建“二甲”最早的医院。物质文明、精神文明一起抓，学雷锋蔚然成风。时任清丰县委书记的郭俊民同志说，“我们的中医院是市场经济条件下一朵十分鲜艳的精神文明之花，一个个好人好事感人肺腑，催人泪下……”并发文号召全县各行各业向中医院学习。郑启仲院长也被评为河南省和全国劳动模范、首批享受国务院特殊津贴专家，当选中共十四大代表，也是河南唯一的医生代表。

毛主席的侍卫长李银桥1993年去清丰，县委书记刘新献同志说，李老，你没来过清丰，我请你去看两个地方，一是清丰亭，二是中医院。李老走到中医院下车后，不让书记叫院长，见到患者即问，你们看什么病？找哪位医生看病？这个医院怎么样？你们找过他们的院长郑启仲医生看过病吗？一番调查研究之后才见院长。他一见到郑启仲，握手即说，“我调查过了，你这个医院办得好，农民说像共产党办的医院，这已很难得了……”

1995年《中国中医药报》连续发表了《一个劳模的背影》《一位医生的追求》《他有理想，他有追求》《他并没有走》等关于郑启仲先进事迹的系列报道，在中医药界产生了强烈的反响，篇幅所限，在这里难以收录。我们把郑启仲院长写给编辑部的一封短信录于此，或许可以作为他践行“拯黎济羸”的一个注脚。编辑部在头版头条以“郑启仲调动时的倾诉”为通栏标题，并加了编者按：

中共十四大代表、全国劳动模范、国家有突出贡献的中青年专家、河南省清丰县中医院院长郑启仲的事迹，新华社河南分社高级记者解国记，《濮阳日报》记者梁南洋和本报记者张云翔的报道先后在《中国中医药报》发表后，引起了一些反响。在郑启仲院长根据组织的决定调任濮阳市中医院副院长之际，他饱含深情地给编辑部写来一封信，字里行间渗透了他对中医事业真挚的爱，对患者深厚的情感，同时也道出了创业的艰辛。在信中，他表达了一个基层中医院院长的情怀。

今天，我们把郑启仲院长的信登载于报端，目的是使人们能从中领悟出一些做人、做事、做官的哲理。

《中国中医药报》编辑部：

两篇报道先后收读，你们把一名小人物先后两次头版发稿，使我想了很多。

近日濮阳市委组织部调我去濮阳市中医院工作。近20年来省、市先后几次商调我的工作，此次直令，县委只好顾全大局了。尽管都是事倍功半，也算事业有成，从医30多年来从未离开清丰小县，苦是苦了一点，但也有很多的收获，农民很朴实，他们也需要高级医生看病。几天来，我的心里很不平静，8月16日市局、市中医院领导接我去报到，不料全院80多名职工哭围不放行，市局领导从职工重围中拉我上车，有的职工哭倒在地，加上在场的一些患者哭留，使我看到了一名医生的价值，无奈提笔留四句话以示心态："离任登车赴新程，满院一片泪雨声。滔滔黄河倾万里，不及职工送我情"。院领导班子要求题词，写："艰难困苦，玉汝于成，任重道远，再创辉煌"。一句话，党和人民给我的荣誉超出了我的贡献，职工给我的真情超出了我付出的劳动。不安、内疚油然而生，汗水、辛劳都被这泪水洗刷一空。留下来的只有后半生对党和人民的报答。未来的路怎么走，使我感到为难的仍然是两个字——做人。几十年的实践证明，任劳容易任怨难，负重容易忍辱难啊！尽管我为此做了不懈的努力，做得还很不够。曾不止一次地徘徊过，也不止一次地擦干泪水。从求学到而立，从不惑到知天命，人生已过大半，汗水、泪水、鲜血；失败、成功、喜悦，无非是做人、做事、做官。做人，堂堂正正，光明磊落；做事，踏踏实实，兢兢业业；做官，正大光明，清正廉洁。这在当今社会似乎更难了。归根结底是务本，本立而道生嘛，大千世界，一个人的能力是有限的，尽力而为吧。

九、仁医情怀

"医为仁术，非仁不可为医也。"郑启仲教授不但医术精湛，而且医德高尚。新华社记者解国记在一篇《佳话》的报道中写道：抹去病儿脸上的泪花，拂去家长心头的暗影。他用一双神奇的手，将一阵阵呻吟啼哭，"加工"成一串串笑语欢声。

他叫郑启仲，清丰县中医院院长，一位著述百万的中医儿科专家。其新论影响广及海内外。从中医学徒到破格晋升主治医师，再晋升为副主任医师；从河南省劳模到全国先进工作者，再到享受国务院颁发的政府津贴，他成了一位功臣。

可他在患者面前，全没个功臣样子。

孩子是娇宝贝，有了病，谁不想让专家名医看？于是，郑启仲的诊室里总是挤满了人。一位乡下妇女本来已挤到最前边，但还往前探腰。抱着的孩子悬在了郑大夫"上空"。呼啦一声，不好，孩子屙了，屙了郑大夫一膀子。乡下妇女吓哭了，郑大夫指指她的孩子："来，先给你看。"他给孩子开了方，还关切地问那妇女带的钱够不够，毫无愠色。

大夫还管给钱？让让好看吧，哪能真借？不，郑大夫可是真的。一次，他正在诊室里看病，忽然听到窗外的对话："今天这几样药，咱带的钱不够了。""差多少？""差10来块。"启仲摸摸兜，没钱，他赶快向旁边的人借了15元钱，送到窗外："刚才谁说拿药钱不够……"感动得两位乡下人不知所措。

农民手头紧，看病缺钱了，怎样让他们少花几个？郑启仲领着大伙动了不少脑子。只要能治好病，药物有便宜的就不开贵的；注射费、手续费有下限的不收上限；有关项目能免费的还要免收。去年7月1日，中医院向社会提供义诊，专家值班诊断，B超、X线片免费服务，患者如潮水般涌来。郑启仲婉言劝走本院职工的免费机会，让平民百姓尽情享用……"郑大夫的心眼好"，"中医院像咱们党开的医院"。络绎不绝的病患者如是评说……（原载《河南日报》1992年5月16日周末版）

《濮阳日报》记者杨照瑞在《白衣天使的博大情怀》报道中记录了如下的故事：

岁月，能改换山河；时间，会冲淡记忆。然而，"爱"，作为一种无私的奉献、忘我的境界，却能超越时空，成为世人景仰的永久财富。

日前，记者获悉全国首批享受国务院津贴专家、国家级有突出贡献的中青年专家、河南省濮阳市妇幼保健院院长郑启仲坐诊，便携患顽症日久的女儿前往求诊。

郑大夫双手不停地搓了许久，才去为女儿诊脉。之后，又把听诊器的听头置于手心处，直至暖得与体温相差无几，才置于女儿胸部……

见记者有些不解，一位护士对记者耳语，这是俺郑院长的老习惯，为的是让患者心里热乎乎的……

由此，记者不禁忆起10余年前的一件事。老家堂叔听说我与时任清丰县人民医院副院长的郑启仲有缘，便托我领他求诊。一番诊断后，郑大夫开出一纸药方。取药离去之际，堂叔却道："这趟白来啦。"问其何故，答曰："我吃多贵的药都没啥效，这剂药总共一块八毛钱，会管用？"记者于是返回去问个究竟。启仲笑了："一个农民，挣个钱多难呀。只要对上症，再便宜也是好药。您跟他说，治不好再来找我！"

此刻，一位大夫模样的人哈哈大笑："要贵药还不容易，千儿八百的，有的是，开多了俺院的效益才好呢！"

谁若把郑启仲看成舍不得开药的吝啬鬼，那就大错特错了。

在他主持创立清丰县中医院期间，曾有这样一件事：有位在外地为官的熟人，开轿车拉着老父找他求诊。奇怪的是，此公开口不谈老父病情，却对他没完没了地控诉起老人分家不公的种种“劣迹”，还说两位农民胞弟对老父如何刻薄，不舍得花钱给老人看病云云。还对他说：最好别住院，好歹开点药算了。启仲闻之面部笑容顿时敛起，没好气地甩出一句，不想看病找我做啥！

开处方时，出于一种愤怒，本来几十元即可的处方，他一下开出上百元，然后对那为官的老大说了声：“取去吧，好药，准管用。”

查房时，老人躺久了，想坐起来。老大却从前面拉起老人两只袖子用力向上拽……一见此景，启仲匆匆走到老人床后，双手从老人后背部轻轻向上托起，“就这架势，会吗？”老大和他的两位兄弟不禁羞愧满面。

老人出院时，启仲送至门外。兄弟三人一再向他致谢。启仲却对老大掏出压抑日久的心里话：“我当医生的，对不住父母，绝不会成为好医生。你在外面当官，要是让老人受委屈，这官也不一定能当好……”老大流泪了：“郑大夫，您看好了我父亲的病，也教我懂得了如何做人！”

仰无愧于天，俯无愧于地，立无愧于民，这就是白衣天使郑启仲的博大情怀。（原载新华通讯社《每日电讯》2001年12月11日）

十、感谢患者

在相当长的一段时间里，医患关系十分紧张，患者有意见，医生很委屈，郑启仲有他自己的见解和做法。郑启仲院长多次在全院职工大会上说：“我不要求大家待患者如亲人，只要你能做到对每一位患者问心无愧就行了。”同时他还提出了“医生应感谢患者”的观点。并以此为题在1997年3月16日《濮阳日报》发文：

关于医德医风问题，我认为，除了加强医院管理、制定行为准则之外，关键是解决医务人员的观念问题，一是学医观，清代名医费伯雄有一段名言：“欲救人而学医则可，欲谋利而学医则不可。我之父母有疾，欲求医相救者何如？我之妻子儿女有疾，欲求医相救者何如？易地以观，则利心自淡矣。”古人尚且如此，而我们作为新中国的医务工作者为什么就做不到呢？二是医患观，也就是怎样认识医生和患者的关系问题。一个作家的成功离不开生活，一个医生的成功离不开患者，在一个医生为患者解除痛苦的同时，而患者也惠予了医生提高医术、积累经验的机会，所以说，医生不应该把自己看作是患者的救世主，在很大程度上医生的经验是拿患者的痛苦甚至生命换来的。这就存在一个医生如何感谢患者的问题。一个成功的作家能发自肺腑地说："感谢生活！"一个医生应该心悦诚服地说："感谢患者！"这就是我要说的医患观。实践证明：树立了感谢患者的医患观，不管多么忙和累，心中充满了激情，充满了愉悦，充满了成就感，是一种快乐和享受，使自己的灵魂不断得到升华，人生境界不断提高。

至于个别医生的不幸事件，少数患者家属对医生的不信任或误解另当别论。我所讲的感谢患者是我们医生如何对待患者的问题，要坚信我们的真诚会换来绝大多数患者及其亲属的理解和尊重的。人同此心，孰能无情！

十一、静泰书屋

郑启仲教授对做官十分厌烦，多少从政的机会他都婉言谢绝，接副院长是以去北京中国中医研究院研究生班深造为条件而答应的，当院长也是组织强压给他的。坐下来读书、看病、写文章，当一名清净医生却是他的梦想。1995年5月17日《中国中医药报》头版发表的记者梁南洋写的长篇通讯稿《一个劳模的背影》结尾时说：当人们看到他被评为"国家级有突出贡献中青年专家"的时候，却忘记了数十年来他悬梁刺股的刻苦；当人们看到他精神焕发地参加党的十四大，热情洋溢地传达十四大精神时，却不知道他内心深处正经历着母亲刚刚去世的痛苦；人们只看到了他是院长、是专家、是党员、是劳模，却忘记了他也是个有血有肉的人。

郑启仲毕竟是人而不是神。1992年金秋，他手里拿着参加党的十四大的通知，守候在病危的母亲床前，他不知道，不知道自己是该尽人子之孝道，还是去履行一名党员的神圣职责。他的母亲是在党的十四大召开前数日去世的。他既为母亲的慈颜难在感到万分痛苦，又感谢母亲没有让自己的儿子为难。匆匆料理完母亲的丧事，抹去脸上的泪水，郑启仲踏上了赴京的路程。

年届知天命之年的郑启仲开始觉得自己很累，他想远离喧嚣的尘世，回到自己那宁静的书屋。他说，我就想坐下来，给患者看病，做点学问。

他感到了人生的短暂，要做的事竟那么多。于是，他又回到了自己的书房：

每天晚上看完新闻联播就去看书学习，一直到深夜。

他想到了辞职，不止一次地想到要辞去院长的职务，去做点自己愿做的事（到濮阳市中医院工作只接个副院长，坚决不当正职也出于此）。

他甚至浪漫地设计了自己退休后的晚年：去读点文学方面的书，写写小说。

然而，他真的能退下来，清清净净地做一名普通医生吗?

十年后他终于盼来了这一天，61岁交了院长班，62岁那年他亲自跑到人事局找局长，要求办理退休手续，实现了退休的愿望，回到了自己那宁静的书屋。坐诊、读书、写作，十年的计划制订得清晰而感人。他的书房自名为"静泰书屋"，当请教郑老师含义时，他说，静，取"宁静以致远"之意，做学问要宁静致远，淡泊明志。泰，一是要稳如泰山，读书要坐得住，耐得寂寞；二是遇到挫折、困难、逆境，要泰然处之。然而让他没想到的是北京、深圳、海南几家医院聘请他去坐诊，几家民营医院聘请他当院长，还有人出巨资想与他合伙办医院，待遇确实很优厚。"君子不耻禄之不伙"，经过深思熟虑之后他决定去无特殊优厚待遇的郑州。河南中医学院（现河南中医药大学）第一附属医院聘请他为"优秀中医临床人才培养指导老师"，第二附属医院（河南省中医院）聘请他为"名师传承研究室终身导师"——实现了他"读书、临证、著述"的梦想。

2008年8月国家人力资源和社会保障部、国务院学位委员会、国家教育部、国家卫生部、国家中医药管理局选定他为第四批全国老中医药专家学术经验继承指导老师。第三批他带的继承人学习成绩优秀，被国家中医药管理局评为优秀继承人。第四批他收的两名继承人都是硕士，经过3年的努力，在郑启仲老师的精心指导下，两名继承人学习成绩优秀，顺利通过了出师论文答辩，获得中医临床医学博士学位，郑老师被国家中医药管理局评为"第四批全国老中医药专家学术经验继承工作优秀指导老师"。

2011年国家中医药管理局在河南中医学院（现河南中医药大学）第一附属医院建立"郑启仲全国名老中医药专家传承工作室"，在国家、省中医管理局的指导，在一附院领导的大力支持下，郑启仲教授带领工作室11名成员，夜以继日，呕心沥血，带教、授课、论文、专著、科研等各项指标都圆满完成，以优异的成绩顺利通过了国家中医药管理局的验收。

在这两个项目的近8年工作中，郑启仲教授带领他的学术继承人和传承工作室学术团队，获省级课题立项4项、厅局级立项4项，已结题3项，获省科技进步奖三等奖1项、河南省中医药科技成果一等奖2项。发表论文42篇，其中核心期刊26篇。主编出版专著3部，参编专著4部，在编著作3部。获国家发明专利4项，可谓硕果累累。相处之中，我们看到年逾古稀的郑老师，精神饱满，充满激情，每周五次门诊，加上会诊、病案讨论、学术讲座、修改论文、撰审书稿，天天忙个不停。每向他请教问题，他总是乐哈哈的，边改边讲，什么“论文要小题大做，不能大题小做”呀，“写稿子有话则长，无话则短”呀，“准备资料如一缸水，写出稿子一杯水”呀，“不要三秋树，只要二月花”呀……使我们受益良多。按照他的话说：“干自己想干的事不累！”真可谓“不待扬鞭自奋蹄”啊！

他的“静泰书屋”整墙的书柜摆得满满的，阳台的墙柜也成了他的书柜，他正背后的一柜书是中国古典名著100部和世界十大文豪全集，从诊室到书屋，从书屋到诊室，是他的活动轨迹。

难怪河南省卫计委副主任、河南省中医管理局局长张重刚在为《郑启仲儿科医案》序言中写道：“作为一名医生，爱读书、爱看病、爱写文章，会读书、会看病、会写文章，有此三爱三会，成为中医大家是其修为的必然。作为一位中医工作的管理者，在河南中医药大省向中医药强省跨越的重要发展时期。我期盼有更多医德同辉的郑启仲式的中医大家涌现，有更多中医药名著问世。

我与启仲先生相识已三十有年，最深刻的印象是先生为人谦和低调，学风严谨求实，理论造诣深厚，临床经验丰富，业内外口碑俱佳，是深受患者信赖的好医生，更具有谦谦君子、经纶才子和仁厚医家的风范。”

（郑　攀）

第二章 学术思想

郑启仲教授从事儿科临床50余年，其学术思想，可以概括为中医经典源泉，钱乙思想传承，“从肝论治”的儿科学术思想。

一、中医经典源泉

《黄帝内经》是我国现存最早的医学经典，为中医学理论之源，是中医各科形成与发展的理论基础。郑启仲教授常讲，魏征曰：“欲流之远者，必浚其泉源，源不深而望流之远，不可得也。”中医之源，源在何处？源在经典，源在《黄帝内经》，一定要尽早把经典著作的学习放在首位。只有从学习《黄帝内经》入手，只有把经典学懂弄通，才能站立在高山之巅，一览中医药群山之美；只有有深厚的经典功底，才能泉源喷涌、奔流千里……必深其源而后方可流之远矣！郑启仲教授几十年如一日，苦嗜经典，他提出的每一个新的学术观点都是在《黄帝内经》理论指导下形成的。如在《素问·咳论》等篇的指导下，提出了“顿咳从肝论治”的学术观点；在《素问·至真要大论》中的“阳明司天，燥淫所胜……民病……腹中鸣，注泻鹜溏……”运气学说理论指导下，提出了“小儿秋季腹泻因燥起”的独特见解等。

医圣张仲景是我国伟大的医学家，开中医临床辨证论治之先河。所著《伤寒杂病论》，创立了伤寒六经辨证体系，奠定了理、法、方、药的理论基础，被后世推为“众方之宗，群方之祖”。郑启仲教授十分尊崇仲景之学，20世纪80年代与王琦教授合作编著了《伤寒论讲解》一书。王琦教授在其序言中说：“书之所成，欣得郑启仲、阎艳丽两君通力合作，而有今日之貌。”在我们随师侍诊中，郑老师常对《伤寒论》原文脱口而出，使学生们叹服不已。他临证擅用经方，在他配制的儿科协定处方24剂中18个是经方。他治疗小儿冷秘的三个主方都是经方。可见其受仲景之学影响之大。2016年其又出版了《郑启仲经方名方应用经验》一书，首届国医大师、河南中医药大学原校长李振华教授在序言中写道：“由全国名老中医郑启仲教授的传人郑攀、郑宏博士主编的《郑启仲经方名方应用经验》，又是一部学习、应用、传承经方名方的力作，作为一部儿科应用经方名方专著尤为难得。书稿先睹，甚感欣慰……桂枝汤治发作性睡病、小柴胡汤治嗜异症、半夏泻心汤治性早熟、理中汤治特发性血小板减少性紫癜、升降散治过敏性紫癜、补阳还五汤治皮肌炎、封髓丹治儿童多动症等都展示了郑启仲教授深厚的理论造诣和丰富的临证经验。更当点赞的是吴茱萸汤治高钙血症，症见头痛、呕吐、口渴、多尿、便秘，西医诊断为高钙血症和尿崩症，治疗无效。郑启仲教授辨证为肝寒上逆，胃失和降，给予晨服吴茱萸汤，晚进调胃承气汤而愈，可见其经方应用之匠心逸群矣。”

小儿为“纯阳之体”，其“肝常有余”，临床确实热病居多。郑启仲教授还十分推崇温病之学，对叶天士、吴鞠通、杨栗山等温病学家的学术思想倍加赞赏。银翘、桑菊养阴清肺及沙参、麦冬等清瘟养阴方为其常用方药。特别是将杨栗山的升降散应用于儿科临床十分广泛，且多有创新，如以升降散化裁创新的升清降浊制动汤治疗小儿多发性抽动症、升降散加减制成的清燥止泻汤治疗秋季腹泻等都是疗效确切的良方，显示了温病学思想对他学术思想的影响。

二、钱乙思想传承

郑启仲教授全面继承了钱乙“五脏证治”的学术观点，并加以发展创新。现存的《小儿药证直诀》是其学生阎季忠搜集钱乙生前论述、方剂编集而成。钱乙学术思想是以《黄帝内经》理论为渊源，结合个人临证经验，提出独到的学术见解，对后世医家的学术成就产生了深远的影响。例如：①提出“全而未壮”的小儿生理特点。②提出小儿患病“易虚易实，易寒易热”，虚实寒热，变化迅速的病理特点。③首创儿科“五脏论治”体系，将风、惊、困、喘、虚归纳为肝、心、脾、肺、肾的主要证候，用虚实寒热判断脏腑病理变化。④在上述学术思想的基础上创制了诸如泻青丸、导赤散、泻黄散、泻白散、六味地黄丸等有效方剂，被推为“小儿经方”。薛立斋推崇说：“有太医丞钱仲阳氏，贯阴阳于一理，合色脉于万全，伟论雄才，迥迈前列，可谓杰起而振出者也。”郑启仲教授的儿科学术思想，是在继承钱乙儿科学术思想，博采万全、吴谦、陈复正等诸儿科医家之长，结合自己50余年临床实践而逐步形成的五脏论治，突出治肝的儿科学术思想。

三、"从肝论治"的儿科学术思想

郑启仲教授全面继承了钱乙"五脏论治"的儿科学术思想，赞赏明代医家万全提出的小儿五脏有余及不足说。万全将小儿五脏的功能特点概括为："五脏之中肝常有余，脾常不足，肾常虚，心热为火同肝论，娇肺遭伤不易愈"（《育婴家秘·五脏证治总论》）的特点，明确提出了小儿五脏之心肝有余、脾常不足、肾常虚、肺常不足的生理特点。郑启仲教授经过长期的儿科临证实践，逐步突显了"从肝论治"的儿科学术思想，简要归纳如下。

（一）四个特点

1. 阳常有余，热病居多

"襁褓小儿，体属纯阳，所患热病居多"（清代叶天士《临证指南医案》）。明代儿科医家万全在钱乙"五脏虚实辨证"的基础上提出了"肝常有余"的观点，在其《育婴家秘》中指出："肝属木，旺于春，儿之初生……谓如草木之芽，受气初生，其气方盛，亦少阳之气，方长而未已，故曰肝有余。"肝常有余说发展了钱乙五脏虚实理论，准确揭示了肝的生理特点，对指导儿科辨证极有临床意义。郑启仲教授认为，小儿体禀纯阳，无论外感或内伤极易化火，所以小儿热病居多，正如万全所论："肝主风，小儿病则有热，热则生风。"所以治肝之法当放首位。因郑启仲教授擅治小儿温热病，临床上清肝泻火、清热镇惊、平肝息风等为其常用之法，羚羊角、钩藤、白芍、僵蚕、蝉蜕、全蝎、安宫、紫雪、至宝等为其常用之品。

2. 逼子成才，肝易抑郁

肝属木，主疏泄，喜条达而恶抑郁。郑启仲教授认为，人类疾病谱的变化是与社会的发展密不可分的。我国当今社会，独生子女甚多，在家备受溺爱，同时家长逼子成才，学业压力很大，成绩略有下降，轻则训斥责骂，甚则棍棒相加，致使不少小儿肝气抑郁，导致疾病丛生。由于小儿保健事业的发展，如胎教、早教、学前教育等，小儿智力发育普遍较早，所以情感发育也大为提前，与此同时情志疾病、行为与精神障碍疾病也在增加，这些疾病都与肝气抑郁有关，必须用好治肝之法方能收到良好疗效。他用其经验方疏肝乐食汤治疗厌食症，升清降浊制动汤治疗小儿抽动症，小柴胡汤治疗神经性头痛，柴胡加龙骨牡蛎汤治疗小儿异嗜症等，都是“从肝论治”思想的具体体现。

3. 诸脏之病，多与肝系

中医学的两大特点，一是整体观念，二是辨证论治。从五脏的关系看，肝主疏泄，主藏血，体阴而用阳，喜条达，恶抑郁，与心、肺、脾、肾诸脏关系密切，在生理上互相促进，在病理上相互影响，如临床常见的木横乘土、木不生火、木反侮金及土反侮木、火旺木焚、水不涵木等病证。郑启仲教授认为，在五脏证治中要充分运用五行生克理论，把握各脏之间的生理和病理关系，才能真正体现整体观念和辨证论治而收到良好疗效。特别是对疑难疾病，从肝论治可以收到事半功倍之效。如他在《素问·咳论》等理论指导下提出“顿咳从肝论治”，创镇肝止咳汤取得确切疗效。

4. 从肝论治，莫忘理脾

万全《幼科发挥》曰：“肝常有余，脾常不足者，此却是本脏之气也。盖肝乃少阳之气……肠胃脆薄，谷气未充，此脾所不足也。”脾为“后天之本”，气血生化之源。郑启仲教授一贯重视小儿脾胃在其生长发育和疾病中的作用，提出“小儿百病，胃气为要，有胃气易治，无胃气难疗。遣方用药，不可伤胃，从肝论治，理脾为要”。所以，郑启仲教授在治疗肝病时遵循“见肝之病，知肝传脾，当先实脾”，在“从肺论治”“从心论治”“从肾论治”中也时时不忘顾护脾胃。主张小儿用药三毋：“解表毋过汗，清热毋过凉，泻下毋过量。”方小量轻是其追求的境界，他认为方小量轻不但不易损伤脾胃，而且便于小儿服用，有利于疾病康复，对小儿尤为重要。

（二）五种机制

1. 肝常有余，木动风摇

万全在《幼科发挥》中提出了“肝常有余”的生理特点。郑启仲教授认为，生理特点决定了病理趋向。肝属木，主升发，主疏泄，主藏血，喜条达，恶抑郁。在病理上，如若疏泄太过与不及、升发太过与不及等均可导致疾病的发生。由于小儿为“纯阳”之体，“阳常有余，阴常不足”，无论外感或内伤，患病多从热化，极易引动肝风。“肝主风，小儿病则有热，热则生风”（万全）。“诸风掉眩，皆属于肝”。临证多见壮热、惊悸、抽搐、昏迷，甚至角弓反张等“有余”之症，由此可见，肝常有余是小儿疾病向“易实”衍化的病理基础之一。因此，郑启仲教授认为，肝木易化火，木动则生风的病理机制，即“木动风摇”，从肝论治应为儿科之首法。郑启仲教授在临床每遇发热之证常用平肝息风法，在辨证用药的基础上加用如蝉蜕、僵蚕、白芍、钩藤、羚羊角等以防肝风于未然。

2. 脾常不足，土壅木郁

“脾常不足”是小儿又一重要的生理特点，万全指出：“况小儿脾常不足，非大人可比，幼小无知，口腹是贪……视大人犹多也。”郑启仲教授认为，当今父母或片面强调高营养饮食，滥服滋补之品；或过于溺爱，纵其所好，恣意进食零食、偏食、冷食；或贪食无度，过食肥甘、煎炸炙煿之品，均可损伤脾胃，脾胃纳运失职，升降失调，宿食停聚，积而不化，则成积滞，症见脘腹胀满，厌食，嗳腐，兼见头胀，胁痛，心烦易怒等，舌红、苔黄腻，脉弦滑。属脾病及肝，即脾胃壅滞而影响到肝的疏泄功能，反过来又加重了脾胃的壅滞的病理机制，称“土壅木郁”，亦叫“土反侮木”。《素问·宝命全形论》篇云：“土得木而达。”因此，郑启仲教授临床但遇脾胃失调的病证，在健脾和胃的同时，加用疏肝之品，以使肝脾调和，各复其职。例如，他治疗小儿积滞常用枳术保和汤加佛手、青皮等疏肝之品而收良效。他的经验方疏肝乐食汤即是从肝治脾的代表方之一。

3. 心常有余，木火相煽

肝属木，主疏泄，主藏血；心属火，主血脉，主神志，木生火，二者属相生的母子关系，其生理关系主要表现在血液和精神情志方面。在病理上，它们相互影响，如木旺火伤、木不生火、火衰木病等。然而，小儿心常有余，肝常有余，阳常有余，决定了最常见者为“木火相煽”的病理机制 。小儿心神怯弱，对于外界环境、情绪及学习压力的调节尚不成熟，因此，肝易抑郁而化火。《素问·气厥论》云：“肝移热于心。”故临床上肝火常挟心火，表现为性情偏执、冲动任性、多言秽语、烦躁不安等心肝火旺之症。心主神志，肝主疏泄，皆与精神、情志活动相关，因此，小儿情志及精神行为疾病逐渐增加与社会环境及学习压力的影响关系密切。郑启仲教授临证十分重视小儿家庭环境、性格特点、学业情况、情志如何，对多发性抽动症、多动症、学习困难、强迫症、发作性睡病、性早熟等多种疑难杂症注重从肝论治，且肝心同调、疏肝泄热、清心宁神，疗效显著。

4. 肺常不足，木火刑金

肺属金，主气；肝属木，主疏泄，金克木，二者属相克关系。肝主升，肺主降，人体气机升降、气血调畅全赖肝肺之升降功能。郑启仲教授认为，小儿“肝常有余，肺常不足”，肺金的肃降，有制约肝气、肝火上升的作用，如肝肺的气机升降失常，肺金不能克制肝木升动之气，导致肝气升发太过，肝气郁结，气郁化火，循经犯肺，即可形成“木火刑金”的病理机制，则可见胁痛、易怒、咳逆、咯血等症状；反之，肺失肃降，继而化热致肺热下行，亦可影响到肝，则肝失条达，在咳嗽的同时而见胸胁胀满引痛、头晕头痛、面红目赤等症状。郑老师在《素问·咳论》“五脏六腑皆令人咳”理论指导下，提出了“顿咳从肝论治”的观点，立“镇肝止咳”一法，拟“镇肝止咳汤”一方，成为其“从肝论治”思想的典型代表。

5. 肾常不足，水不涵木

肝主疏泄，主藏血；肾主藏精，主水，为先天之本。肝属木，肾属水，水生木，二者属相生关系。肝木靠肾水的滋养而维持其条达之性，生理上主要表现在精血同源，即肝肾同源。郑启仲教授认为，当今社会学习压力、社会压力导致大部分年轻夫妇选择过晚孕子，孕期仍从事繁重工作，可致小儿先天禀赋不足，肾精亏虚，五脏不足，气血虚弱。而先天禀赋不足是小儿易患哮喘、抽动症、多动症、发作性睡病等多种疑难病的内在因素，与现代研究许多疑难病具有明显家族史，遗传在其发病中具有重要作用的结论是一致的。《张氏医通·诸血门·诸见血证》说：“气不耗，归精于肾而为精；精不泄，归精于肝而化清血。”此即指肾精化为肝血。肾精与肝血，二者相互滋生，相互转化 。郑启仲教授认为，小儿肾常虚，先天不足，易于形成“水不涵木”的病理机制，出现肝阳上亢，肝风内动之证。小儿多动症、抽动症、性早熟的发病率逐年上升与此相关。如他常用归芍地黄汤、杞菊地黄汤、龙牡地黄汤、镇肝息风汤加减治疗小儿多动症等，即是他学术思想的具体体现。

（三）六种治法

郑启仲教授“从肝论治”儿科疾病的学术思想体现在儿科常见病和疑难疾病的治疗之中，常用者有如下六种。

1. 清肝解热法

小儿“肝常有余”，无论外感六淫或内伤乳食，多从热化，易引肝风。所以，“清肝解热法”为其常用之法。郑启仲教授说：“小儿多热证，热极易生风，清热防动风，儿科第一功。”临床只要见发热患儿，在辨证论治的同时，常用清肝解热法，加入平肝清热化痰解痉之品治之。郑启仲教授常用蝉蜕、僵蚕、羚羊角粉等，以防肝热动风，称其清肝解热而无苦寒伐胃之弊。如外感发热，在辨证应用银翘散的基础上加入蝉蜕、僵蚕，疗效明显提高，退热迅速；高热不退者再加羚羊角粉。积滞化热者，在消食导滞的基础上加入上品，不但热退较快，又防热极生风。郑老师临床见少阳郁热证，用小柴胡汤加蝉蜕、僵蚕；阳明经热证，用白虎汤酌加清肝解热之品等每收良效。

【病案举例】积滞发热

张某，男，2岁8个月，2010年9月3日初诊。患儿于3天前出现不食、呕吐，次日发热38℃，经社区医院诊为发热原因待查，给予退热药、消食止吐药，发热渐退，次日又发热，静脉补液而热不解。诊见：烦躁不安，呕恶不食，口气酸腐，发热（体温：38.7℃），腹胀满，按之痛，大便已2日未行，舌尖边红、苔黄垢。查血常规未见异常。诊断为积滞。辨证为乳食积滞，郁而化热。治宜消积清热。方选大柴胡汤加减：柴胡6g，大黄3g，炒枳实3g，炒厚朴3g，生白芍10g，槟榔6g，炒卜子6g，焦山楂6g，炒僵蚕6g，蝉蜕3g，1剂，水煎频服。

二诊（9月4日）：服上方后当晚大便泻下，热势遂减。上方去大黄、厚朴、槟榔，再进1剂热退身凉，神静纳增而愈。

【按语】“便通药止”是郑启仲教授应用下法的原则之一。凡用通下法，郑启仲教授总是与家长反复交代，大便一通，服药即停，以免药过病所损伤脾胃。本案是最常用的治疗小儿积滞发热的常法，以大柴胡汤加消食导滞之品及僵蚕、蝉蜕解表通里，清肝解热，以防积热动风，1剂便通热退，2剂神静纳增而愈。

2. 平肝清心法

小儿五脏六腑成而未全，全而未壮，心气未充，怯弱未定，“肝常有余”，肝失疏泄，易于化火，扰动心神，常致夜卧不宁、惊惕哭闹。郑启仲教授常用“平肝清心法”，如导赤散及白芍、郁金、石菖蒲、远志、竹叶、僵蚕、蝉蜕、生龙齿等。凡属肝郁化火，心火内扰之证均可用之。

【病案举例】小儿夜啼

田某，女，1岁10个月，2009年5月12日初诊。患儿夜间哭闹10余天。经当地医院治疗（用药不详）不效而请郑启仲老师诊治。诊见：发育正常，营养良好；白天如常，每到夜间10时以后哭闹不安，约凌晨2时许方休，哭时有惊恐之状。心肺听诊无异常，腹平软，食纳可，大便偏干、每日1次，舌尖边红、苔白，指纹色紫达气关。诊断为夜啼。辨证为心火内扰，肝亢不宁。治宜平肝清心，宁心除烦。方选导赤散合泻青丸加减：生地黄3g，竹叶2g，龙胆草1g，焦栀子3g，防风3g，蝉蜕3g，远志3g，钩藤3g，生甘草3g。3剂，每日1剂，水煎服。

二诊（5月15日）：服上方2剂后夜惊即止，其母唯恐再惊，请求根治之法。原方改隔日1剂，再进3剂而愈。随访1年未见复发。

【按语】小儿“神气怯，易于感触”。心主惊而藏神，小儿神气怯弱，若暴受惊恐，则神志不宁，寐中惊啼不安。故投导赤散合泻青丸加减，以清心平肝，宁心除烦，2剂而惊止，守法调理而愈。

3. 镇肝息风法

肝体阴而用阳，先天肾阴不足，热病日久，或肝火久郁，耗伤肝肾之阴，则致肝肾阴虚，肝风内动之证。郑启仲教授用镇肝息风法主要治疗小儿惊风、痫证、狂证、多动症、抽动症等。对于抽动症的治疗郑老师常用此法，主方镇肝息风汤合孔圣枕中丹加减。

【病案举例】小儿抽动症

李某，男，7岁，2010年5月19日初诊。患儿自2008年2月开始，无明显诱因，挤眉弄眼，摇头，腹部抽动，眨眼。经当地医院检查脑电图正常，诊为小儿抽动症，服用西药氟哌啶醇等，初则有效，继用无效。又经用中药温胆汤、羚角钩藤汤等效果亦不明显，而请郑启仲老师诊治。诊见：摇头耸肩，挤眉，弄眼，腹部不时向上抽动，头晕目眩，五心烦热，心烦易怒，大便干结，小便色黄，舌红、苔少，脉细数。诊断为小儿抽动症。辨证为肝肾阴虚，肝风内动。治宜滋阴潜阳，镇肝息风。方选镇肝息风汤加减：生白芍15g，代赭石15g，生龙骨15g，生牡蛎15g，天冬10g，玄参10g，龟板10g，茵陈6g，生麦芽6g，僵蚕6g，蝉蜕6g，生甘草6g。7剂，每日1剂，水煎服。

二诊（5月26日）：摇头、腹部抽动减轻，烦躁易怒见缓，大便通畅，守法再调。上方去茵陈，加白附子6g。14剂，每日1剂，水煎服。

三诊（6月12日）：诸症显著减轻，腹部已不抽动，仍有挤眉、弄眼，舌质淡红、苔薄白，脉微弦。肾水得滋，肝阳潜降，肝风见息，治宜柔肝息风，方改一贯煎加减：生地黄10g，沙参15g，枸杞15g，麦冬10g，生白芍15g，白附子6g，穿山龙10g，谷精草10g，全蝎6g，生甘草6g。14剂，每日1剂，水煎服。

四诊（6月28日）：诸症基本消失，上方去生地黄、麦冬、穿山龙，加生白术15g，茯神15g，远志6g。改隔日1剂，调理2个月而抽动症状消失。随访1年未见复发。

【按语】该患儿患抽动症2年余，服用西药氟哌啶醇未能控制。改用中药温胆汤、羚角钩藤汤等无效而请郑启仲教授诊治。郑启仲教授辨证为肝肾阴虚，肝风内动，用镇肝息风法，投镇肝息风汤治疗，7剂后摇头、腹部抽动减轻，烦躁易怒见缓。21剂后各症大减，则改柔肝息风法，用一贯煎加减，14剂后诸症消失，可谓药切病机，见效亦捷。后调方加生白术15g、茯神15g、远志6g而收全功。郑启仲教授说加白术、茯神乃肝病实脾之意，脾胃为后天之本，气机升降之枢，脾主肌肉，加用白术意在健脾以防止复发。

4. 镇肝止咳法

肝主疏泄，性喜条达，肺主一身之气，主肃降。肝与肺，生理上相互调节，病理上相互影响。若肝失疏泄，则会影响肺气的正常肃降；反之，若肺失肃降，也会影响肝，使气机升降失常。郑启仲教授在“五脏六腑皆令人咳”理论指导下，发现了百日咳痉挛性咳嗽的病机属“木火刑金”，提出了“顿咳从肝论治”的观点，创拟了“镇肝止咳”一法和镇肝止咳汤，用于百日咳痉挛性咳嗽的治疗，取得了满意的疗效。郑启仲教授用镇肝止咳法不仅治疗百日咳，凡辨证属“肝咳”者，均用镇肝止咳法治疗。

【病案举例】顿咳

马某，女，4岁，2010年2月5日初诊。其母代诉，患儿咳嗽已40余天，呈阵发性痉挛性剧咳，咳时两手握拳、弯腰弓背、满面红赤、颈静脉怒张、涕泪交迸，连咳数十声，最后呕出痰涎甚至胃内容物方止，昼轻夜重，每日发作7～8次。在当地县医院应用头孢、阿奇霉素及多种止咳化痰中成药不效，县中医院医生投麻杏石甘汤加百部、川贝、葶苈子等连服6剂仍无明显疗效。诊见：患儿精神紧张，呈惊恐状，目胞微肿，右侧目睛红赤，舌质尖边红、苔黄，脉弦滑。诊断为顿咳。辨证为木火刑金，风痰相搏。治宜清热化痰，镇肝止咳。方选镇肝止咳汤（郑启仲经验方）加减：柴胡6g，生白芍12g，代赭石9g，炒僵蚕9g，青黛3g，胆南星3g，黄芩6g，炒栀子6g，茅根12g，生甘草3g。3剂，每日1剂，水煎服。

二诊（2月8日）：痉咳明显减轻，每日咳减为2～3次，精神好转，目赤见退。上方再进4剂。

三诊（2月12日）：痉咳已基本停止，目赤基本消退，面目仍轻度浮肿，大便溏日2次，舌淡红、苔白，脉缓。上方去代赭石、黄芩、栀子、青黛，加炒白术6g，茯苓9g，姜半夏3g，每日1剂，3剂而愈。

【按语】镇肝止咳汤是郑启仲教授在顿咳从肝论治学术思想指导下，创制的治疗百日咳痉挛性咳嗽的经验方。本案咳嗽40余天，呈阵发性痉挛性剧咳，咳时两手握拳、弯腰弓背、满面红赤、颈静脉怒张、涕泪交迸，连咳数十声，最后呕出痰涎甚至胃内容物方止，昼轻夜重，每日发作7～8次，系一典型的痉挛性咳嗽，当地中西药治疗收效不显，故用镇肝止咳法，投镇肝止咳汤而收到满意疗效。

5. 疏肝和胃法

肝主疏泄，胃主受纳，肝与胃生理上相互促进，病理上相互影响。肝的疏泄有助于胃气的下降而调节其受纳功能；反之，若肝失疏泄，则会横逆犯胃，使胃失和降，而出现呕吐、呃逆、嗳气、纳呆、腹胀等症。郑启仲教授常用疏肝和胃法治疗上述病症，常用方药为四逆散加减，胃热呕吐者，加苏叶、黄连；烧心、泛酸者，合左金丸；伤食呕吐者，合保和丸加减；呃逆者，加公丁香、柿蒂；肝气上逆重者，加代赭石等。

【病案举例】胃脘痛

宋某，女，14岁，2009年10月26日初诊。始因情志失调而胃脘疼痛，经治而止，后反复发作时轻时重已1年余，此次发作已7天。患儿胃脘胀痛，恶心，偶有呕吐，泛酸。诊见：上腹部阵阵作痛，痛引两胁，时有泛酸，大便不畅，舌红、苔薄黄，脉弦滑。诊断为胃脘痛。辨证为肝郁化火，肝火犯胃。方选四逆散合左金丸加减：醋柴胡6g，炒白芍12g，炒枳实6g，黄连6g，吴茱萸1g，煅瓦楞子15g，佛手10g，砂仁6g，延胡索6g，生甘草3g。3剂，每日1剂，水煎服。

二诊（10月29日）：药后患儿诸症明显好转，方已中的，效不更方，上方再进5剂，痛止脉平而愈。嘱其调节情志，保持心情舒畅，饮食有节，避食生冷。

【按语】胃脘痛一证有寒热虚实之分，儿科临床以积滞等实证居多。本案胃脘痛时轻时重已1年余，证属情志失调，肝气抑郁，日久化火，肝火犯胃之证，故投四逆散合左金丸加减治之，3剂见效，8剂诸症悉平。

6. 疏肝理脾法

肝属木，脾属土，肝与脾关系极为密切。肝藏血，肝血的供应依赖于脾脏的化生作用，脾气的健运则依赖于肝的疏泄功能。若小儿所欲不遂，情志失调，肝气郁滞，可致木乘脾土，形成肝脾不和之证，常致患儿腹痛、泄泻等。郑启仲教授把疏肝理脾法用于治疗小儿厌食、腹痛、腹泻等。

郑启仲教授在临床实践中发现，小儿厌食症大多因家庭环境、不良习惯导致小儿肝气不疏、情绪抑郁、肝气犯胃、胃不受纳而造成。故提出“厌食从肝论治”的观点，并创拟了“疏肝乐食汤”应用于临床取得满意的疗效。

【病案举例】小儿厌食

田某，男，8岁，2009年9月3日初诊。纳差食少时轻时重，已2年余。患儿3年前因学习压力大，所愿不遂，渐见纳呆食少，经当地医院用健胃消食之剂间断治疗，近2个月来加重。诊见：面色萎黄，发黄无泽，两胁不舒，心烦易怒，食纳不香，大便不调，舌红、苔白腻，脉弦。腹平软，肝功能未见异常。诊断为厌食症。辨证为肝郁脾虚，肝脾不和。治宜疏肝解郁，醒脾开胃。方选疏肝乐食汤（郑启仲经验方）加减：醋柴胡6g，醋白芍10g，百合10g，醋郁金6g，焦山楂10g，炒麦芽10g，佛手6g，玫瑰花6g，砂仁3g，炙甘草3g。7剂，每日1剂，水煎服。

二诊（9月12日）：进食增，舌苔变白薄，脉现缓象。上方再进7剂，每日1剂，水煎服。

三诊（9月19日）：饮食恢复正常，诸症基本消失，上方取15剂，隔日1剂，巩固疗效，调理月余停药观察。随访2年未见复发。

【按语】厌食，中医称“恶食”“不思食”“不嗜食”等，属儿科常见病，病因复杂。本案患儿因学习压力，加之所愿不遂而致肝气抑郁，肝郁克脾，肝脾不和，长期厌食不愈。久治不愈者，乃健胃消食而未疏肝之故。郑启仲教授辨证求因，用疏肝理脾法，投疏肝乐食汤加减而顺利治愈，实乃郑老师“从肝论治”之范例也。

（郑　宏）

第三章 临床精粹

第一节　经方治验

一、经方治小儿发热

1. 寒邪束表，郁热在里（大青龙汤治验）

苏某，男，14岁，1998年5月15日主因“恶寒发热5天”初诊。

患儿5天前无明显原因出现发热，发热时伴有恶寒，在本地诊所诊为上呼吸道感染，予抗病毒及解热镇痛等治疗无效，又服中药九味羌活汤等治疗不解而请郑老师诊治。

刻诊：双气池色赤，恶寒发热（体温39.1℃），头痛，身痛无汗，骨节酸痛，表情痛苦，烦躁不安，时而轻咳。舌质淡红、苔白微黄，脉浮紧。血常规无异常，胸部X线透视未见异常。

证属寒邪束表，郁热在里。

治宜发汗解表，清热除烦。方选大青龙汤加减。

处方：麻黄9g，桂枝9g，生石膏30g，杏仁9g，甘草6g，生姜3片，大枣3枚。1剂，水煎服，令全身汗出。

二诊（5月16日）：服上方后全身大汗出，热退身凉，咳止烦解。嘱停药观察。3日后随访而愈。

【按语】郑老师讲到，本案先服西药及前医用九味羌活汤而不解，主要是汗出不彻，表邪不解，郁热不清而烦热不除之故。大青龙汤是治寒邪束表而热不得越的一张名方，当今用者日少，从本案可看出仲景制方之妙。仲景明言“一服汗者，停后服”。临证用时要把握病机，不可过剂，以防“汗多亡阳”。用之得当，确是治外寒内热的一张良方。

2. 邪滞少阳，湿热内蕴（小柴胡汤治验）

宋某，男，11岁，2008年9月2日主因“发热2个月余”初诊。

患儿2个月前无明显原因出现发热，先有恶寒而后发热，每日午后发热体温为37.5～38.5℃，入夜后逐渐下降，子时前降至37℃以下，经中西药多方治疗不效。

刻诊：面色萎黄，双气池色略赤，恶寒发热，伴口苦咽干，胃脘满闷不适，时有恶心，纳呆食少，大便偏干，小便黄。舌淡红、苔黄腻，脉数。查血常规（－），肝功能未见异常，B超查肝、胆、脾，均未见异常。

证属邪滞少阳，湿热内蕴。

治宜和解表里，清热化湿。方选小柴胡汤加减。

处方：柴胡10g，姜半夏6g，黄芩9g，茵陈15g，滑石15g，青蒿6g，豆豉6g，炙甘草6g，生姜3片。3剂，每日1剂，水煎服。

二诊（9月5日）：3剂后，恶寒发热逐日减轻，口苦咽干减轻，大便仍偏干，舌质红而苔黄。少阳邪解而阳明未和，上方加大黄6g，厚朴6g，3剂，每日1剂。

三诊（9月8日）：热退身凉，胃和纳增，大便通利，舌质淡红、苔白腻微黄。守法再调。

处方：柴胡6g，姜半夏6g，黄芩6g，党参6g，姜厚朴6g，陈皮6g，砂仁3g，炙甘草3g，生姜3片，大枣3枚。3剂，每日1剂。热退，胃和而愈。

【按语】内蕴湿邪，外感风寒，治不如法，致发热达2个月之久，而见证与小柴胡汤相符，故投小柴胡汤而收功。小柴胡汤是郑老师最常用经方之一，且治疗范围极广，外感、内伤、消化系统、呼吸系统、泌尿系统、神经系统等疾病，都常以小柴胡汤化裁而收奇效。郑老师常把《伤寒论》第96条与第101条“太阳中风，有柴胡证，但见一证便是，不必悉具”联系在一起讲，以加深我们对小柴胡汤的理解。

3. 营卫不和，余邪未尽（桂枝汤治验）

李某，男，15岁，2010年4月19日主因“低热1个月余”初诊。

患儿素体虚弱，感受风寒，发热恶寒，自服治感冒药不见好转，且见高热（体温39℃），住某医院输液治疗12天，高热退而低热、恶风迟迟不去而请郑老师诊治。

刻诊：面色皖白，双气池色轻红，棉衣裹身，时自汗出，大便调，小便淡黄，体温波动在37～38℃。舌淡红、苔薄白，脉浮而缓。查血常规无异常，胸部X线片未见异常。

证属营卫不和，余邪未尽。

治宜调和营卫，辛温解表。方选桂枝汤加减。

处方：桂枝15g，生白芍15g，甘草6g，生姜3片，大枣5枚。3剂，每日1剂，水煎热服，嘱遵桂枝汤服法。

二诊（4月22日）：服1剂恶风减轻，2剂热退汗止。舌淡红，脉平缓，唯全身乏力，食纳尚呆。

处方：黄芪15g，桂枝6g，白芍6g，陈皮6g，砂仁6g，生姜3片，大枣5枚，炒谷芽10g，炙甘草6g。3剂，每日1剂，水煎服，诸症消失而愈。

【按语】针对这一病例，郑老师讲："桂枝汤是《伤寒论》为太阳中风而设，可临证不必拘于一日太阳，二日阳明……只要有桂枝汤证即用桂枝汤，没有合并症亦不必加减，以免打乱仲景组方配伍之妙。"其强调用桂枝汤，凡治营卫不和者必遵桂枝汤煎服法。

4. 真寒假热，阴盛格阳（附子理中汤治验）

张某，女，14岁，2011年9月15日主因"反复高热1年余"初诊。

患儿不明原因每日高热达40℃已1年6个月，一直采用扑热息痛等退热药物退热。先后在当地及某大学附属医院均以"高热原因待查"住院治疗，后赴北京某医院检查，除"肝脾略肿大"外，余无异常，未予治疗而返，请中医诊治。

刻诊：患儿每天上午开始发热并逐渐上升，发热无汗，如不用退热药可升至40℃以上，用退热药后汗出热退，静脉补液等亦可退热，停药后发热如前。发热时面色泛红，无汗，畏寒，欲得衣，腹中痛，大便稀每日1～2次，小便清，口不渴。舌质淡、苔白滑有津，脉沉迟无力。

证属真寒假热，阴盛格阳。

治宜温中扶阳，调和营卫。方选附子理中汤合桂枝汤加减。

处方：党参20g，炒白术20g，制附子12g，桂枝10g，白芍10g，生姜15g，大枣10g，生黄芪30g，炙甘草9g。中药配方颗粒，1剂，混匀分2次送服。

二诊（9月16日）：患者服上方时体温已升至38.4℃，服药后身得微汗而体温降至36.5℃，未再升高。上方改汤剂。

处方：黄芪30g，党参15g，桂枝10g，制附子10g，白芍10g，干姜10g，大枣7枚，炙甘草6g。7剂，每日1剂，水煎服。

服上方2剂后体温未再升高，7剂药尽，停药观察，随访半年未见发热再起。

【按语】郑老师讲，该患儿每日发热达1年有余，虽有发热面红之象，然其"反欲得衣"、舌淡有津、口不渴、脉沉迟等阳虚之征，与其高热形成了极大的反差。仲景曰："病人身大热，反欲得衣者，热在皮肤，寒在骨髓也；身大寒，反不欲近衣者，寒在皮肤，热在骨髓也。"这为我们指明了辨证的要点，诊为"真寒假热"证，故用温阳之法治之，亦可谓"甘温除大热"之用，给予附子理中汤合桂枝汤加黄芪，1剂而热未大起，改汤剂，生姜易干姜，7剂而愈。

（张建奎　郑　宏）

二、经方治麻疹

1. 疹毒内陷，心脾阳衰（桂附理中汤治验）

杨某，男，6岁，1967年3月2日主因"发热、咳嗽、喘促11天"初诊。

患儿于11天前始发热、咳嗽、流涕，按风热咳嗽治疗3天。发热咳嗽渐重以"上呼吸道感染"住院治疗。经用青霉素、地塞米松等及中药桑菊饮、麻杏石甘汤治疗，高热见退而喘促加重。3天前见身有皮疹，疑为药物疹。病情进一步加重而邀请郑老师会诊。

刻诊：嗜睡神疲，面色青灰，喘促痰鸣，口唇发绀，面部及胸背散在灰色疹点隐隐，四肢欠温，呕恶不食，下利清谷日10余次。体温35.5℃，心率127次/分，呼吸频率43次/分。舌淡紫、苔白水滑，脉细数而微弱。两肺可闻及细小湿啰音及痰鸣音。腹部凹陷，肝大，脾未触及。

证属疹毒内陷，心脾阳衰。

治宜暖中补土，回阳救逆。方选桂附理中汤合四逆汤加减。

处方：肉桂6g，制附子（先煎）10g，人参10g，炒白术10g，干姜6g，炙甘草6g。1剂，水煎，频频予之。

二诊（3月3日）：神振志清，面灰大减，四肢转温，喘轻泻减。体温36℃，心率90次/min，呼吸频率28次/min。两肺啰音及痰鸣音大减。上方再服2剂，诸症向愈，守法再调。

处方：桂枝6g，制附子6g，人参6g，炒白术6g，干姜6g，五味子6g，丹参10g，炙甘草6g。3剂，每日1剂，水煎服。

三诊（3月6日）：神振身温，阳复脉通，喘平痰消，泻止纳增。体温

36.5℃，心率82次/分，呼吸频率26次/分，两肺啰音基本消失，舌质淡红、苔见薄白，脉沉弱。

处方：人参6g，炒白术6g，茯苓6g，姜半夏3g，陈皮3g，五味子6g，炒白果仁6g，款冬花6g，炙甘草6g，生姜2片，大枣2枚。3剂，每日1剂，水煎服。诸症悉平，痊愈出院。

【按语】郑老师每见麻疹几次举此案而告诫之，该患儿本为麻疹，误而未透，见高热咳喘而投激素及中药寒凉之剂，治上犯中，致成冰伏胃阳，疹毒内陷，阳衰正败之变证。土寒则不能生金，阳衰则寒水凌心，暖中补土、回阳救逆乃救危之要，故投桂附理中汤合四逆汤温振脾肾之阳。此刻宣肺则难平其喘，化瘀亦难救其心；非温肾不能治其寒，非暖土不能救其金，此即“临证察机”之所在。

2. 疹伏不出，毒邪陷肺（麻杏石甘汤治验）

高某，女，7岁，1996年3月11日主因“发热、咳嗽7天”初诊。

患儿于7天前发热、咳嗽，当地诊所以感冒给予999感冒灵颗粒、止咳糖浆，服2天。咳嗽加剧，体温增至39℃以上，急赴某医院急诊科，诊为“上呼吸道感染”，给予静脉补液、抗生素（不详）、地塞米松等，发热退，咳嗽减轻，停药后又高热，且咳喘加重而请郑老师诊治。

刻诊：高热，体温39.7℃，无汗，咳嗽声重，目赤怕光，呼吸急促，烦躁不安，面红，咽红，口腔黏膜粗糙，麻疹黏膜斑明显，耳后、胸前疹点隐隐，大便稀且每日2～3次，小便黄赤。舌质红、苔白腻兼黄，脉数有力。听诊：两肺可闻及中小湿啰音。

证属疹伏不出，毒邪陷肺。

治宜透疹解毒，宣肺平喘。方选麻杏石甘汤合升麻葛根汤加减。

处方：炙麻黄5g，生石膏15g，杏仁10g，葛根10g，升麻10g，赤芍10g，蝉蜕10g，薄荷6g，紫草6g，黄芩10g，甘草6g。1剂，水煎频服。同时给予胡荽酒擦浴（鲜胡荽1把，30%酒精，加热，或50°以上白酒加等量白开水，将胡荽揉成团蘸酒后擦浴患儿皮肤，从四肢至躯干，快速擦，面部及会阴部不擦），随后覆被令汗出。停用激素及退热药。

二诊（3月12日）：全身皮疹满布，手足掌面已见疹点，热退神静，咳减喘定，大便每日2次，体温36.4℃，舌红、苔变薄而微黄，两肺啰音消失大半，父母口口称绝。

处方：炙麻黄6g，杏仁10g，石膏15g，黄芩10g，金银花10g，浙贝母6g，僵蚕10g，葶苈子10g，赤芍10g，甘草6g。2剂，每日1剂，水煎服。

三诊（3月14日）：咳喘基本停止，饮食增，腹泻止，脉静身凉，两肺啰音基本消失。守法调理1周而愈。

【按语】本案麻疹因误诊加之误用激素致麻疹由顺变逆，疹伏不出，毒邪内陷，致成危候。郑老师用升麻葛根汤急透疹外出，合麻杏石甘汤宣肺定喘，1剂疹透而挽逆为顺。停用地塞米松及液体，只口服青霉素片1种抗生素。临床疗效证明了中医药治疗麻疹的特色和优势。

（张建奎　郑　宏）

三、经方治手足口病

湿热郁蒸，邪入阳明（大黄黄连泻心汤治验）

段某，男，5岁，2011年6月10日主因“发热，皮疹1天”初诊。

患儿1天前出现发热，体温最高39.5℃，自诉口腔疼痛，进食时加重，大便偏干，无其他伴随症状，在当地医院诊断为“手足口病”，口服药物疗效不佳，而请郑老师诊治。

刻诊：发热，手足、臀部可见少量红色疱疹，咽腔充血明显，扁桃体Ⅱ度肿大，咽部数个疱疹，大便干结。舌红、舌尖溃疡，苔黄厚，脉滑数。

证属湿热郁蒸，邪入阳明。

治宜辛开苦降，清热解毒。方选大黄黄连泻心汤加减。

处方：大黄3g，黄芩6g，黄连3g，五倍子6g，薄荷6g，金银花10g。3剂，每日1剂，水煎分2次服。

二诊（6月13日）：服用2剂后，患儿体温逐渐降至正常，口腔疼痛仍较剧，大便正常，手足及臀部疱疹消退，口腔疱疹破溃为溃疡，舌红、苔白腻，脉滑。

处方：姜半夏6g，黄芩6g，黄连3g，甘草6g，干姜3g，党参3g，大枣5枚。3剂，每日1剂，水煎分2次服，诸症消失而愈。

【按语】手足口病为感染时邪病毒所致，郁蒸于中焦，中焦气机闭塞，升降失常而出现火痞证，蕴于肌肤而出现疱疹。“诸痛痒疮，皆属于心”，心火上炎，而出现舌尖溃疡。大黄黄连泻心汤中大黄泻营分之热，黄连泻气分之热，且大黄有攻坚破结之能，其泻痞之功即寓于泻热之内，佐以金银花清热解毒，五倍子化腐收敛。手足口病一般皮肤皮疹易于消退，而口腔内疱疹易破溃形成溃疡，而疼痛不已，影响进食，而采用甘草泻心汤收功，效果良好。

（张建奎　郑　宏）

四、经方治痄腮

1. 热毒炽盛，蕴结少阳（小柴胡汤治验）

刘某，男，9岁，2008年3月10日主因“双侧腮部疼痛3天，发热1天”初诊。

患儿3天前吃饭时自觉右腮疼痛，肿势不甚，次日疼痛加重，肿势加剧，并波及对侧，自服板蓝根冲剂等效果不显，1天前出现发热，体温最高38.7℃，静脉滴注头孢类及抗病毒药效果不佳，而请郑老师诊治。

刻诊：双侧腮腺肿大，右腮肿甚，触之呼痛。体温38℃，咽部略红，咀嚼时双侧腮部疼痛明显，大便偏干，每日1行，手足心热，腹胀灼热。舌红、苔黄腻，脉弦数。血常规未见异常。

证属热毒炽盛，蕴结少阳。

治宜和解少阳，清热散结。方选小柴胡汤合升降散加减。

处方：柴胡6g，黄芩6g，炒僵蚕6g，蝉蜕6g，片姜黄6g，生大黄6g，牛蒡子10g，板蓝根15g，连翘10g，玄参10g，甘草 6g。2剂，每日1剂，水煎分2次服。同时给予青黄膏（院内制剂）敷患处。

二诊（3月12日）：患儿服用前方后大便变软，腮部疼痛减轻，发热见退，腮部肿胀几近消失，按压时有轻微疼痛，舌红、苔变薄白，脉偏数。

处方：柴胡6g，黄芩10g，炒僵蚕6g，蝉蜕6g，片姜黄6g，板蓝根10g，牛蒡子6g，夏枯草10g，甘草6g。3剂，每日1剂，水煎分2次服。

后患儿因其他疾病就诊时喜告，二诊方服2剂后症状消失。

【按语】痄腮，中医又称“虾膜瘟”“搭腮肿”等。本案患儿由外感风温时毒，内有积热蕴结所致，风热毒邪壅阻少阳经络积热上攻，经脉失和，气机不畅，血运受阻，凝聚而为肿。故投小柴胡汤和解少阳；合升降散宣畅气机，升清降浊，加板蓝根、牛蒡子、玄参、连翘等清热解毒，散结消肿，5剂收功。

2. 邪犯少阳，热结阳明（大柴胡汤治验）

王某，女，8岁，2012年6月22日主因“发热、腮部肿痛1天”初诊。

患儿1天前出现发热，体温最高39℃左右，左侧腮部肿痛，皮色不红，求郑老师诊治。

刻诊：发热，左侧腮部肿痛，疼痛拒按，进食困难，腹痛，时有呕吐，口有异味，大便干如羊粪，2～3天1次。舌质红、颜色稍暗，苔黄厚腻，脉滑数。咽腔充血明显。

证属邪犯少阳，热结阳明。

治宜清解少阳，通腑泄热。方选大柴胡汤加减。

处方：柴胡12g，黄芩10g，枳实6g，厚朴6g，连翘10g，大黄3g，白芍15g，半夏6g，大青叶10g，薄荷6g。2剂，每日1剂，水煎服。

二诊（6月24日）：便通，汗出，热退，腮部肿痛减轻，胃和思食。舌红、黄厚苔变薄，脉滑稍数。守上方，大黄减量至1g，继服3剂而愈。

【按语】本案患儿平素胃肠积热，感邪后温热邪毒壅阻少阳经脉，上搏于腮部，下结肠腑，正邪交争，致成腮肿、发热、腹痛、呕吐、便结等症，故投大柴胡汤加减，清解少阳，通腑泄热，解毒消肿而愈。

（张建奎　郑　宏）

五、经方治小儿咳嗽

1. 湿热内蕴，痰浊郁肺（葶苈大枣泻肺汤治验）

王某，男，11岁，1987年10月11日主因“咳嗽痰多1个月”初诊。

患儿1个月前出现发热咳嗽，胸片提示“支气管炎”，应用抗生素及中成药等治疗，发热缓解，咳嗽减轻，但痰多，常喉间痰鸣漉漉，吐痰后稍缓，终日吐痰不休，以至于暂时停课休息。曾用二陈汤、清气化痰丸等，稍有好转仍不能控制而请郑老师诊治。

刻诊：痰多质黏，喉间痰鸣，吐痰不休，就诊期间吐痰数次，量大质黏色白，胸胁满闷，形体偏胖，大便黏滞不爽。舌稍红、苔黄厚腻，脉滑数有力。

证属湿热内蕴，痰浊郁肺。

治宜升清降浊，宣肺化痰。方选葶苈大枣泻肺汤合升降散加减。

处方：葶苈子10g，清半夏9g，蝉蜕 6g，炒僵蚕10g，片姜黄 6g，生大黄6g，海浮石10g，硼砂（溶化兑服）1g。3剂，每日1剂，水煎分2次服。

二诊（10月14日）：患儿服用1剂后，大便排出较多黏液，自觉喉间清爽，服药期间曾呕吐3次，均为大量痰涎。胸胁满闷缓解，大便质稀，无黏液，舌稍红，苔厚腻较前轻，脉略滑数。方拟升降散合二陈汤加减。

处方：蝉蜕6g，炒僵蚕10g，片姜黄6g，熟大黄3g，姜半夏6g，陈皮9g，茯苓15g，硼砂（溶化兑服）1g，甘草6g，生姜6g。3剂，每日1剂，水煎分2次服。

三诊（10月17日）：患儿偶有喉间痰鸣，晨起吐清稀痰涎，舌淡红、苔白稍腻，脉缓。方调苓桂术甘汤加减。

处方：茯苓15g，桂枝9g，炒白术15g，党参10g，姜半夏6g，炙甘草6g。5剂，每日1剂，水煎分2次服。

【按语】“脾为生痰之源，肺为贮痰之器”。然而，痰有寒热，证有虚实。该患儿以痰多为主，久治不愈，证见一派痰热之象，故投葶苈大枣泻肺汤合升降散加海浮石、硼砂等升清降浊，通腑泄热，清肺化痰，使痰有出路，3剂而热势大减，顽痰吐出；二诊改升降散合二陈汤加减巩固疗效；最后以苓桂术甘汤健脾化湿以杜生痰之源。

2. 脾肺气虚，中焦虚寒（理中汤治验）

宋某，女，6岁，2009年10月11日主因“咳嗽时轻时重半年余”初诊。

患儿始因饮冷而咳，经当地医院用头孢、阿奇霉素及止咳化痰中成药等，虽曾有止而不日又发，而请郑老师诊治。

刻诊：体偏胖，面白少华，咳重，吐白色稀痰，纳差，便溏，怕冷，手足欠温。舌淡、苔白水滑，脉沉迟。听诊：两肺可闻及痰鸣音。

证属脾肺气虚，中焦虚寒。

治宜益气健脾，温中化痰。方选理中汤合二陈汤加减。

处方：党参10g，白术10g，干姜6g，茯苓10g，陈皮6g，姜半夏6g，白芥子6g，细辛2g，白果仁6g，炙甘草3g。3剂，每日1剂，水煎服。

二诊（10月14日）：咳减痰少，食纳有味，原方再进4剂。

三诊（10月18日）：咳嗽基本停止，仍有畏寒怕冷，手足欠温。改附子理中汤加味。

处方：党参10g，白术10g，制附子（先煎）5g，干姜5g，炙甘草5g，肉桂3g。5剂，每日1剂，水煎服。

【按语】“五脏六腑皆令人咳”。本案突出的临床特点是久咳、痰多、怕冷，病起饮冷，中阳受损，脾阳亏虚则寒痰内生，壅肺而咳。脾不健则痰不化，痰不化则咳不止。郑老师抓住中阳不振之病机，投理中汤合二陈汤健脾温中、化痰止咳，3剂而痰消咳止。后改附子理中阳汤温阳健脾而愈。

3. 营卫不和，脾肺气虚（桂枝汤治验）

张某，女，4岁，2009年11月3日主因“感寒而咳反复发作1年余”初诊。

患儿感寒而咳反复发作1年有余，经某医院诊为“过敏性咳嗽”，反复应用抗生素、抗过敏药及顺尔宁等，咳嗽时轻时重久治不愈而请郑老师诊治。

刻诊：面白少华，时自汗出，遇冷感寒咳嗽加剧，纳差食少，二便可。舌淡、苔白，脉弱无力。

证属营卫不和，肺脾气虚。

治宜调和营卫，止咳固表。方选桂枝汤加减。

处方：桂枝6g，白芍6g，生姜6g，大枣3枚，炙甘草3g，五味子6g，炒谷芽6g，紫河车（研冲）1g，黄芪10g。3剂，每日1剂，水煎服。

二诊（11月6日）：咳嗽减轻，自汗减少。原方再进7剂。

三诊（11月13日）：咳嗽止，自汗明显减少，食纳增加，二便调和，脉平缓。为防复发，守法制膏。

处方：黄芪30g，白术30g，防风6g，桂枝15g，白芍30g，五味子15g，陈皮15g，炒麦芽15g，炒谷芽15g，生姜15g，大枣30g，蛤蚧1对，阿胶15g，枸杞子30g，金樱子30g，甘草10g。制膏，缓服善后。随访1年，未见复发。

【按语】该患儿咳嗽反复1年有余，临床表现一派营卫不和之象，郑老师投桂枝汤原方加五味子、紫河车益气敛阴，补肾益精以固本，加黄芪补气固表，麦芽、谷芽健脾和胃而收功。守法制膏善后而愈。

4. 水饮内停，寒邪束表（小青龙汤治验）

李某，女，6岁，2011年1月10日主因“遇冷咳嗽反复发作2年余”初诊。

患儿此次咳嗽已5天，经用止咳平喘西药，仍咳嗽、喉鸣而请郑老师诊治。

刻诊：患儿鼻流清涕，时而咳嗽，伴干呕欲吐，大便稀且每日1～2次。舌淡、苔白而滑，脉浮紧。

证属水饮内停，寒邪束表。

治宜解表化饮，宣肺止咳。方选小青龙汤加减。

处方：炙麻黄3g，白芍6g，桂枝6g，姜半夏6g，干姜3g，细辛2g，五味子6g，炙甘草3g。3剂，每日1剂，水煎服。

二诊（1月13日）：咳嗽大减，已不干呕，大便每日1次，舌淡、苔白，脉缓。再进3剂，诸症消失。

【按语】本案遇冷咳嗽反复发作2年之久，经用小青龙汤而收功。在讲到小青龙汤时，郑老师谓：“小青龙汤为外寒内饮而设，然临证有表邪可用，无表证时亦可用之，表实无汗时用生麻黄，无表证而咳用炙麻黄，呕吐重时用生姜，细辛用量要视年龄而定，但不可畏其有毒而不用。”并将此方制成散剂，名曰“止咳1号”，用于年龄较小患儿已30余年。

5. 肝气犯肺，痰邪内阻（四逆散治验）

郑某，女，6岁，2011年4月15日主因“咳嗽2个月余”初诊。

2个月来反复咳嗽，有少量痰，凌晨1~3时咳剧。

刻诊：咽干，口苦，纳食可，大便偏干，咽腔无充血，双肺听诊呼吸音粗，未闻及干湿性啰音。舌质红、苔白，脉浮弦。

证属肝气犯肺，痰邪内阻。

治宜疏肝解郁，降气化痰。方选四逆散合半夏厚朴汤加减。

处方：柴胡6g，炒枳实6g，白芍10g，姜半夏6g，茯苓10g，苏子10g，姜厚朴6g，生姜3g，蝉蜕6g，炒僵蚕6g。3剂，每日1剂，水煎分3次服。

二诊（4月18日）：咳嗽明显减轻，大便正常，上方改枳实为枳壳，继服3剂症状消失而愈。

【按语】门诊上常见到患儿咳嗽在凌晨1～3时咳甚，从子午流注一天的分布看，凌晨1～3时属子时已过，丑时将值，对应脏腑为肝胆。此时肝胆之气旺盛，肝气犯肺，痰邪内阻，痰阻气机致肺金无法正常宣发肃降，肺气上逆发为咳嗽，故治以疏肝解郁，降气化痰为法。果收肝气疏泄有序，肺气肃降通利，痰湿自化，咳嗽自止之效。

6. 寒饮郁肺，肺气失宣（苓甘五味加姜辛半夏杏仁汤治验）

高某，女，7岁，2014年2月25日主因“咳嗽半个月余”初诊。

患儿反复咳嗽、有痰半个月余，曾口服头孢、阿奇霉素等药无效，后口服止嗽散加减治疗，咳嗽无明显好转而请郑老师诊治。

刻诊：咳嗽，痰多，咽痒，口干，纳食不佳，二便正常。舌淡红、苔白腻，脉沉细，两肺听诊无异常。

证属寒饮内停，肺气失宣。

治宜温化痰饮，化痰止咳。方选苓甘五味加姜辛半夏杏仁汤加减。

处方：干姜6g，细辛3g，姜半夏6g，五味子6g，茯苓12g，炙甘草3g，杏仁9g，桔梗9g。3剂，每日1剂，水煎服。

二诊（2月28日）：患儿服用1剂后咳嗽、咽痒即减轻，3剂后咳嗽大减，药已中的，上方继服4剂，咳嗽等症状消失。

【按语】患儿咳嗽，苔白腻，脉沉细为痰饮之症。咳嗽为痰饮阻滞肺，肺失宣降。咽痒、干咳是痰饮阻滞，津液不能上承所致，故《金匮要略·痰饮咳嗽病脉证治第十二》：“病痰饮者，当以温药和之。”苓甘五味加姜辛半夏杏仁汤可温阳化饮，治疗寒痰水饮停留于肺所引起的咳逆喘满之证，方切病机，故咳止痰消，诸症消失。

7. 邪郁少阳，痰阻于肺（小柴胡汤治验）

石某，女，10岁，2013年11月20日主因“发热、咳嗽7天”初诊。

患儿1周前受凉后出现咳嗽，干咳为主，有少量痰，无发热，家长予阿奇霉素口服3天无明显好转，而请郑老师诊治。

刻诊：咳嗽，咳吐白色泡沫样痰，精神萎靡，不思饮食。舌质红、苔少，脉弦细。血常规、病原学检查正常。

证属邪郁少阳，痰阻于肺。

治宜和解少阳，宣肺止咳。方选小柴胡汤加减。

处方：柴胡10g，半夏6g，黄芩10g，党参10g，杏仁10g，细辛3g，五味子6g，远志10g，桑白皮6g，款冬花10g，炙甘草6g。3剂，每日1剂，水煎服。服药期间忌食辛辣、生冷、油腻之品。

二诊（11月23日）：患儿服药后精神好转，咳嗽明显减轻，纳食好转，上方去细辛，继服3剂而愈。

【按语】《伤寒论》指出："伤寒五六日中风，往来寒热，胸胁苦满，嘿嘿不欲饮食，心烦喜呕，或胸中烦而不呕，或渴，或腹中痛，或胁下痞硬，或心下悸，或不渴，身有微热，或咳者，小柴胡汤主之。"其中咳是小柴胡汤的主治证之一。《素问·咳论》提出"五脏六腑皆令人咳，非独肺也"。该患儿外感风寒1周未愈，邪郁少阳，而气机不畅，精神萎靡，不思饮食，犯肺气作咳。故用小柴胡汤和解少阳，加细辛、五味子等宣肺止咳而愈。《伤寒论》云："伤寒中风，有柴胡证，但见一证便是，不必悉俱。"郑老师常用小柴胡汤治咳而奏效。

8. 木火刑金，肺失宣肃（小柴胡汤治验）

周某，女，2岁6个月，2014年8月12日主因"咳嗽5天，发热1天"初诊。

患儿5天前嗜食凉饮后出现咳嗽，有痰，发热1天，体温37.9℃，经社区医院治疗无效且咳嗽加重而请郑老师诊治。

刻诊：发热，体温38.2℃，咳嗽，呈阵发性，多以入睡前、子时加剧，纳食差，二便尚可。舌质红、苔黄，指纹紫滞。血常规、胸部X线正位片基本正常。

证属木火刑金，肺失宣肃。

治宜和解少阳，平肝泻肺。方选小柴胡汤加减。

处方：柴胡6g，黄芩6g，法半夏3g，甘草3g，生姜3g，川贝母3g，杏仁6g，前胡6g，蝉蜕3g，僵蚕6g，石膏12g。中药配方颗粒，2剂，每日1剂，分3次水冲服。服药期间忌服辛辣、蛋奶、油腻之品。

二诊（8月14日）：发热退，咳嗽次数较前减少，仍阵发性咳嗽，纳食改善，舌红、苔白，病势好转，余邪未除，守法再调。

处方：柴胡3g，黄芩6g，法半夏3g，甘草3g，生姜3g，川贝母6g，杏仁6g，炒莱菔子10g，代赭石10g，旋覆花3g。中药配方颗粒，3剂，每日1剂，分2次水冲服，诸症消失而愈。

【按语】郑老师认为治疗咳嗽不仅要辨其病程的久暂、寒热虚实的病理属性，还应顺应其发病季节及昼夜时辰变化。该夜咳主要症状为亥子丑时咳，亥子丑时乃阴阳相交替之时，邪位于半表半里，临证以少阳为切入点，小儿肝常有余，感邪后易从阳化热，木火刑金，肺失宣肃而致痰热内蕴，故治以小柴胡汤加减和解少阳，平肝泻肺而收功。郑老师擅用小柴胡汤，且在咳嗽初期多不用参枣，谓其正气未虚也。

（张建奎　郑　宏）

六、经方治小儿哮喘

1. 营卫失和，肺气上逆（桂枝加厚朴杏子汤治验）

李某，男，7岁，2009年3月19日主因“遇冷哮喘发作4年余”初诊。

患儿2岁时因受凉而发哮喘，反复发作已3年。经西药解痉平喘、中药多方治疗终未能愈，故请郑老师诊治。

刻诊：喉中痰鸣，呼吸喘促，畏寒怕冷，时自汗出，大便稀，小便清。体温37.2℃。舌淡、苔白，脉浮。

证属营卫失和，肺气上逆。

治宜调和营卫，降逆平喘。方选桂枝加厚朴杏子汤加减。

处方：桂枝9g，白芍9g，姜厚朴6g，杏仁6g，炙甘草6g，生姜3片，大枣3枚。2剂，每日1剂，嘱遵桂枝汤煎服法。

二诊（3月21日）：哮止喘平，脉静身凉，唯大便稀薄，每日2次。

处方：桂枝6g，炒白芍6g，姜厚朴3g，杏仁3g，炒白术10g，茯苓10g，炙甘草6g，生姜3片，大枣3枚。3剂，每日1剂，水煎服。药后诸症悉平。

三诊（3月24日）：为防复发，拟善后之方。

处方：黄芪12g，肉桂6g，白芍6g，炒白术6g，五味子3g，当归6g，肉苁蓉

3g，紫河车2g，生姜6g，大枣10g，炙甘草3g。中药免煎颗粒，每日1剂，水冲服。

上方服30剂后去肉桂、白芍，加熟地黄10g，白芥子6g，改为隔日1剂，又3个月，停药观察。随访3年未再复发。

【按语】郑老师对此方治小儿哮喘倍加推崇，常用此方治疗小儿支气管哮喘，表虚者加黄芪；肾阳不足者加附子，桂枝易肉桂；痰多者加半夏；喘重者加苏子、白芥子；血虚者加当归；肾精亏虚者加熟地黄、肉苁蓉、五味子、紫河车，每收良效。并把桂枝加厚朴杏子汤制成散剂，名曰平喘1号，作为治喘第一方，用于年龄较小儿童。

2. 寒饮客肺，宿痰内蕴（射干麻黄汤治验）

苏某，男，11岁，2009年11月12日主因“咳喘6天”初诊。

患儿自2岁起患哮喘，近1年来加重，遇冷即发。发作时胸闷喘咳，痰多而白，呼吸喘促，伴呕吐、纳差。此次发作已6天，经服止咳平喘药时有缓解，但喘咳未能控制。

刻诊：面白无华，时喘咳，呼吸迫促，喉有痰鸣，咳后呕吐，痰多，夜卧难安，大便每日1次，小便如常。痰湿体质。舌质淡、苔白腻，脉滑微数。

证属寒饮客肺，宿痰内蕴。

治宜宣肺化痰，下气平喘。方选射干麻黄汤加减。

处方：射干6g，炙麻黄6g，细辛3g，姜半夏10g，炙紫菀10g，款冬花10g，五味子6g，白芥子6g，紫苏子10g，生姜3片，大枣3枚。3剂，每日1剂，水煎分2次服。

服上方后喘咳大减，痰量减少，夜已能卧，苔见薄白。上方再进3剂，诸症消失。2个月后又发如前，再服上方而愈。拟预防复发之方：

处方：桂枝15g，白芍15g，黄芪30g，炒白术30g，茯苓30g，姜半夏15g，陈皮15g，白芥子15g，五味子15g，当归15g，紫河车10g，肉苁蓉15g，炙甘草10g，生姜15g，大枣30g，冬虫夏草10g。制膏，服3个月。

次年秋分后又服3个月。随访3年未见复发。

【按语】本案哮喘反复发作近10年之久，始以射干麻黄汤取效，最后以桂枝加厚朴杏子汤合二陈汤、玉屏风散三方合剂为膏，预防复发而获痊愈。郑老师谓：哮喘一证最为缠绵难愈，根源有二：一是营卫不和、痰饮内蕴；二是外寒引动内饮而发病。根治之法，首先从调整患儿体质出发，从消除体内痰饮入手，标本兼治。发作时治标，缓解期治本，方能收到良好效果。治标者温肺散寒、化痰平喘；治本者重调脾肾，以杜生痰之源。为何生活在同一环境下，有人发病而有人则不发病，关键在于寒邪是外因，体质是根本，外因通过内因而起作用。体质可以改变而环境则难以逃离，即所谓"正气内存，邪不可干"。

3. 痰饮内伏，外感寒邪（小青龙汤治验）

李某，男，12岁，2010年3月22日主因"反复哮喘发作5年"初诊。

患儿哮喘反复发作5年，近日感寒，咳喘再发，故请郑老师诊治。

刻诊：面色萎黄，咳嗽，喘鸣，鼻流清涕，微热恶寒，面色萎黄，二便调。舌淡红、苔薄白，脉浮滑。血常规：嗜酸性粒细胞增多。胸片示：肺纹理增粗模糊。

证属痰饮内伏，外感寒邪。

治宜解表散寒，温肺化饮。方选小青龙汤加减。

处方：炙麻黄6g，桂枝10g，白芍10g，细辛3g，干姜6g，五味子6g，姜半夏6g，苏子10g，炙甘草3g。3剂，每日1剂，水煎服。服药期间忌食辛辣、生冷、油腻之品。

二诊（3月25日）：恶寒已消，咳喘减轻，舌苔薄腻，脉滑数。守法再调。

处方：炙麻黄6g，桂枝10g，细辛3g，炙紫菀6g，干姜6g，杏仁6g，旋覆花6g，陈皮6g，姜厚朴6g，姜半夏6g，款冬花6g。3剂，每日1剂，水煎服。

三诊（3月28日）：哮喘已平，咳尚时作，舌苔白腻。

处方：桂枝10g，炒白术10g，茯苓15g，陈皮10g，姜半夏6g，杏仁6g，姜厚朴6g，炙甘草3g。5剂，每日1剂，喘平。

【按语】本案哮喘，宿疾5年，涕清恶寒，显系饮邪久伏，感寒引发，故以小青龙汤加减，辛温散寒，化痰平喘，最后以苓桂术甘和二陈加杏朴等健脾蠲饮，顺气化痰收功。虽喘已平，后定再发。要图根治，当在缓解期缓缓图之。

4. 外感风寒，痰饮闭肺（射干麻黄汤治验）

宋某，男，1岁，2013年3月29日主因"反复咳嗽1个月余"初诊。

患儿咳嗽反复发作1个月余，在当地医院用头孢、阿奇霉素、易坦静、顺尔宁等西药，咳嗽仍未能控制而请郑老师诊治。

刻诊：无发热，流清涕，时而咳嗽，喉间痰鸣明显，大便偏稀，小便清。舌质淡、苔白腻，指纹淡红。双肺听诊呼吸音粗，可闻及少量喘鸣音。

证属外感风寒，痰饮闭肺。

治宜解表散寒，温肺化饮。方选射干麻黄汤加减。

处方：炙麻黄3g，炙紫菀3g，炙冬花3g，姜半夏3g，生姜3g，细辛1g，五味子3g，炙甘草3g，苏子6g，白芥子3g，姜厚朴3g，炒莱菔子6g。中药配方颗粒，3剂，每日1剂，分3次水冲服。

二诊（4月1日）：咳嗽明显减轻，喉间仍有痰鸣，大便偏稀，舌淡红、苔白腻，指纹红。双肺听诊呼吸音粗，可闻及少量痰鸣音。上方去生姜，加干姜3g，再进3剂，诸症消失。

【按语】射干麻黄汤治外感风寒，痰饮上逆，咳而上气，喉中有水鸡声之证。方中射干善降气祛痰，半夏降逆化饮，紫菀化痰止咳，采用生姜散寒邪而行水气，细辛温肺化饮，五味子收敛耗散之肺气，加用三子养亲汤加强化痰之力。二诊，患儿表邪已解，故生姜改为干姜，加强温肺化饮之效。

5. 脾胃虚寒，痰饮犯肺（旋覆代赭汤治验）

王某，女，12岁，2013年11月16日主因“咳嗽、喘息1个月余”初诊。

患儿平素贪凉饮冷，有反复腹胀、干呕病史。1个月前因吃冰糕后出现气喘、胸闷等症状，曾检查心电图、胸部X线片均未发现异常，经西药治疗效果不佳，遂来我院门诊治疗。

刻诊：患儿咳嗽、气喘，胸闷且有胃部不适，时有呕吐痰涎，纳差，大便稀，双肺听诊可闻及哮鸣音。舌淡、苔白腻，脉弦滑。心电图未发现异常。胸部X线片提示：支气管炎X线改变。

证属脾胃虚寒，痰饮犯肺。

治宜和胃降逆，温肺化痰。方选旋覆代赭汤加减。

处方：旋覆花（包煎）10g，代赭石15g，陈皮10g，姜半夏9g，姜厚朴6g，茯苓15g，杏仁10g，桔梗6g，党参15g，白术12g，干姜6g，甘草6g。6剂，每日1剂，水煎服。服药期间忌食辛辣、蛋奶、油腻之品。

二诊（11月22日）：服6剂后患儿喘息平，咳嗽、恶心、呕逆减轻，大便成形，原方再服6剂而愈。

【按语】此患儿素有脾胃不和病史。且贪凉饮冷易于伤及胃阳，胃气不足，不能腐熟运化水谷，津液上泛为痰，阻滞于肺，发为哮证，尽管本病病位在肺，但其本在脾胃，正应了“脾为生痰之源，肺为贮痰之器”之训，故以和胃降逆、温肺平喘之法治之。方中旋覆花下气降痰，并且咸能软坚，以治心下痞硬而除嗳气，为君药。代赭石甘寒质重，降逆下气，助旋覆花降逆化痰而止呕，为臣药。半夏、生姜祛痰散结，降逆和胃止呕，可协助君臣之药平嗳气而消痞硬，并为佐药；人参、大枣补中益气以扶正亦属于佐药。甘草甘缓入胃，补虚安中为使药。参、赭相配，降气不伤正，补虚不助逆。诸药配合，一升一降，升清降浊，共奏益气补中，消痰散结，和胃降逆之效。

（张建奎　郑　宏）

七、经方治小儿肺炎喘嗽

1. 痰热闭肺，肺失宣降（麻杏石甘汤治验）

宋某，女，3岁，2009年10月17日主因“发热、咳嗽、喘促7天”初诊。

患儿5天前出现发热，伴有咳嗽、喘促，在当地医院拍胸部X线正位片示：支气管肺炎，经门诊静脉滴注头孢呋辛、痰热清等治疗5天高热虽减，咳喘不止。家长为求进一步治疗而请郑老师诊治。

刻诊：发热（体温39.8℃），烦躁，咳嗽，气促，痰鸣，腹胀，大便3日未行。舌质尖边深红、苔黄厚而燥，脉滑数。两肺听诊：呼吸音粗，右下肺可闻及中小湿啰音。胸部X线正位片：支气管肺炎。

证属痰热闭肺，肺失宣降。

治宜升清降浊，宣肺清热。方选麻杏石甘汤合升降散加减。

处方：炙麻黄3g，杏仁6g，生石膏20g，葶苈子6g，僵蚕6g，蝉蜕6g，片姜黄3g，生大黄3g，瓜蒌12g，芒硝3g，甘草3g。1剂，水煎留汁，冲芒硝，加蜂蜜，分3次冷服。服药期间忌食辛辣、生冷、油腻之品。

二诊（10月18日）：药服2次后大便泻下硬粪数枚及臭秽稀便，身出微汗，高热退，腹胀消，咳喘趋减。舌转淡红、苔退至薄黄有津，听诊肺部啰音明显减少。上方去大黄、瓜蒌、芒硝，加川贝3g，3剂，每日1剂，水煎服。

三诊（10月21日）：神振，咳止、喘平、纳增，肺部啰音消失而痊愈。

【按语】该患儿感受风热时邪，犯肺蕴热，闭肺咳喘。肺与大肠相表里，肠腑不通，浊阴不降，痰热不消。故投麻杏石甘汤合升降散加葶苈子、瓜蒌、芒硝，升清降浊，通腑泄热，宣肺平喘1剂见功，4剂症平。

2. 营卫失和，肺脾气虚（桂枝汤治验）

张某，男，1岁2个月，2010年11月7日主因“发热、咳嗽13天”初诊。

患儿因咳嗽、气促、发热4天，以“支气管肺炎”住院治疗，经用头孢克洛、阿奇霉素等抗生素及痰热清、麻杏石甘颗粒等治疗9天，高热退，咳不止，出院请郑老师诊治。

刻诊：发育正常，营养中等，面白少华，低热自汗，体温37.4℃，精神疲倦，时咳，有痰鸣，四肢发凉。大便稀溏且每日2～3次，夜卧不宁。舌质淡红、苔白，指纹右浮红左沉。听诊右下肺可闻及细小湿啰音。

证属营卫失和，肺脾气虚。

治宜调和营卫，补脾益肺。方选桂枝汤合理中汤加减。

处方：桂枝6g，白芍6g，干姜3g，大枣6g，人参3g，白术6g，五味子3g，细辛1g，炙甘草3g。中药配方颗粒剂，3剂，每日1剂，分3～4次服。嘱其停用其他药物。

二诊（11月10日）：精神好转，咳嗽减轻，低热已退，大便次数减少，肺部啰音明显减少。仍胸背时有汗出，手足仍欠温，上方加制附子2g，3剂，每日1剂，分3～4次服。

三诊（11月13日）：神振咳止，汗止足温，肺部啰音消失。改六君子汤加白果、五味子善后而愈。

【按语】患儿肺炎喘嗽住院9天，邪正俱衰，营卫失和；多用寒凉，阳气已虚；脾阳受损，运化失司；肺脾气虚，宣降无力，而诸症缠绵。故投桂枝汤合理中汤加五味子、细辛治之，桂枝汤调和营卫，理中汤健脾温中，土旺则生金，正复则邪自祛。肢冷自汗不止者乃阳气未复之征，二诊加附子而收功。郑老师多次讲到，炎症并非热证，不能一见“炎”就与“热”画等号。中医治病在辨证，辨证首辨阴阳，只要平衡了阴阳诸症皆消。

3. 痰热壅肺，肺失宣肃（小陷胸汤治验）

孟某，男，10岁，2014年5月6日主因“发热、咳嗽5天”初诊。

患儿5天前出现发热，最高体温40℃，咳嗽，痰声重浊，在外院诊断为支气管肺炎，采用静脉滴注头孢曲松针、阿奇霉素针等药4天，仍发热、咳嗽而来诊。

刻诊：发热，恶寒，咳嗽，咯吐黄浊痰，自觉腥臭味，胸痛，纳食不佳，大便偏干，舌红、苔黄腻，脉滑数。血常规：白细胞14.9×10^{9}/L，中性粒细胞81.4%，胸部X线片：右下肺炎性改变。

证属痰热壅肺，肺失宣肃。

治宜清热化痰，宣肺平喘。方选小陷胸汤合苇茎汤加减。

处方：黄芩10g，黄连6g，瓜蒌15g，法半夏6g，芦根15g，薏苡仁15g，桃仁10g，冬瓜仁15g，浙贝母10g，炙麻黄6g，生石膏30g，甘草6g。3剂，每日1剂，水煎服。嘱清淡饮食。

二诊（5月9日）：体温下降，恶寒消失，胸痛明显减轻，咳嗽减轻，痰仍较多，舌质红、苔白腻中偏黄，脉滑稍数。上方去芦根，3剂，每日1剂，水煎服。

三诊（5月12日）：患儿未再发热，咳嗽较前次数明显减少，痰较前减少，纳食改善，二便正常。舌质稍红、苔白稍腻，脉滑。上方去黄芩、瓜蒌、石膏、浙贝母，加黄芪、炒麦芽、茯苓，继服7剂后，诸症悉平。

【按语】《伤寒论》云：“小结胸病，正在心下，按之则痛，脉浮滑者，小陷胸汤主之。”本条重在脉浮滑，浮主在上，滑则主痰主热，痰热结于胸膈之上，以小陷胸汤主之。本案患儿一派痰热壅肺之象，故投小陷胸汤、苇茎汤合麻杏石甘汤加减治之而愈。

（张建奎　郑　宏）

八、经方治小儿鼻鼽

1. 肺气虚寒，卫表不固（桂枝汤治验）

刘某，女，3岁，2013年9月15日主因“反复流清涕1个月余”初诊。

患儿反复流清涕1个月余，鼻塞，遇冷则喷嚏连连，早晚加重。曾口服治疗感冒药物，效果不佳。患儿既往反复感冒病史，易出汗，活动后加重。

刻诊：鼻塞，遇冷则喷嚏连连，舌淡红、苔白，脉细弱。鼻内黏膜肿胀、色苍白。

证属肺气虚寒，卫表不固。

治宜益气固表，疏散风寒。方选桂枝汤合玉屏风散、苍耳子散加减。

处方：桂枝6g，白芍6g，黄芪15g，白术10g，防风6g，白芷6g，苍耳子6g，升麻3g，生姜6g，乌梅6g，辛夷6g。中药配方颗粒，6剂，每日1剂，分2次冲服。

二诊（9月21日）：患儿鼻塞、流涕等症状大为好转，出汗较前减少，上药继服6剂，流涕、鼻塞症状消失。继服玉屏风散颗粒，每次1包，每日2次，益气固表巩固疗效。

【按语】小儿肺脏娇嫩，肺常不足，卫表不固而常自汗出，而反复感冒。肺气虚弱，不能正常宣发肃降则鼻窍不通，出现鼻塞、打喷嚏；肺气失肃，气不摄津，津水外溢，则鼻流清涕；津液壅滞于鼻窍，则鼻内黏膜肿胀苍白。郑老师根据患儿的生理、病理特点，治疗常常采用桂枝汤合玉屏风散、苍耳子散治疗。玉屏风散为《丹溪心法》之名方，常用于表虚自汗之证，由黄芪、白术、防风三味药组成。方中黄芪为君药，大补脾肺之气，固表止汗；白术为臣药，健脾益气，既可助黄芪以加强益气固表之力，又可佐防风走表祛风邪。桂枝汤调和营卫；苍耳子散可通鼻窍、散风寒，配合乌梅酸涩敛肺，且研究显示乌梅有良好的抗过敏作用，方切病机，见效亦著。

2. 风寒束表，肺气失宣（小青龙汤治验）

祝某，男，6岁，2013年6月16日主因“鼻流清涕1年，再发1周”初诊。

患儿1周前出现鼻塞，流涕，打喷嚏，鼻痒，咳嗽，有痰，早晚发作，纳食不佳，二便正常。曾口服感冒类药物，效果不佳。

刻诊：鼻流清涕，打喷嚏，鼻痒，咳嗽，有痰，舌淡红、苔白腻，脉缓。

证属风寒束表，肺气失宣。

治宜温肺散寒化饮。方选小青龙汤加减。

处方：生麻黄6g，桂枝6g，干姜3g，细辛3g，五味子6g，生白芍10g，生甘草3g，清半夏6g，僵蚕6g，蝉蜕6g，辛夷6g。中药配方颗粒，7剂，每日1剂，分2次水冲服。

二诊（6月24日）：服上药后诸症基本消失，效不更方，再取7剂而愈。最后嘱服玉屏风颗粒2个月预防复发。

【按语】过敏性鼻炎多发生于秋冬季节，但本案患儿却发生于炎热季节，究其原因，患儿因气候炎热而经常食冷饮致寒饮伏于体内，加之家里使用空调而感受风寒之邪，肺失宣发肃降而咳嗽，寒饮上犯于鼻窍而鼻塞、流涕，风邪袭于鼻窍而鼻痒。小青龙汤可温肺化饮散寒，寒饮去则肺可正常宣肃，咳嗽、流涕等症状消失；辛夷散寒通鼻窍；僵蚕、蝉蜕有祛风止痒之效，风停则痒止。“邪之所凑，其气必虚”。患儿禀赋薄弱，肺脾气虚，采用玉屏风散调理，患儿卫气得固，脾气得养，肺气宣达，营卫调和而避免过敏性鼻炎再发。

3. 肾阳虚弱，肺气不利（麻黄细辛附子汤治验）

靳某，男，5岁，2013年11月25日主因“反复鼻痒、流涕6个月余”初诊。

患儿过敏性鼻炎6个月余，既往反复喘息、湿疹病史。患儿早晚打喷嚏较多，鼻塞，流清涕，鼻痒，平素畏寒怕冷，四肢不温，小便清长。

刻诊：早晚打喷嚏较多，鼻塞，流清涕，鼻痒，舌淡红、苔白，脉沉细。鼻甲肥大色淡，鼻黏膜淡白。

证属肾阳虚弱，肺气不利。

治宜温肾培元，宣通鼻窍。方选麻黄细辛附子汤加减。

处方：麻黄3g，细辛2g，制附子6g，桂枝6g，白芍6g，苍耳子6g，辛夷6g，生姜6g，炙甘草6g。7剂，每日1剂，水煎服。

二诊（12月3日）：患儿鼻塞、流涕症状明显减轻，肢体较前变暖，守上方再服15剂，患儿鼻炎症状消失，嘱其口服金匮肾气丸2个月巩固疗效。

【按语】《素问·宣明五气》曰：“五气所病 …… 肾为欠，为涕。”此为鼻鼽从肾论治的理论基础。患儿素体肾阳虚，阳气不足，不能温化津液，肺失宣肃则鼻塞、流涕。麻黄细辛附子汤温阳散寒；佐以桂枝、干姜等药加强温煦之力；苍耳子、辛夷疏风通窍。

（张建奎　郑　宏）

九、经方治小儿呕吐

1. 积滞化热，胃火上逆（大黄甘草汤治验）

王某，女，6岁，1973年4月23日主因“发热2天，呕吐1天”初诊。

患儿3天前肉食后伤胃，次日出现不食、发热，经当地注射安痛定1支，昨晚发热加重，始做呕吐，吐出不消化食物残渣，气味酸臭，经当地医院注射清热解毒注射液、安痛定、爱茂尔，口服维生素B_6、酵母片等未见减轻而来诊。

刻诊：呕吐频繁，食入则吐，口渴引饮，发热（体温38.2℃），烦躁不安，面红，身有微汗，口唇干红，腹胀，大便已有3日未解，舌质红、苔黄厚，脉滑数。脑膜刺激征（–）。查血常规未见异常。

证属积滞化热，胃火上逆。

治宜清热和胃，降逆止呕。方选大黄甘草汤合白虎汤加减。

处方：生甘草9g，生大黄6g，生石膏30g，知母6g，枳实6g，厚朴6g，炒莱菔子9g，焦山楂9g，槟榔6g，生姜2片。1剂，水煎频服。

二诊（4月24日）：上药小量频频予之，3小时后大便通，泻下恶臭，遂安静入睡，汗出身凉，体温降至36℃，口渴止，饮面汤一碗（约300mL），亦无再吐。视患儿如无病样，脉和缓，舌质浅红有津，停药观察，嘱其饮食调养。

【按语】本案呕吐虽始于伤食，而实发于胃热，因其平素胃有蕴热，肉食倍加，停滞于胃，积而化热，与蕴热互结，以致胃失和降，上逆而呕，故出现饮入即吐、发热、舌质红、脉数有力等一派胃热之症。故投大黄甘草汤，取其大黄之苦降，荡涤胃肠之热，即所谓“热淫所胜，以苦泻之，大黄之苦，以荡瘀热，下燥结而泻胃强”之意；甘草之甘平，以缓急、清热，倍于大黄者，一制大黄之苦燥，二强其生津、止渴、养胃之力；石膏知母内清胃中之火，外解肌肤之热，且能止渴除烦。枳实、厚朴、莱菔子、槟榔、焦山楂伍大黄取承气急下之力，因法中病机，故收一药而愈之良效。

2. 寒热错杂，中焦失和（生姜泻心汤治验）

张某，男，4岁，1974年4月3日主因“发热3天，呕吐1天”初诊。

患儿平素体健，3天前因感冒而致发热，在某医院诊为“外感夹食”，给予中药2剂发热退，大便稀溏且每日2次，昨晚出现呕吐嗳气，哭闹不食，入口即吐，烦躁不安，经注射爱茂尔等不止而求诊。

刻诊：精神疲倦，腹部稍胀，上腹部压痛（±），神经系统无异常发现，舌质红、苔薄黄，脉滑数。查血常规未见异常。

证属寒热错杂，中焦失和。

治宜清热和胃，降逆止呕。方选生姜泻心汤加减。

处方：黄连4.5g，黄芩4.5g，生姜3g，半夏3g，竹茹3g，甘草2.4g。2剂，每日1剂，水煎频服。

二诊（4月5日）：呕吐止，精神好转，开始进食。诸症向愈，守法再调。

处方：黄连4.5g，黄芩4.5g，生姜3g，半夏3g，陈皮6g，焦三仙各6g，砂仁3g，甘草2.4g。2剂，每日1剂，水煎频服。

三诊（4月7日）：服上药后饮食渐复，大便日1行，精神活泼，告愈。

【按语】本案呕吐，始于外感风热之邪而发热，前医诊为“外感夹食”，投药可能谓表里双解之剂，服后虽表解，但据其药后便溏疑有攻下之品，致使邪留于胸中而成伤寒下早成痞之证。故遵生姜泻心汤化裁治之收功。

3. 肝逆犯胃，气郁化火（四逆散治验）

杜某，女，12岁，1978年10月18日主因“呕吐，头痛8天”初诊。

患儿平素性情暴躁，学习要强，常因一次考试分数低于他人而暴哭不食。于10月8日因暴哭后出现呕吐、头痛、不能进食，经当地治疗不见好转，于10月10日按“神经性呕吐”“急性胃炎”住院治疗。肝功、实验室、X线检查均无异常。先后给予静脉补液、抗生素、解痉、止痛、止呕、镇静等西药治疗，不见明显好转，仍呕吐、胁痛、头痛、不能进食。于10月18日邀郑老师会诊。

刻诊：患儿表情痛苦，皱眉闭目，自言“我不能活了”。细问其症，述胸胁隐痛，以右为著，口苦泛酸，时而干呕，进食即吐，吐则头痛，大便滞而不畅，舌质边尖红、苔黄腻，脉弦滑有力。

证属肝逆犯胃，气郁化火。

治宜平肝清热，降逆止呕。方选四逆散合左金丸加减。

处方：柴胡9g，生白芍12g，枳实9g，旋覆花（包煎）6g，代赭石12g，黄连9g，吴茱萸1.5g，生甘草6g，生姜3片。1剂，水煎频服。

二诊（10月19日）： 上药服后，患儿精神振，呕吐次数减少，头痛明显减轻，今早进牛奶约200mL，未呕吐。守方继服1剂。

三诊（10月20日）： 呕吐、头痛已止，脉现缓象，黄苔退，守方调理7日诸症悉平，嘱其多读书，缓其性，平其心，随访1年未见复发。

【按语】 胃气之和降，有赖于肝气的正常疏泄。本案呕吐，因平素性情急躁，肝气郁结，郁久则化火，此次因哭闹而触动肝火，肝气横逆犯胃，胃气上逆而发病。严用和的"忧思伤感，亦令人呕"，即是此意。肝气郁结，失其条达则胁痛；肝火犯胃，则口苦泛酸；胃火上冲，则饮入即吐；肝火上冲，则头痛。"诸呕吐酸，皆属于热"，故投四逆散合左金丸疏肝解郁，平肝泻火，加代赭石、旋覆花、生姜，共奏平肝降逆之效。一剂知，二剂已，七剂而收全功。

4. 胎毒内蕴，胃失和降（大黄甘草汤治验）

张某，男，26天，1965年4月16日主因"食入即吐20余天"初诊。

患儿足月顺产，母乳喂养，生后第4天出现食入即吐，经静脉补液、多种止吐药治疗而终不见效，而请郑老师诊治。

刻诊： 发育正常，营养较差，皮肤轻度黄染，腹胀，食入即吐，吐出为食下奶汁，大便每日2～3次且量少色绿，小便少，舌质红、苔少，指纹紫。腹部X线透视（–），肝功检查：胆红素偏高，血常规未见异常。

证属胎毒内蕴，胃失和降。

治宜清热通腑，和胃止呕。方选大黄甘草汤加减。

处方： 大黄1g，甘草3g，生姜1小片。3剂，每日1剂，水煎，频频与之。

二诊（4月19日）： 服药1剂而呕吐渐止，3剂，呕吐未再发，食乳正常而告愈。

【按语】《金匮要略》云："食已即吐者，大黄甘草汤主之。"郑老师讲，大黄甘草汤治疗胃热呕吐用之无不速效。体实而大便干者，用原方比例，大黄与甘草之比4∶1；病久体弱属虚热者则可改变其比例，如本案用的是1∶3。郑老师用大黄甘草汤大多只调整用量，不加减，且用量很小，曾见郑老师治一老年呕吐7天不止者，用生大黄3g，生甘草3g，泡茶频服，1剂知，2剂已。经方应用经验可见一斑。

5. 浊邪内阻，胃失和降（大黄甘草汤治验）

姚某，男，3天，足月顺产，1974年8月7日主因"呕吐3天"初诊。

患儿生在偏远农村，生后即吐，吐出为黏液，伴以干呕，出生3天来尚未进乳，胎粪未下，经当地针刺、注射止吐剂等不见好转。

刻诊：发育正常，精神疲倦，前囟凹陷，额有微汗，体温37℃，心肺听诊无明显异常，腹胀，无明显肠形，肠鸣音正常，未闻及气过回声。舌质红、苔黄腻，指纹紫。细问其生产经过，有吞入羊水之可能。

证属浊邪内阻，胃失和降。

治宜泻浊清胃，降逆止呕。方选大黄甘草汤加减。

处方：生大黄1g，川黄连1g，姜半夏1g，生甘草3g。2剂，每日1剂，水煎频服。

二诊（8月9日）：服药后连下胎粪2次，呕吐基本停止，开始食乳，精神好转，腹胀稍减，黄苔见退。前方去大黄，加砂仁1g，2剂，每日1剂，水煎服。

三诊（8月12日）：呕吐停止，食乳增加，二便通畅，腹平软，舌苔薄白，诸症告愈。嘱其注意合理喂养，停药观察。

【按语】本案乃素有胎热内蕴，因住偏僻农村，旧法接生，误吞羊水，羊水乃秽恶之物，吞入胃内，引动胃火，浊阴不降，致婴儿呕吐频作，拒乳不食，胎粪3日尚未排下。故取仲景大黄甘草汤加黄连、半夏共奏清热泻火，和胃止呕之效。若问：小儿本脏腑娇嫩，此生后方三日，嫩之又嫩，娇之又娇，大黄之苦寒峻下，伤正气否？答之：当慎，然大黄无芒硝之润燥，无枳实、厚朴助降，且量小同煎，又有黄连之厚肠、半夏之辛燥、甘草之调和，乃为清热降逆之良品也，唯用量必适其宜，中病即止，下而毋损。郑老师如是解。

6. 胎热内滞，胃气上逆（大黄甘草汤治验）

周某，男，14天，2005年5月9日主因“食入即吐2天”初诊。

患儿足月顺产，母乳喂养，产后第2天出现呕吐，且日渐加重，渐成食入即吐，西药止吐剂、镇静剂，时有减轻，停药如初而请郑老师诊治。

刻诊：患儿发育正常，全身皮肤轻度黄染，消瘦，入口即吐，大便2日1次，为黏稠绿便，量少而秽，腹稍胀，舌质红、无苔，指纹紫。实验室检查：彩超查肝、胆、脾、胰及肝功等均未见异常。

证属胎热内滞，胃气上逆。

治宜清热和胃，降逆止呕。方选大黄甘草汤加减。

处方：大黄3g，甘草3g，生姜1小片。1剂，水煎5分钟，频频予之。

二诊（5月10日）：呕吐减轻，再进1剂便通吐止而愈。

【按语】本案患儿食入即吐乃因胎热内滞，胃气上逆所致，故投大黄甘草汤清热通腑，加生姜降逆止呕而收功。郑老师常用此方治疗胃热之食入即吐，每收良效，并一再告诫："不要小视此方，凡食入即吐而属胃热者放胆用之，生姜亦可不加，无其他合并症者不必乱行加减。"我们临床试之多应其解，真是一张药少力专的好方。

（张建奎　郑　宏）

十、经方治小儿泄泻

1. 湿热内蕴，胃失和降（生姜泻心汤治验）

管某，女，8岁，2008年9月4日主因"腹泻腹胀半个月余"初诊。

患儿腹泻半个月余，今日因腹泻加重而住院治疗，经静脉补液及整肠生等治疗不见减轻，请中医会诊。日前曾服藿香正气汤、五苓散、参苓白术散等而未收功。

刻诊：脘腹胀大，多食善饥，大便每日3～5次或6～8次不等，泻下为水样稀便夹有不消化食物残渣，量较多，时有肠鸣，小便少而黄。舌质红、苔白腻稍黄，脉滑少数。查大便常规无异常。

证属湿热内蕴，胃失和降。

治宜清热利湿，和胃止泻。方选葛根芩连汤加减。

处方：葛根6g，黄芩6g，黄连6g，茯苓9g，焦山楂6g，炒麦芽6g，炒神曲6g，甘草3g。2剂，每日1剂，水煎服。

二诊（9月6日）：腹泻次数略减少，脘腹胀大、多食善饥不见减轻。拟生姜泻心汤治之。

处方：生姜10g，姜半夏5g，黄芩5g，黄连5g，干姜3g，党参5g，砂仁3g，陈皮3g，甘草3g，大枣3枚。2剂，每日1剂，水煎服。

三诊（9月8日）：服上方后腹胀、多食善饥、腹泻均明显减轻，再进2剂，胀消泻止，食纳正常，舌淡红、苔白薄，脉平缓，痊愈出院。

【按语】对此案的治验，似有所惑，一日有暇，问于郑老师。郑老师讲到，腹泻患儿多不能食，此类患儿却多食善饥；另一特点是脘腹胀满。多食为胃热消谷，腹泻为脾虚失运，脘腹胀大为胃失和降。投葛根芩连不效者，乃药不切机之故。思《素问·标本病传论》“先热而后生中满者治其标”之旨，遵仲景“伤寒，汗出解之后，胃中不和，心下痞硬，干噫食臭，胁下有水气，腹中雷鸣下利者，生姜泻心汤主之”之训，故改投生姜泻心汤试之，果获验证。郑老师发表的《小儿腹泻“胃强脾弱”证初探》（《光明中医》1989年第1期）一文，即是由此来。看来良医必熟语经典，加之临证细细体悟，方能有所发现。

2. 宿食内滞，运化失司（小承气汤治验）

韩某，男，1岁2个月，2008年12月12日主因“发热、呕吐、腹泻6天”初诊。

患儿6天前无明显原因出现腹泻，大便稀水，夹有奶瓣，伴有呕吐、发热，前往某医院住院治疗，患儿住院后，急予静脉补液，发热见退，呕吐减轻，又配合中药葛根芩连汤加减治疗4天，腹泻不见明显好转，而请郑老师诊治。

刻诊：营养较差，哭闹拒食，腹部稍胀，大便每日5～6次，呈水样夹有不消化食物残渣，气味腥臭，舌质红，正中有一黄厚燥苔如2分硬币大小，指纹紫滞。查大便常规未见异常。

证属宿食内滞，运化失司。

治宜荡积消食，和胃止泻。方选小承气汤加减。

处方：熟大黄3g，枳实3g，厚朴3g，炒槟榔3g，焦三仙各3g。1剂，水煎，频频予之。

服后下黏稠污便2次，患儿哭闹渐止，腹胀减轻，吃奶入睡。

二诊（12月13日）：精神好转，吃奶增加，未再呕吐，大便每日2次，为黄色稀便，黄燥苔退之大半，原方去大黄、槟榔，加白术3g，砂仁3g，再进2剂，痊愈出院。

【按语】郑老师谓：“治病必求于本。”（《素问·阴阳应象大论》）该患儿腹泻6日，脾虚可知，然舌中黄厚苔不退者，宿食内滞不化也，据此予以消导通下，滞去胃和而泻自止。如谓吐泻日久，再进益气健脾之剂，恐有“实实”之弊。

3. 上热下寒，虚实夹杂（乌梅丸治验）

王某，男，8岁，2011年8月5日主因“腹痛、腹泻2个月余”初诊。

患儿2个月前进食冷饮后出现腹痛，大便次数增多、稀溏，在当地诊所予抗生素治疗未见好转，每日大便3～4次，口服益生菌类药物无效。后就诊于当地中医治疗，腹泻症状有所好转，停药则症状如前，而请郑老师诊治。

刻诊：患儿大便稀溏不调，每日3～4次，进食生冷或辛辣油腻食物均可加重，伴有黏冻，便时腹痛，有时伴有肛门灼热，视其面白少华，双气池色青偏暗，手足欠温。舌质红、苔白腻稍黄，脉滑略数。查大便常规未见异常。

证属上热下寒，虚实夹杂。

治宜温阳健脾，涩肠止泻。方选乌梅丸加减。

处方：乌梅10g，桂枝6g，细辛3g，制附子6g，花椒3g，干姜6g，黄柏6g，黄连6g，当归6g，党参6g。3剂，每日1剂，水煎服。

二诊（8月8日）：大便次数减少，较前成形，黏冻基本消失，腹痛明显缓解。效不更方，原方再进5剂，嘱其清淡饮食。

三诊（8月13日）：大便完全成形，每日1次，腹痛消失。改钱乙七味白术散加麦芽6g、陈皮3g，调理1周后停药观察。随访半年未再复发。

【按语】乌梅丸乃《伤寒论》中厥阴病篇治疗“蛔厥”之专方，主治蛔厥，“又主久利”，可以用来治疗久泻；久泻累及脾肾，脾土虚衰，肾失温煦，正虚邪实，而易成寒热错杂之证。乌梅丸寒热刚柔共用，用来治疗久泻，药证相符，故常可获良效。

4. 湿热阻滞，运化失常（葛根芩连汤治验）

魏某，男，1岁6个月，2013年8月10日主因“腹泻、呕吐3天”初诊。

患儿3天前出现腹泻，大便稀水，蛋花汤样变，每日5～6次，伴有呕吐，呕吐物为胃内容物，非喷射状，伴发热，服四联活菌片、思密达等药，患儿腹泻无明显好转而来诊。

刻诊：患儿腹泻，大便稀水，腥臭难闻，发热，体温38℃，纳差，尿黄，肛周红。舌质红、苔薄黄，指纹紫。血常规：白细胞9.6×10^9/L（中性粒细胞：0.48，淋巴细胞：0.44），大便：潜血（－），稀便，白细胞（－），红细胞（－）。

证属湿热阻滞，运化失常。

治宜清热利湿，和胃止泻。方选葛根芩连汤加减。

处方：葛根6g，黄连3g，黄芩6g，乌梅6g，藿香6g，炒山楂6g，滑石10g，白芍6g，生姜3g。中药配方颗粒，3剂，每日1剂，水冲服。

二诊（8月13日）：患儿吐泻止，发热退，遂予保和散调理脾胃而愈。

【按语】葛根芩连汤出自《伤寒论》，是治疗湿热下利的有效方剂。小儿泄泻究其原因，病变在脾胃；小儿脏腑娇嫩，藩篱不密，易为外邪所侵，或受“风、寒、暑、湿、燥、火”之邪皆能引起脾胃功能失调而发病。脾喜燥恶湿，夏秋季节，多见湿热泄泻。葛根芩连汤中君药葛根性味甘、辛、凉，归脾胃经，功善解肌退热、升阳止泻；黄芩、黄连归肺、胃、胆、大肠经，擅清肺胃大肠之湿热，可治湿热郁阻中焦之恶心、呕吐，黄连在清中焦之湿热、调气机之不畅方面更长于黄芩，配合甘草调和诸药，共奏清热利湿、和胃止泻之功。

（张建奎　郑　攀）

十一、经方治小儿厌食

脾虚胃热，寒热错杂（半夏泻心汤治验）

张某，男，6岁，2010年4月16日主因“纳差、食少时轻时重3年余”初诊。

患儿3年前因高热住院，治疗8天痊愈出院，后一直食欲减退，渐见消瘦，常诉胃脘胀满不舒，大便偏稀，稍进生冷食物即腹痛，经多处诊治罔效。

刻诊：面色萎黄，形体偏瘦，口唇红，纳差，口有异味，时干呕，大便稀溏，上腹胀满，时肠鸣。舌体胖大，质淡红、苔白兼黄，脉弦滑。

证属脾虚胃热，寒热错杂。

治宜升清降浊，调和脾胃。方选半夏泻心汤加减。

处方：姜半夏6g，黄连3g，黄芩6g，干姜3g，党参6g，砂仁3g，公丁香2g，大枣3枚，炙甘草6g。7剂，每日1剂，水煎服。

二诊（4月25日）：腹胀减，呕恶消，肠鸣减，进食增，舌苔变薄白，脉现缓象。守法再进7剂。

三诊（5月3日）：诸症基本消失，改钱乙七味白术散加谷芽6g、砂仁3g、陈皮3g，调理月余停药观察。半年后随访健康如常。

【按语】郑老师讲，厌食，中医称“恶食”“不思食”“不嗜食”，属儿科常见病，病因复杂。临证不可一味消食和胃，当审证求因而治。患儿痞胀厌食3年久治不愈，前服药多为消积化食之剂如保和丸、健胃消食片、鸡内金散、肥儿丸之类而无效。本案治疗并未因久病多虚而尽补，以明辨寒热虚实为要，投半夏泻心汤14剂见效，后以七味白术散益气健脾和胃化湿而收全功。

（张建奎　郑　攀）

十二、经方治小儿口疮

1. 冰伏胃阳，虚火上炎（附子理中汤治验）

李某，女，11岁，1974年3月15日主因“咽部黏膜溃疡7天”初诊。

患儿平素脾胃不健，于1周前自觉咽喉痛，某医给予牛黄解毒丸每次1丸，每日3次，连服3天不觉减轻。其母又给生鸡蛋清1个，蜂蜜约30g，水冲服，每日2～3次，连用3天，虽咽痛渐觉减轻，但出现口唇干裂疼痛，不能进食，故请郑老师诊治。

刻诊：患儿肌体瘦弱，面色萎黄，表情痛苦，脘腹冷痛，大便稀溏，上下口唇肿胀干裂，涂着麻油，口腔黏膜不充血，咽部黏膜有一黄豆大表浅溃疡。舌淡、苔薄白滑润，脉沉迟。

证属冰伏胃阳，虚火上炎。

治宜温振脾阳，补虚伏火。方选附子理中汤加减。

处方：制附子（先煎）9g，炒白术9g，干姜9g，砂仁6g，炙甘草3g。3剂，每日1剂，水煎服。

二诊（3月18日）：口唇肿胀已消，干裂减轻，腹痛已止，食纳增加，口腔溃疡面较前缩小，舌质转淡红、苔薄白，脉沉缓。原方附子、干姜减为6g，再进3剂，诸症悉平。

三诊（3月21日）：给予香砂六君子汤3剂以善其后。

【按语】该患儿平素脾胃不健，因虚火上炎而致口疮，先服牛黄解毒丸已苦寒伐胃，又进大量蛋清、蜂蜜等寒凉腻胃之品，以致药过病所，寒凝中焦，冰伏胃阳，脾阳被困，故出现舌质淡白、苔薄白滑润，脘腹冷痛等一派脾胃虚寒之证。口唇肿胀干裂乃寒极迫胃中虚阳外越所致，故以舌质淡白、苔薄白滑润为主要诊断依据，置口唇肿胀干裂之假象于不顾，投附子理中汤加减治之而收捷效。

2. 心脾积热，胃火上炎（大黄黄连泻心汤治验）

李某，男，3岁，2008年12月19日主因“口舌生疮4天”初诊。

患儿4天前不明原因地出现口水外流，随之口舌生疮。经服阿莫西林及小儿退热片不效而来诊。

刻诊：面红微热，口舌、牙龈、咽部红赤而生疱疮，唇内散在疱疹，口水外溢，痛苦异常，疼痛不能进食，大便平素偏干，3日未行，舌质红、苔黄腻，脉数有力。

证属心脾积热，胃火上炎。

治宜清心泻脾，燥湿解毒。方选大黄黄连泻心汤加减。

处方：生大黄5g，黄连5g，甘草10g。3剂，日1剂，轻煎，徐徐与之。

二诊（12月22日）：大便通，口疮明显减轻，已能进食，舌红、苔少，脉细数，守法再进。

处方：大黄3g，黄连3g，生地黄5g，甘草5g。3剂，每日1剂，水煎服。药尽告愈。

【按语】大黄黄连泻心汤是仲景为治虚热而痞的良方，临床上治实热之证为常用，妙在煎服方法。仲景用麻沸汤渍之，意在取其气而为消虚热致痞之用。治实火者，不必用麻沸汤渍之，轻煎即可，既取其气而清上热，又取其味而导热下行。郑老师对这一病案讲到，当今小儿多厚味，心脾积热十分常见，大黄黄连泻心汤，大黄泄热和胃，黄连泻心胃之火，药专味少，确是一张清泻心脾之良方。

3. 寒热互结，虚火上炎（甘草泻心汤治验）

刘某，女，14岁，2010年8月6日主因“泄泻10余日，口内生疮4天”初诊。

患儿10天前出现腹泻，大便稀水，无发热，4天前又出现口腔疼痛，经用西药及中药葛根芩连汤等不效而来诊。

刻诊：腹泻每日5～6次，为黄稀便，量不多，无脓血，心下痞满，饮食减少，恶心欲呕，口内两颊部有疱疮，色淡红，舌质红、苔白微黄，脉弱无力。

证属寒热互结，虚火上炎。

治宜和胃消痞，补土伏火。方选甘草泻心汤加减。

处方：炙甘草10g，清半夏6g，黄芩6g，黄连6g，党参10g，干姜6g，砂仁6g，大枣3枚。3剂，每日1剂，水煎服。

二诊（8月9日）：痞满消，腹泻止，口疮减轻，舌淡红、苔白。上方黄连改为黄柏3g，加五倍子3g，再进3剂而愈。

【按语】本案下利痞满而生口疮，非心脾积热，非心火上炎，是胃中虚火上炎所致。故投甘草泻心汤加砂仁而获效，黄连易黄柏、加五倍子以愈口疮而收全功。

（张建奎　郑　攀）

十三、经方治口臭

1. 寒热互结，胃失和降（生姜泻心汤治验）

陈某，女，11岁，2009年6月15日主因“干嗳食臭时轻时重2个月余”初诊。

患儿因一日暴食而卧，次日嗳气食臭，先后经用保和丸、藿香正气丸、三黄片等药治疗，虽时而减轻而终不能除，遂请郑老师诊治。就诊时，其母述：“她口中哪来的那么多臭气，见人不敢对脸说话，连学也不愿上了。”

刻诊：双气池色紫而暗，时而干噫，气臭难闻，胃脘不适，食纳不香，大便滞而不畅，小便黄。舌质红、苔薄黄，脉弦紧。

证属寒热互结，胃失和降。

治宜辛开苦降，和胃降逆。方选生姜泻心汤加减。

处方：生姜12g，半夏6g，黄芩6g，黄连6g，陈皮6g，砂仁6g，焦山楂10g，甘草6g，大枣3枚。3剂，每日1剂，水煎服。

二诊（6月18日）：母女甚喜，噫气食臭大减，胃脘不适消失，食纳增加。舌淡红、苔白，脉见缓象。上方生姜减为9g，再进3剂。

三诊（6月21日）：诸症消失。为防复发，上方再进5剂，改隔日1剂。嘱其少肥甘，调情志，以防再发。

【按语】《伤寒论》第157条曰：“伤寒汗出，解之后，胃中不和，心下痞硬，干噫食臭……生姜泻心汤主之。”郑老师告诫，用生姜泻心汤一定要重用生姜，热偏重者重用芩连，寒偏重者重用干姜，偏虚者重用党参、炙甘草、大枣，方能收到预期效果。

2. 肠腑积热，升降失常（生姜泻心汤治验）

周某，女，12岁，2010年5月10日主因“口臭5年”初诊。

患儿自幼积食，近5年来口臭日渐加重，用消积清热类剂稍好转，不能消除。至牙科多次洗牙，但时轻时重。其母忧心曰：与她对脸说话就受不了，她口气臭不可闻，这该怎么办啊？特来请郑老师诊治。

刻诊：面色萎黄，气池色暗，心烦易怒，坐而不安，羞于正面说话，无咽炎、鼻炎、扁桃体炎、口疮、龋齿、牙周炎等病史。素喜肉食，脘腹痞闷，大便偏干。舌质红、苔黄腻，脉滑数。

证属肠腑积热，升降失常。

治宜通腑泄热，升清降浊。方选生姜泻心汤合升降散加减。

处方：黄连6g，黄芩10g，姜半夏6g，生姜10g，蝉蜕10g，炒僵蚕10g，姜黄6g，生大黄6g，焦山楂10g，苏叶6g，甘草6g。3剂，每日1剂，水煎分2次服。

二诊（5月13日）：服上方后，大便每日1次，脘腹痞闷减轻，黄腻苔变白，原方再进3剂。

三诊（5月16日）：清升浊降，腑通胃降，口臭明显减轻，其母甚喜。守法再调。

处方：黄连6g，姜半夏6g，生姜6g，蝉蜕6g，炒僵蚕10g，姜黄6g，制大黄6g，苏叶6g，藿香6g，陈皮6g，甘草3g。7剂，每日1剂，水煎服。

服药后口臭基本消失。改配方颗粒减量再服月余而愈。嘱其饮食以素为主，多食水果，保持大便通畅。随访1年未见复发。

【按语】杨栗山谓升降散主治温病“表里三焦大热，其证治不可名状者”。注文中列举病证都不离“表里三焦大热”，关键是“热”。所以，不论外感或内伤，凡三焦有热而升降失常均可考虑用升降散。本案口臭的关键是胃肠积热，久郁不清，升降失常，单纯清热消积不能宣通上下，故以升降散为主方升清降浊，配生姜泻心汤加强辛开苦降之力而获愈。

（张建奎　郑　攀）

十四、经方治胃脘痛

1. 寒热错杂，胃失和降（半夏泻心汤治验）

姜某，男，9岁，2009年5月9日主因“上腹痛5天”初诊。

患儿素有腹痛史3年，此次腹痛已5天，经社区医院治疗（用药不详）3天，仍腹痛，且有加重之势。

刻诊：患儿痛苦表情，自指痛在上脘，时有干呕，腹胀，按之不硬，上腹压痛（+）。大便2日未行，纳呆食少，舌质尖边红、苔白黄而腻，脉弦。彩超：腹腔积气，未见液平。

证属寒热错杂，胃失和降。

治宜辛开苦降，和胃止痛。方选半夏泻心汤加减。

处方：姜半夏6g，黄连6g，黄芩6g，党参6g，干姜3g，枳实6g，姜厚朴6g，白芍10g，木香6g，甘草6g。3剂，每日1剂，水煎服。

二诊（5月12日）：服药1剂便通痛减，3剂痛止而愈。为防复发调方善后。

处方：白术10g，枳实6g，黄连3g，木香3g，陈皮6g，砂仁6g，佛手6g，生姜6g，甘草3g。5剂，每日1剂，水煎服。

患儿父母担心复发，要求久服。上方改隔日1剂，又7剂停药观察。随访2年未见复发。

【按语】该患儿胃脘痛，西医诊为“胃炎”，反复发作，此次用半夏泻心汤调理而愈，最后以枳术丸合香连丸加砂仁、陈皮、佛手、生姜、甘草善后收功。可见半夏泻心汤在和胃降逆、理气止痛方面确有疗效。

2. 湿热阻滞，寒热错杂（半夏泻心汤治验）

李某，男，6岁，2014年3月18日主因“反复发作性上腹痛2个月余，加重4天”初诊。

患儿近2个月来，反复发作性上腹痛，痛甚则呕吐，呕吐物为胃内容物及黏液，当地医院以胃炎诊治，给予助消化及解痉止痛药治疗，近4天来加重，慕名来请郑老师诊治。

刻诊：面黄，消瘦，发作性上腹痛，进食后尤甚，伴恶心，呕吐，纳呆，夜卧不宁，大便不畅，舌边尖红、苔厚根黄，脉滑数。咽红，心下痞满，腹部无明显压痛及反跳痛。血细胞分析正常，肝胆胃肠B超检查未发现异常。

证属湿热阻滞，寒热错杂。

治宜平调寒热，和胃止痛。方选半夏泻心汤加减。

处方：半夏6g，黄连6g，栀子6g，干姜3g，木香6g，蒲公英10g，砂仁6g，甘草6g。3剂，每日1剂，水煎分3次服。服药期间忌食辛辣、生冷、油腻之物。

二诊（3月21日）：服药后疼痛、呕吐减轻，胃开进食，大便通畅，每日一行，述其胁肋胀痛不舒。此胃气已和，肝气未舒之故，当以疏肝理气为主治之。

处方：醋柴胡6g，白芍10g，枳壳6g，醋香附10g，川芎6g，佛手6g，丹参10g，檀香6g，砂仁6g，炙甘草6g。3剂，每日1剂，水煎分3次服。

三诊（3月24日）：服药后，胁痛消，精神好，睡眠安，取四逆散合异功散加减调理而愈。

【按语】发作性腹痛是儿科临床的常见病，尤其是春夏季节发病率更高。多因饮食不节，生冷油腻，损伤脾胃，生湿生痰，蕴而化热所致，土木相克故腹痛反复发作，缠绵难愈。郑老师强调小儿"肝常有余，脾常不足"，脾土受邪，易为肝木所乘。临证多从脾、肝论治，本案患儿先予半夏泻心汤加减清热化湿、消痞散结，3剂痞消痛减，然肝郁之证显现，遂予柴胡疏肝散合丹参饮加减，疏肝解郁、理气止痛而收功，继以四逆散合异功散同调肝脾而愈，疗效可谓佳矣。

3. 胃虚气逆，痰气交阻（旋覆代赭汤治验）

赵某，女，9岁，2014年4月15日主因"反复呕吐、纳差1年余"初诊。

该患儿反复呕吐发作1年余，每发则3~4餐不能进食，卧床休息，方可缓解。近几个月来发病频繁，由开始1个月一发，到3~5日一发，虽经药物治疗效果不佳，由病友介绍请郑老师诊治。

刻诊：患儿每发则食后尽吐，夹杂清水痰涎，胃部不适，吐后卧床休息，3~4餐饮食不能进，舌淡红、苔白腻，脉细滑，查肝胆脾胰彩超无异常，胃镜报告浅表性胃炎，伴轻度糜烂。

证属胃虚气逆，痰气交阻。

治宜益气和胃，降逆止呕。方选旋覆代赭汤加减。

处方：旋覆花10g，代赭石15g，陈皮10g，姜半夏6g，厚朴6g，茯苓10g，党参

15g，生姜6g，丁香3g，砂仁 6g，甘草6g。3剂，水煎服，每日1剂，服药期间忌食辛辣、蛋奶、油腻之品。

二诊（4月19日）：3 剂后诸症好转，呕吐未发。继进上方 6 剂。

三诊（4月26日）：脘痞消失，呕吐未发，舌淡红、苔白微腻，脉细。为巩固疗效，续服12剂停药观察。随访1年未见复发 。

【按语】本案患儿呕吐反复发作 1余年，久病不愈，胃气日虚，气逆日甚，痰气交阻，气机升降失常，故呕吐日趋加重；胸脘痞闷，乃清气不升，浊阴不降所致，舌脉均显胃（气）虚痰滞之象。治宜降逆止呕，益气和胃，化痰下气。方用旋覆代赭汤加味，旋覆花降气化痰，代赭石重镇降逆，二药配伍，善治胃失和降所致的嗳气、呃逆、呕吐等症，为方中主药；配半夏、生姜降逆和胃，化痰散结为辅药；党参、茯苓、甘草益气和胃；砂仁、丁香既降逆止呕 ，又能温中行气。“病痰饮者，当以温药和之”，诸药合用，使中焦健运，痰浊得除，清升浊降，脘痞、呕吐等症随之而解。

4. 中气虚弱，升降失常（半夏泻心汤治验）

宋某，男，5岁3个月，2013年11月12日主因“间断腹痛半年”初诊。

患儿平素体质较差，近半年来反复腹痛发作，以胃脘部为主，饮食生冷及受凉后加重，腹痛发作时喜暖喜按，曾予抗幽门螺杆菌治疗3个月效差，今日来诊。

刻诊：腹部胀痛，可忍受，无发热，无呕吐，纳差，神疲，面色萎黄，大便偏干，小便正常，舌质淡红、苔黄厚，脉细数。查胃肠道彩超、胃镜等未见明显异常。

证属中气虚弱，升降失常。

治宜泻心除痞，和胃止痛。方选半夏泻心汤加减。

处方：半夏3g，黄芩3g，黄连3g，干姜3g，党参10g，白芍10g，砂仁3g，炙甘草3g。3剂，每日1剂，水煎服。服药期间忌食辛辣、生冷、油腻之品。

二诊（11月20日）：2剂后大便通畅，腹痛减轻，6剂后胃脘胀痛止，饮食如常，二便通畅。察舌苔薄白，脉细，予香砂养胃丸善后，随访半年腹痛未见发作。

【按语】半夏泻心汤是仲景先师为误下后伤中成痞而设。其病机为寒热错杂，中气有伤。胃脘痛一证，不可均以木克土字统之，而木克土中尚有脏腑气血寒热虚实之别，临证时需详为辨析，方能切中病机。本案患儿为中气虚弱、寒热错杂、升降失司，以致心下痞痛，药切病机，故收效甚捷。脾主运化，喜燥恶湿，其气主升；胃主受纳，喜润恶燥，其气主降。二者同居中焦，为气机升降之枢纽，为病极易相互影响。本方中半夏消痞和胃、降逆止呕；干姜温中散寒；黄连、黄芩苦降泄热；人参补虚；生姜、大枣扶正祛邪，调和诸药。诸药并用具有辛开苦降、寒热平调、消痞散结之效，用于脾胃虚弱、寒热错杂、升降失调之证。其组方泻而不伤正，补而不滞中，最能体现仲景组方用药之精妙，为辛开苦降法的代表，是治疗脾胃病的常用之方。本案胃疾日久，中气已伤自不待言，现症寒热错杂又无疑义，故用半夏泻心汤化裁。加白芍以缓急止痛；加砂仁以醒脾和胃，方证合拍，故而取效。

（张建奎　郑　宏）

十五、经方治腹胀

1. 脾胃虚寒，寒凝气滞（附子理中汤治验）

宋某，女，13岁，2008年11月4日主因“腹胀1年余”初诊。

患儿于1年前不明原因地出现腹胀，经当地医生用保和丸、柴胡疏肝散、六磨汤、香砂六君子汤等治疗，曾一度好转，近1个月来腹胀加重而请郑老师诊治。

刻诊：形体消瘦，面色萎黄，神疲纳呆，腹部胀大，喜温喜按，四肢欠温，大便稀溏。舌体胖嫩、苔白水滑，脉沉迟无力。彩超示：腹腔大量气体。查肝功、肾功未见异常。

证属脾胃虚寒，寒凝气滞。

治宜温中散寒，行气消胀。方选附子理中汤加减。

处方：制附子（先煎）12g，党参15g，炒白术15g，干姜9g，砂仁6g，陈皮6g，炙甘草6g，沉香粉（冲）2g。3剂，每日1剂，水煎服。

二诊（11月7日）：服上方矢气频转，腹胀消之大半。效不更方，原方再进3剂，胀消神振，纳增便调。为防复发，改附子理中丸服之善后而愈。随访1年未见复发。

【按语】患儿素体脾虚胃弱，或受寒，或饮冷，渐致寒邪内生，凝滞中焦，损伤中阳，阳虚则失其升降之力，故而久胀不除。缠绵1年不消者，未察虚寒之故。郑老师直投附子理中汤加砂仁、陈皮、沉香醒脾开胃、降气消胀，3剂大减，6剂胀消。

2. 中阳不足，寒凝气滞（理中汤治验）

宋某，女，16岁，2011年10月14日主因“腹胀3个月余”初诊。

3个月前因饮冷致腹痛，经校医给予止痛片（药名不详）口服，腹痛止而出现腹胀，经服中成药四磨汤口服液等，时有缓解而终不能除，遂请郑老师诊治。

刻诊：面白无华，气短懒言，畏寒怕冷，腹胀大，按之软，喜温喜按，纳差食少，大便稀溏。舌体胖、质淡，苔白微腻而滑，脉沉迟。彩超示：胃及腹腔大量积气。

证属中阳不足，寒凝气滞。

治宜健脾温中，祛寒行气。方选理中汤加减。

处方：人参10g，炒白术15g，干姜10g，砂仁10g，陈皮10g，炙甘草6g，沉香（研冲）2g。3剂，每日1剂，水煎服。

二诊（10月17日）：矢气见转，腹中觉舒，腹胀有所缓解，仍觉畏寒。上方加制附子10g，再取3剂。

三诊（10月20日）：畏寒减轻，仍觉腹胀而气上下不通。守法再调。

处方：人参10g，炒白术15g，制附子（先煎）10g，炮干姜10g，砂仁10g，姜厚朴6g，炒莱菔子10g，沉香（研冲）3g，甘草6g。3剂，每日1剂，水煎服。

服上方1剂，矢气频转而腹胀遂减，3剂而诸症若失，患儿给妈妈说：我没病了，不吃药了。嘱其服理中丸2个月，以防复发。随访1年未见复发。

【按语】该患儿平素脾胃不健，饮食伤胃后致腹痛腹胀，治疗3个月有余而日渐加重，郑老师从脾胃虚寒、气滞不行入手，投加味理中汤，起色不著，改附子理中汤加味治疗而病情迅速好转而愈。每讲到此案，郑老师则指出，“儿科自古最为难，毫厘之差千里愆”，初投理中汤疗效不著，加入附子而见效，后加入厚朴、莱菔子而诸症顿消，可见辨证正确而方药不正确同样达不到理想的疗效，理、法、方、药环环相扣，缺一不可。

（张建奎　郑　攀）

十六、经方治小儿夜啼

1. 心脾有寒，心神浮越（桂枝甘草龙骨牡蛎汤治验）

孙某，女，4岁，2013年1月6日主因“反复夜间啼哭2年余，再发1周”初诊。

患儿2年来反复夜卧不安，哭闹易惊，在某医院考虑为婴幼儿佝偻病，给予碳酸钙颗粒、赖氨肌醇维生素B_{12}口服，多家医院给予清热镇惊、消食和胃不效而请郑老师诊治。

刻诊：小儿面白欠华，唇色红，四肢欠温，喜热饮，多汗，夜卧不安，多在子时以后易啼、哭闹，大便稀。舌淡、苔薄，脉细滑。

证属心脾有寒，心神浮越。

治宜温阳健脾，宁心安神。方选桂枝甘草龙骨牡蛎汤加减。

处方：桂枝6g，炙甘草6g，煅龙齿10g，煅牡蛎10g，浮小麦12g，茯苓9g，蝉衣6g。5剂，每日1剂，水煎服。

二诊（1月11日）：服药后，其父母述患儿夜惊明显改善。效不更方，上方继服5剂。

三诊（1月16日）：偶有夜惊，舌淡红、苔薄白，脉平缓。上方加炙远志6g，5剂，隔日1剂，诸症悉平。随访1年未见复发。

【按语】小儿夜啼大多由脾寒、心热、阴血亏虚、惊恐所致，然本案不但有脾寒，而且还有心阳虚，心神浮越。《诸病源候论·夜啼候》云：“小儿夜啼者，脏冷故也。”《医学入门》云：“上夜惊啼多痰热……下夜曲腰必虚寒。”桂枝甘草龙骨牡蛎汤中桂枝、甘草辛温散寒，温补心阳；龙骨、牡蛎平肝潜阳、镇静安神；淮小麦、茯苓、蝉衣养心宁神。

2. 脾虚中寒，凝滞气机（理中汤治验）

张某，女，9个月，2013年10月22日主因“夜间哭闹10余日”初诊。

患儿近10天来，夜间哭闹，时哭时醒，纳呆便溏，经社区医院给予镇静安神等药治疗不效而来诊。

刻诊：患儿面黄体瘦，神怯不安，睡眠俯卧易惊，纳少，腹稍胀，大便色青且每日2次，时肠鸣。舌淡红、苔薄白，指纹淡青。查血常规、脑电图未见异常。

证属脾虚中寒，凝滞气机。

治宜温中健脾，理气止痛。方选理中汤加减。

处方：人参3g，炒白术6g，炮姜3g，肉桂3g，酒白芍6g，砂仁3g，陈皮3g，炙甘草3g。中药配方煎颗粒，3剂，每日1剂，分3次水冲服。同时予丁桂儿脐贴贴脐。

二诊（10月26日）：哭闹明显减轻，大便成形，饮食增加，效不更方，守方再进3剂而安。

【按语】夜啼是小儿临床常见症，常因饥饿、惊恐、尿湿、大便、过冷、过热等均可引起啼哭，因此对夜啼首先当排除上述因素后辨其因何而啼。其主要病因是脾寒、心热、惊恐，寒则痛而啼，热则烦而啼，惊则神不安而啼，故寒、热、惊是小儿夜啼的主要病因病机。《医宗金鉴·幼科心法要诀》曰“啼而不哭知腹痛，哭而不啼将作惊”，可资参考。此患儿为脾虚中寒，气滞腹痛而啼，给予理中汤加温中之肉桂，和中缓急之白芍，理气止痛之陈皮、砂仁，寒散、痛止而夜卧自安。

（张建奎　郑　宏）

十七、经方治性早熟

寒热错杂，阴阳失调（半夏泻心汤治验）

张某，女，8岁，2009年8月24日主因“发现乳房发育1年伴分泌物增多3个月余”初诊。

患儿于1年前出现乳房发育，外院诊为“特发性中枢性性早熟”，建议应用达菲林治疗，家长拒绝西药治疗。多处求医，曾先后应用知柏地黄丸、丹栀逍遥散等中药治疗无效，并出现面部痤疮，外阴分泌物增多、色黄气腥臭，而就诊于郑宏医师。郑宏医师诊为肝胆湿热证，给予龙胆泻肝丸加减，初治半个月分泌物明显减少，家长大喜，再进此方，患儿出现食欲减退、胃脘疼痛，改用丹栀逍遥散加减，胃脘痛减轻，但原症再现，因此请教于郑老师。

刻诊：双侧乳房发育，外阴分泌物量多、色黄黏稠、气味腥臭，伴面部痤疮，患儿形体偏胖，食欲欠佳，大便黏滞不爽，小便黄，舌质红、苔黄厚腻，脉弦滑。体征：双侧乳核3.5cm×3.5cm，Tanner分期Ⅲ期，阴毛Tanner分期Ⅱ期，腋毛未见，外阴可见明显色素沉着。查骨龄11岁，LHRH激发试验提示中枢性性早熟，垂体核磁未见异常。

证属寒热错杂，阴阳失调。

治宜调和脾胃，平衡阴阳。方选半夏泻心汤加减。

处方：黄芩6g，川黄连3g，姜半夏6g，党参6g，干姜5g，土茯苓15g，生薏苡仁15g，车前草15g，夏枯草9g，醋柴胡6g，荔枝核6g，当归6g。7剂，每日1剂，水煎服。

二诊（9月1日）：胃脘疼痛消失，食欲好转，外阴分泌物量减少，但仍色黄腥臭。舌红、苔黄厚，脉弦滑。

处方：黄芩6g，川黄连3g，黄柏6g，姜半夏6g，党参6g，干姜2g，椿根白皮15g，夏枯草9g，广郁金9g，醋柴胡6g，海藻6g，当归6g。14剂，每日1剂，水煎服。

三诊（9月16日）：面部痤疮减少，外阴分泌物量、色基本正常，守上方加减继服14剂而愈。

【按语】郑老师讲，肾的先天精气对人性腺的发育最为重要，但是脾胃对其发育的影响也不能忽视。小儿脾常不足，易为饮食所伤，脾胃升降失常，湿热内蕴，熏蒸肝胆，夹痰夹瘀结于乳络则致乳房过早发育伴烦躁易怒、面部痤疮；注于下焦，引动相火可致月经非时而至；湿热下注，则带下增多。龙胆泻肝汤加减治疗治其标而非治本，且该方过于苦寒而致寒热错杂，升降失常，反而加重阴阳失调。半夏泻心汤辛开苦降、平调寒热、益气和中，则升降之机得复、阴阳失调之证则除。

（张建奎　郑　宏）

十八、经方治小儿嗜异症

1. 肝气不舒，痰火扰心（柴胡加龙骨牡蛎汤治验）

董某，男，5岁，2001年11月3日主因“嗜食异物1年余”初诊。

患儿自1年前因受打骂后开始在地上捡拾玉米、花生壳等，家长未予注意，半年前发展成为捡拾泥土、煤渣、纸张等。家长劝阻、打骂后更甚，只有吞食纸屑、泥土后哭闹缓解，多处就医无效而请郑老师诊治。

刻诊：患儿面色萎黄，身材瘦小，急躁易怒，夜间哭闹，纳差，大便干，小便黄。舌红、苔白兼黄，脉弦。大便常规虫卵阴性。

证属肝气不舒，痰火扰心。

治宜疏肝解郁，化痰清心。方选柴胡加龙骨牡蛎汤加减。

处方：醋柴胡6g，姜半夏6g，黄芩6g，桂枝3g，酒大黄3g，生龙骨10g，胆南星3g，生牡蛎10g，焦山楂6g，醋郁金6g，石菖蒲6g，五爪龙10g。5剂，每日1剂，浓煎分2次服。

二诊（11月9日）：食欲增加，夜眠能睡，大便正常，嗜异减少，效不更方。原方再进5剂。嘱家长予耐心教育，细心开导，避免打骂患儿，辅以色鲜味美食物以诱增食欲，转移注意力。

三诊（11月15日）：嗜异明显减少，大便调，食纳增，患儿情绪改善，守法再进10剂，半年后随访未再复发。

【按语】本案患儿由于情志抑郁，肝的疏泄功能异常，肝气郁结，脾胃受损，久则化热，痰热内扰，嗜异由作，郑老师予柴胡加龙骨牡蛎汤加减，疏肝解郁，化痰清心而收功。

2. 痰火内扰，肝胃不和（柴胡加龙骨牡蛎汤治验）

孙某，男，4岁，2009年7月4日主因“嗜食异物2年余”初诊。

患儿从1岁6个月起，嗜食异物，如指甲、泥土、煤渣、纸张等。经驱虫、肥儿丸、王氏保赤丸等治疗，嗜异症状日见加重特请郑老师诊治。

刻诊：患儿面色萎黄，双风池、气池色紫，心烦易怒，夜卧不宁，食纳可，大便干。舌边尖红、苔白兼黄，脉弦。

证属痰火内扰，肝胃不和。

治宜疏肝和胃，清心化痰。方选柴胡加龙骨牡蛎汤加减。

处方：醋柴胡6g，姜半夏6g，黄芩6g，黄连3g，茯苓10g，桂枝3g，酒大黄3g，生龙骨10g，生牡蛎10g，石菖蒲6g，远志3g，莲子心3g。3剂，每日1剂，水煎分2次服。

二诊（7月8日）：夜卧转平，嗜异未见变化。原方再进7剂。

三诊（7月15日）：异嗜明显减少，大便调，食纳增，守法再进7剂，异嗜止，诸症平复。随访2年未见复发。

【按语】嗜异症是儿科的常见病症，临床多从虫积、疳证等治疗，疗效欠佳。郑老师从清心化痰，疏肝和胃入手，多取良效。本案异嗜2年余，用柴胡加龙骨牡蛎汤疏肝和胃、宁心安神，加黄连、莲子心清泻心火，加石菖蒲、远志，伍芩连以化痰除烦，药切病机，见效亦速。

（张建奎 郑 宏）

十九、经方治小儿遗尿

心肾两虚，膀胱失约（甘麦大枣汤治验）

郑某，男，9岁，2011年8月21日主因“遗尿6年”初诊。

患儿自幼起经常睡中遗尿，甚者一夜数遗，醒后方觉。外院查骶尾正位片无异常，曾服补中益气汤、缩泉丸等药物无好转，慕名前来请郑老师诊治。

刻诊：患儿夜间遗尿，伴有夜卧不安、盗汗，舌淡、苔白，脉沉细无力。

证属心肾两虚，膀胱失约。

治宜养心安神，温肾固脬。方选甘麦大枣汤合桑螵蛸散加减。

处方：炙甘草10g，浮小麦20g，桑螵蛸10g，益智仁10g，菟丝子10g，石菖蒲10g，远志10g，五味子6g，煅牡蛎（先煎）15g，大枣5枚。7剂，每日1剂，水煎服。并嘱患儿白天把药服完，睡前不进流食，临睡将小便排空，夜晚由家长定时唤醒排尿。

二诊（2011年8月28日）：患儿症状明显好转，只尿床2次。效不更方，继服上药14剂而痊愈。随访1年未见复发。

【按语】该案患儿先天禀赋不足，下元虚寒，不能温化固摄，膀胱制约无权，至夜卧阴盛阳收，故遗尿不觉。同时，由于长期遗尿、盗汗而津亏致心失所养，故夜卧不安。故治疗当养心安神，温肾固脬。方以甘麦大枣汤养心安神，桑螵蛸、益智仁、菟丝子温肾固脬，石菖蒲、远志醒神开窍，五味子、煅牡蛎益气宁心敛汗。诸药合用，养心神，温肾气而遗尿止。

（张建奎 郑 宏）

二十、经方治慢脾风

脾肾虚寒，土衰木侮（理中汤治验）

冯某，男，1岁，2012年10月11日主因“腹泻伴发作性肢体震颤2个月”初诊。

患儿平素体弱，2个月前因伤食用消导药物无效，改为硝黄下剂，患儿腹泻不止，每日10余次；后改为四联活菌片、蒙脱石散等药口服，效差；又辅以健脾止泻中药口服，患儿仍腹泻频繁，伴有夜间肢体抽搐，来我院请郑老师诊治。

刻诊：精神萎靡，大便稀水，色绿，每日10余次，夜间肢体抖动，头额冷汗，四肢冷，舌质淡、苔白，指纹红。查大便常规无异常。

证属脾肾阳虚，土衰木侮。

治宜温肾补脾，息风镇惊。方选理中汤加减。

处方：人参6g，炒白术6g，炒山药9g，炮姜3g，乌梅3g，防风6g，赤石脂6g，砂仁5g，肉桂1g，全蝎3g，煅龙骨10g ，炙甘草3g。中药配方颗粒，3剂，每日1剂，水冲服，服药期间忌食辛辣、生冷、油腻之品。

二诊（10月15日）：服3剂药后，家长喜而来告，患儿服药后腹泻明显好转，大便成形，每日2～3次，夜间肢体抖动减轻，效不更方，继续原方再服5天，改为异功散口服，诸症消失而愈。

【按语】《伤寒论后条辨》：“阳之动，始于温，温气得而谷精运，谷气升而中气赡，故名理中，实以燮理之功，予中焦之阳也。若胃阳虚，即中气失宰，膻中无发宣之用，六腑无洒陈之功，犹如釜薪失焰，故下至清谷，上失滋味，五脏凌夺，诸症所由来也。”患儿本脾虚不足之体，由误下而致太阴虚寒，累及少阴，土败木侮，虚风内动而致肢体抖动诸症。治疗当以温补脾肾，兼以息风止痉。方中人参补气健脾，振奋脾阳；白术健脾燥湿；炙甘草调和诸药；炮干姜温胃散寒；乌梅、赤石脂涩肠止泻；山药健脾补肾，配合防风升清止泻；砂仁醒脾；肉桂温中散寒；全蝎、龙骨镇惊止抽。此际若单用理中汤，犹嫌药力不足，加用肉桂温中散寒，姜桂合力，始可回阳救逆，挽回残局。

（张建奎　郑　宏）

二十一、经方治儿童多发性抽动症

1. 肝风内动，痰火内扰（小柴胡汤治验）

宋某，男，6岁，2012年3月10日主因“眨眼、摇头、噘嘴、耸肩2年余，加重3个月”初诊。

患儿2年前不明原因出现眨眼症状，曾以眼病在眼科就诊，时轻时重，3个月后出现噘嘴、摇头表现，而后出现左手不自主抖动，有时四肢晃动。在当地医院诊为“多发性抽动症”，给予氟哌啶醇、安坦等治疗，一度好转，因惧其药物不良反应而停药，遂又发作如前。近3个月来明显加重，而请中医诊治。

刻诊：形体消瘦，面色红赤，双目不自主眨眼、摇头、噘嘴、耸肩，时有左手不自主抖动，幅度较大且有力，急躁易怒，睡眠不安，大便干，小便黄。舌质红、舌苔黄厚，脉弦数。查脑电图正常，肝肾功能检查未见异常。

证属肝风内动，痰火内扰。

治宜清肝泻火，化痰息风。方选小柴胡汤合栀子豉汤、升降散加减。

处方：柴胡6g，黄芩10g，栀子6g，淡豆豉6g，蝉蜕6g，炒僵蚕9g，片姜黄6g，大黄3g，生白芍15g，全蝎6g，甘草6g，羚羊角粉（冲服）1g。7剂，每日1剂，水煎服。

二诊（3月17日）：眨眼明显好转，摇头、耸肩、甩手减轻。情绪稍稳定，睡眠好转，大便通畅。药已中的，守法再调。上方去大黄、羚羊角粉，加天麻6g。7剂，每日1剂，水煎服。

三诊（3月24日）：症状基本消失，偶有摇头、手抖，睡眠安，二便调。舌淡红、苔薄白，脉见缓象。上方去黄芩、栀子、豆豉，加生龙骨12g，茯神12g，以镇心安神。

处方：柴胡6g，蝉蜕6g，僵蚕6g，白芍12g，片姜黄3g，茯神12g，天麻6g，全蝎3g，生龙骨12g，炙甘草6g。14剂，每日1剂，水煎服。

四诊（4月8日）：服上药后，诸症消失。为防复发，上方去柴胡，加白术10g，当归6g，陈皮6g，砂仁6g。改为中药配方颗粒，15剂，每日1剂，分2次冲服。15剂后，病情未见反复，守法调理至8月末停药观察。随访近1年未见复发。

【按语】“诸风掉眩，皆属于肝”。患儿素体内热，多食肥甘，蕴积化热，痰火内生，引动肝风，风痰上扰则眨眼、摇头、耸肩、甩手等诸症丛生。面红赤，心烦易怒，急躁不安，舌红、苔黄厚，脉弦数为痰火内盛之象。故取小柴胡汤合栀子豉汤、升降散加减清肝泻火，化痰息风而收功。此患儿表现眨眼，摇头，噘嘴，耸肩2年余，久治不愈者，乃肝胆火郁，痰火内扰之故。郑老师取小柴胡汤合栀子豉汤疏解肝胆，清宣三焦之火热；合升降散化痰散火、平肝息风，此乃三箭齐发，使痰火邪风无处之藏身也。

2. 升降失常，肝风内动（半夏泻心汤治验）

杜某，女，10岁，2013年11月20日主因“眨眼、吸鼻、喉中异声、腹部、四肢抽动3年余”初诊。

3年前无明显诱因出现眨眼、吸鼻，先后就诊眼科、耳鼻喉科，按结膜炎、鼻炎治疗效果不佳。后在某医院儿科诊为抽动症，予氟哌啶醇、安坦口服，症状有所缓解，后因不良反应大而停药。症状反复，改为盐酸硫必利口服，眨眼有所减轻，后出现喉中吭吭发声、腹肌抽动、四肢肌肉不自主抽动，因担心西药不良反应，来我院请郑老师诊治。

刻诊：喉中吭吭发声，腹肌、四肢肌肉不自主抽动，纳差，便干。舌质红、苔薄黄，脉细数。

证属升降失常，肝风内动。

治宜辛开苦降，息风止痉。方选半夏泻心汤加减。

处方：姜半夏6g，黄芩10g，黄连6g，干姜3g，天麻10g，葛根15g，白芍30g，蜈蚣1条，伸筋草15g，牛膝15g，千斤拔10g，甘草6g。12剂，每日1剂，水煎分2次服。

二诊（12月3日）：喉中发声减少，肢体、腹肌抽动减轻，效不更方，上方再进14剂，每日1剂，水煎服。

三诊（12月18日）：腹肌抽动明显减轻，肢体抽动减轻，夜寐安，舌质淡红、苔白，脉细。

处方：生白术30g，生白芍30g，防风10g，佛手10g，伸筋草15g，丝瓜络15g，穿山龙15g，地龙15g，天麻10g，炙甘草10g。30剂，每日1剂，水煎分2次服。

四诊（2014年1月20日）：喉中发声消失，腹肌抽动不明显，偶有肢体抽动，家长要求巩固治疗。

处方：炒白术15g，生白芍15g，怀牛膝15g，地龙10g，伸筋草15g，丝瓜络

15g，木瓜15g，天麻10g，何首乌15g，砂仁10g，炙甘草10g。15剂，每日1剂，水煎分2次服。症状消失，自行停药。

【按语】脾主升清，胃主降浊，为气机升降之枢；脾胃虚弱，升降失常，津液失布，痰浊内生，上蒙清窍而致喉中怪声，痰阻经络而致肢体抽动。半夏泻心汤辛开苦降，使脾气得升、胃气得降；天麻、蜈蚣平肝息风止痉；白芍、葛根、伸筋草、千斤拔养阴柔肝、通络缓急；牛膝补益肝肾。服用之后痰浊得消，喉中怪声消失，腹肌、肢体抽动减轻，二诊效不更方，再进14剂。三诊、四诊患儿喉中怪声消失，肢体抽动明显，脾虚气血生化乏源，肝失血养，肝风内动，筋脉失濡，经络不通，加穿山龙活血舒筋，丝瓜络增强通经活络之效，何首乌补益肝肾，砂仁醒脾补土以善其后。随访1年未见复发。

（张建奎　郑　宏）

二十二、经方治发作性睡病

1. 营卫失和，阴阳失调（桂枝汤治验）

唐某，男，8岁，2009年4月9日主因“发作性睡眠增多2年”初诊。

患儿系一早产儿，自幼体弱多病，反复感冒，从6岁入学起发现常在上课时伏案而睡，呼之可醒，不时又睡，引起家长注意，经某省医院诊为“发作性睡病”，多家医院治疗未能控制而请郑老师诊治。

刻诊：体稍胖，面色淡白，神疲乏力，自汗时出，每日发作性睡眠10余次，夜卧不宁，多梦易惊，纳呆便溏，舌淡、苔白腻，脉弦而细。

证属营卫失和，阴阳失调。

治宜调和营卫，燮理阴阳。方选桂枝汤加减。

处方：桂枝10g，白芍10g，生姜10g，大枣3枚，炙甘草6g，黄芪15g，茯神10g，石菖蒲6g，远志6g。7剂，每日1剂，水煎分早晚2次服。

二诊（4月16日）：其母诉比原来有精神，夜间睡眠较前平稳。守法再进14剂。

三诊（4月30日）：其父大喜，白天睡眠明显减少，听课注意力较前集中，反应较前敏捷，舌淡红、苔白薄，脉平缓。守法出入又2个月，诸症悉平而愈。随访

3年未见复发。

【按语】多寐即嗜睡，是指不分昼夜时时欲睡的病症，一般多从阳虚阴盛、痰湿困扰立论，郑老师认为多寐除阳虚阴盛外，营卫不和也是重要的因素。“阴气盛则瞑目”（《灵枢·寒热病篇》），阴气盛于脾，脾阳不振，水湿不运，卫气不行，其病症表现在睡眠失常的病态上，有的可见困睡。卫属阳，营属阴，营卫不和可致卫气久留于阴而不行于阳，从而发生多寐。桂枝汤滋阴助阳，调和营卫，适用于此类多寐。

2. 肝肾阳虚，清窍被蒙（麻黄细辛附子汤治验）

苗某，女，7岁，2009年9月12日主因“发作性睡眠增多1年”初诊。

患儿于1年前无明显诱因出现日间不可抗拒入睡，夜间多梦易惊醒，近半年逐渐加重，情绪亢奋时有猝倒。家族史、个人史无特殊。体格检查及生化检查、脑部CT、磁共振检查无异常。通过小睡实验检查，诊断为发作性睡病。口服中西药物效果欠佳，特请郑老师诊治。

刻诊：白天睡眠增多，每日6～8次，伴精神萎靡，畏寒肢冷，兴趣淡漠，反应迟钝，纳少，便溏。舌淡、苔白腻，脉沉缓。

证属肝肾阳虚，清窍被蒙。

治宜温肾暖肝，醒脑开窍。方选麻黄细辛附子汤加味。

处方：生麻黄6g，细辛3g，制附子（先煎）10g，吴茱萸3g，枸杞子6g，五味子6g，当归6g，石菖蒲6g，郁金6g，甘草6g。7剂，每日1剂，水煎服。

二诊（2009年9月19日）：服上方后，畏寒有所缓解，夜间睡眠仍多梦易惊，二便正常，加生龙骨20g，生牡蛎20g，继服7剂。

三诊（2009年9月26日）：患儿日间睡眠明显减少，可抗拒睡意，精神较前佳，夜间睡眠改善。继服21剂，诸症悉平。

【按语】本案患儿肝肾阳虚，清阳不足，不能充养脑髓，而见精神萎靡，多寐嗜睡，眠易惊醒，兴趣淡漠，反应迟钝。方中重用附子温肾阳；麻黄宣肺以布散阳气于表；细辛辛香走窜，既外助麻黄，又内助附子；吴茱萸温振肝阳；石菖蒲醒脑开窍；郁金清心解郁；加枸杞子、当归以补肝阴、柔肝体，阴中求阳；甘草调和诸药。诸药配伍，温肾暖肝，醒脑开窍，相火充盛，清阳得升，卫阳得行，阴平阳秘，精神乃治，故疗效显著。郑老师认为对于肝阳虚者当温补肝阳，又不伤肝阴，当配伍补益阴血及行气活血之品，故方中配伍枸杞子、五味子等。

3. 枢机不利，肝胆郁热（小柴胡汤治验）

王某，男，16岁，2010年5月10日主因“发作性睡眠增多1年”初诊。

患者1年前出现上课瞌睡，不可抗拒，一节课可出现2～3次，因升学压力，病情日重，曾猝倒2次，经北京某医院诊为“发作性睡病”。先后进温胆汤、导痰汤、黄连阿胶汤等未见明显好转。

刻诊：体瘦，面色黄而透青气，每日发作性睡眠7～8次，每次几分钟至半小时不等，心烦易怒，易猝倒，口苦纳呆，胁胀不舒，噩梦纷纭，夜间惊醒，大便滞，舌质边红、苔白腻微黄，脉弦数。

证属枢机不利，肝胆郁热。

治宜和解少阳，疏肝利胆。方选小柴胡汤加减。

处方：醋柴胡12g，清半夏9g，黄芩12g，瓜蒌15g，栀子10g，淡豆豉10g，生牡蛎15g，生龙骨15g，石菖蒲10g，炙远志6g，生甘草6g。7剂，每日1剂，水煎分早晚2次服。

二诊（5月18日）：面色转活，口苦消失，大便调畅，夜卧平稳，白天睡眠趋于减少。守法再进7剂。

三诊（5月25日）：白天睡眠发作次数明显减少，唯仍感头晕、夜梦较多，易惊醒，舌淡红、苔薄黄，脉弦数。上方去生牡蛎、生龙骨，加胆南星6g，生白芍15g，生龙齿15g，14剂。

四诊（6月9日）：诸症悉平。其父恐复发，请求再药。

处方：醋柴胡6g，生白芍10g，枳实6g，佛手10g，玫瑰花10g，茯苓12g，石菖蒲10g，炙远志6g，炙甘草6g。14剂，隔日1剂，以善其后。随访2年未复发。

【按语】肝主疏泄，性喜条达，为藏血之脏，体阴而用阳。本案患儿平素情志不舒，肝失疏泄，而致肝郁气滞，经气不利；肝病久传胆，胆腑清净，决断所自出，胆热气实，浊邪上扰，致精神昏聩，昼夜耽眠，脑失所养故时时欲睡，治当和解少阳，疏肝利胆，故以小柴胡汤加减取效。

4. 水湿内停，脾阳被困（苓桂术甘汤治验）

李某，女，12岁，2011年8月24日主因“白天不可抗拒睡眠频发3年余”初诊。

患者白天不可抗拒睡眠频发已3年余，经某西医院诊为“发作性睡病”，中药补中益气汤、温胆汤等治疗未见明显好转。

刻诊：体胖面白，体重51kg，倦怠嗜卧，每日发作性睡眠7～8次，畏寒怕冷，夜卧打鼾，大便不调，舌体胖质淡、苔白滑，脉濡细。

证属水湿内停，脾阳被困。

治宜利湿化饮，温阳醒脾。方选苓桂术甘汤加减。

处方：茯苓15g，桂枝10g，炒白术15g，藿香10g，炒薏苡仁15g，益智仁10g，白芥子10g，生姜10g，车前子10g，炙甘草6g。7剂，每日1剂，水煎分早晚2次服。嘱其控制饮食，加强锻炼，减少体重。

二诊（9月2日）：服后困倦减轻，尿量增加，舌苔见退。上方茯苓、炒白术加至30g，再取14剂。

三诊（9月18日）：诸症减，睡眠发作基本控制，体重降至47kg。

处方：炒苍术15g，炒白术15g，茯苓15g，炒薏苡仁15g，荷叶15g，砂仁6g，石菖蒲10g，白芥子6g，丝瓜络10g。30剂，隔日1剂，巩固疗效。

3个月后来诊，发作性睡眠在劳累时偶有发作，上方加黄芪15g，3日1剂，服15剂停药。随访2年未见复发。

【按语】《灵枢·寒热病篇》云：“阳气盛则瞋目，阴气盛则瞑目。”阳主动，阴主静，说明多寐系由阳虚阴盛所致。朱丹溪云：“脾胃受湿，沉困乏力，怠惰嗜卧。”本案患儿素体肥胖，痰湿内盛，脾阳不振，故发嗜眠。苓桂术甘汤具有振奋阳气、健脾渗湿之功，药证合拍，故获速效。

5. 阴阳两虚，心神失养（桂枝加龙骨牡蛎汤治验）

彭某，女，10岁，2012年11月12日主因“嗜睡、夜间梦呓伴恐惧1年余”初诊。

患儿1年前无明显诱因出现夜间入睡困难，睡而易醒，呓语，严重时肢体抖动，甚者打人，同时伴有白天睡眠增多，1年来四处求医，因夜间症状最为突出，多诊为“睡眠障碍”“夜惊”，给予西药调节神经药物及中药养心安神治疗，疗效欠佳，慕名来郑老师门诊。

刻诊：乱梦纷纭，胆怯易惊，呓语，恐惧，白天神疲嗜卧，肢软无力，张口伸舌，语言不利，并伴有大笑时头下垂，偶有猝倒，面色萎黄，记忆力下降，舌质淡、苔薄白，脉沉迟。

证属营卫失和，心神失养。

治宜调和阴阳，镇潜安神。方选桂枝加龙骨牡蛎汤加减。

处方：桂枝12g，生白芍12g，生姜12g，大枣3枚，炙甘草10g，生牡蛎15g，生龙骨15g，石菖蒲10g，郁金10g。7剂，每日1剂，水煎分2次服。服药期间忌食生冷、油腻之品，并制订合理睡眠计划。

二诊（11月19日）：服上药后，家长喜告，夜间呓语多梦症状明显好转，白天睡眠减少，效不更方，原方再进14剂，每日1剂。

三诊（12月3日）：患儿白天偶有睡眠发作，夜间多梦呓语基本消失，舌质淡红、苔薄白，脉平缓。守前法，巩固疗效。

处方：桂枝12g，生白芍12g，生姜6g，炙甘草6g，生龙骨15g，石菖蒲6g，炙远志6g，茯神12g，大枣3枚。14剂，每日1剂，水煎服。

四诊（12月20日）：诸症悉平。父母恐其复发，要求再服药。

处方：党参10g，炒白术10g，茯神10g，姜半夏6g，陈皮6g，砂仁6g，木香6g，石菖蒲6g，炙远志6g，炙甘草6g。改为中药配方颗粒，每日1剂，分2次冲服。连服3个月停药观察，随访1年，未见复发。

【按语】发作性睡病的基本病机为阴阳失调，营卫失和。患者表现为白日嗜睡，而夜间眠差，此二者既有共同的病因，亦是各具不同的病机。日间表现为多寐，其病机为阳沉潜于阴，无力振奋精神；夜间表现为多梦，其病机为阳气不足，阴火有余，阳浮游于阴，不能潜阳，则夜梦纷纭，胆怯呓语。本患儿以白天发作性嗜睡、夜卧不安、呓语为主症，此为白天卫气不得振奋于阳分而精神萎靡、猝然多卧；夜晚营气不能内助五脏涵敛其神气而睡卧不宁。故以调和阴阳营卫之法，投桂枝加龙骨牡蛎汤加减，调和阴阳，镇潜安神，清心开窍而收效，最后以香砂六君子汤加菖蒲、远志善后而愈。

（张建奎　郑　宏）

二十三、经方治荨麻疹

1. 营卫不和，风遏肌肤（桂枝汤治验）

张某，女，13岁，2009年3月7日主因“荨麻疹遇风即起时轻时重3年余”初诊。

患儿荨麻疹经几家医院中西药多种方法治疗，时轻时重，缠绵不愈，而请郑老师诊治。

刻诊：遇冷即起，奇痒难忍，得暖则消，每日发两三次，动则易汗，皮肤风团累累，色淡红，面颈部较多，躯干较少，食纳尚可，大便调，小便清。舌淡、苔薄白，脉浮弱无力。

证属营卫不和，风遏肌肤。

治宜调和营卫，祛风止痒。方选桂枝汤加减。

处方：桂枝12g，白芍12g，炙甘草6g，何首乌10g，石菖蒲10g，防风6g，生姜3片，大枣5枚。3剂，每日1剂，水煎分2次服。

二诊（3月10日）：3日共发2次，且症状明显减轻。患儿家长甚喜，要求原方再服。上方再取5剂。

三诊（3月15日）：服上药期间只有1次发作。前方加黄芪15g，再进5剂，诸症消失。随访3年未见复发。

【按语】郑老师认为，该患儿3年不愈者是营卫不和所致。故投桂枝汤调和营卫，加何首乌以养血；“诸痛痒疮，皆属于心”，故伍石菖蒲以通心气；加防风以引邪外出。药切病机，诸症遂减，加黄芪益气固表以图久治，果获良效。郑老师用桂枝汤，配伍用量谨遵经旨，常以原方而收奇效。变化加减谨守病机，活而不乱，可见郑老师对经方化裁是以病机为绳而非对症堆投。

2. 风寒束表，寒饮伏肺（小青龙汤治验）

王某，男，8岁，2000年5月6日主因“反复皮疹半年”初诊。

患儿素禀体弱，既往有支气管哮喘病史，时时发作。半年前又患瘾疹，发时先喉痒鼻塞，咳嗽痰多，继者疹块遍体，奇痒难忍，1周左右疹块逐渐消失，咳喘随之减轻。如此反复，更医多人，收效甚微。近来病情发作，且有加重之势。

刻诊：皮疹再发已3天，遍及全身，尤以胸背四肢为甚，疹大如鹅掌、色淡红，奇痒难忍，抓痕明显，伴有咳嗽气喘，痰多质稀，背心冷，舌质淡、苔白腻，脉弦细。

证属风寒束表，寒饮伏肺。

治宜祛风止痒，散寒化饮。方选小青龙汤加减。

处方：麻黄6g，细辛3g，桂枝 6g，生白芍10g，制半夏6g，五味子6g，干姜3g，防风6g，白鲜皮6g，苍术10g，甘草6g。3剂，每日1剂，水煎服。

3剂后疹块渐退，咳喘减轻，守方调治20余日而告愈。

【按语】本案患儿属禀赋不足，内有伏邪，若遇风寒外邪引动，则瘾疹、咳喘互见，反复发作，久治不愈。治疗上唯外祛风散寒、内温肺化饮，方可奏效。故选小青龙汤加减调治，方中麻黄、桂枝配白鲜皮、防风等祛风散寒止痒，干姜、细辛、制半夏、苍术温肺化饮除湿，甘草、五味子、白芍益营养卫固表。诸药合用，紧扣病机，顽症自除。

（张建奎　郑　攀）

二十四、经方治特发性血小板减少性紫癜

脾肾阳虚，气不摄血（理中汤治验）

宋某，男，8岁，2008年12月6日主因“周身散在紫斑伴齿衄半年余”初诊。

患儿于2008年4月被某医学院附属医院诊断为“特发性血小板减少性紫癜”住院治疗，经用激素、输血等病情不见缓解，属激素不敏感型，请中医治疗。

刻诊：面色苍白，形寒肢冷，皮肤紫癜色暗，时有齿衄，纳少便溏，舌质淡、苔白水滑，脉沉迟无力。查血常规示：血小板20×10^9/L。

证属脾肾阳虚，气不摄血。

治宜温补脾肾，固本生血。方选理中汤合四逆汤加减。

处方：人参10g，炒白术15g，制附子（先煎）10g，炮干姜6g，黄芪30g，炙甘草6g，鹿茸粉（冲）2g。3剂，每日1剂，水煎服。

二诊（12月9日）：肢冷减轻，紫癜见退，3天未见齿衄，原方附子加至15g，炮干姜加至10g，7剂，每日1剂。

三诊（12月17日）：诸症减轻，血小板升至70×10^9/L。上方再进7剂。

四诊（12月25日）：皮肤紫癜消失，饮食增加，大便每日1次，形寒肢冷消失，舌淡红、苔白薄，脉平缓。血小板126×10^9/L。守法调方。

处方：人参10g，黄芪30g，炒白术10g，制附子10g，炮干姜6g，当归10g，巴戟天10g，鹿茸粉（冲）1g，大枣5枚，炙甘草3g。每日1剂，水煎服。守法调理6个月，诸症悉平，血小板维持在（100～170）×10^9/L。改归脾丸、右归胶囊善后，随访2年未见复发。

【按语】本案特发性血小板减少性紫癜，激素治疗无效，请中医治疗。郑老师抓住阳虚之本，急投理中汤合四逆汤温补脾肾之阳，阳复而生机速显，转危为安。可谓"阴得阳助则生化无穷"。脾为生血之源，脾虚阳衰，脾土失温，运化无权，血何以生？而脾阳赖肾阳而温，肾温土暖，充养全身之阳气而摄血。所以，急温脾肾之阳为治之要。理中补脾阳、四逆温肾阳，加黄芪以补元气，用炮姜以止血，鹿茸为血肉有情之品，补血中之阳，诸药配伍，温阳补气，益肾生血而收功。

（张建奎　郑　攀）

二十五、经方治高钙血症

肝寒上逆，胃失和降（吴茱萸汤治验）

骆某，男，17岁，2000年10月15日主因"口渴多尿，头痛呕吐1个月余"初诊。

患者因恶心、呕吐、头痛于2000年10月3日入住当地县医院治疗。经静脉补液、止吐、镇痛等对症治疗11天，病情日见加重而转诊。因患者儿时曾患呕吐、腹泻经郑老师治愈，故于10月15日其母带儿来诊，并执意要求中药治疗。细读转诊介绍：患者12岁患类风湿关节炎，四处求医治之无效，于2000年7月到某省一家关节炎专科医院治疗，注射针剂（具体不详）治疗3个月余。近1个月来，出现食欲减退、口渴多尿、头痛呕吐而住院治疗。查血清钙3.2mmol/L（正常值2.1～2.55mmol/L），诊断：①高钙血症；②尿崩症。经治疗无效。

刻诊：形体消瘦，精神不振，时而呕吐，头痛连及巅顶，烦躁呻吟，多尿多饮，大便秘结，舌淡、苔白滑，脉弦细。郑老师思之良久，“高钙血症”为何似吴茱萸汤证？主症呕吐、头痛，舌脉一派虚寒。权投仲景吴茱萸汤试之。

证属肝寒上逆，胃失和降。

治宜暖肝散寒，温胃降浊。方选吴茱萸汤。

处方：吴茱萸10g，人参10g，生姜15g，大枣5枚。1剂，水煎，频频予之。次日，其母喜告，药后呕吐、头痛明显减轻，原方再取2剂。

二诊（10月18日）：呕吐、头痛基本消失，精神转振，烦躁呻吟已止，多尿多饮减轻，舌转淡红、苔见薄白，然大便已3日未行，欲便不能，要求通便之方。查血清钙2.74mmol/L。改投调胃承气汤。

处方：生大黄10g，玄明粉（化服）10g，甘草10g。3剂，每日1剂，轻煎，空腹服。

三诊（10月21日）：服上方后大便每日1～2次，而呕吐、头痛又起，虚寒之象复见。血清钙1.67mmol/L。“将上述两方并投，可收功否？”

处方：

（1）吴茱萸10g，人参10g，生姜15g，大枣5枚。3剂，每日1剂，水煎晨服。

（2）生大黄10g，玄明粉（化服）10g，甘草10g。3剂，每日1剂，轻煎，睡前服。

四诊（10月24日）：呕吐、头痛止，大便通利，多尿多饮已消，饮食倍增，舌淡红、苔薄白，脉缓。上两方减量如法再各进5剂。

五诊（10月29日）：诸症悉平，嘱其饮食调养，停药观察。11月16日再查血清钙2.4mmol/L而告痊愈。5年后，2006年3月20日因胃脘痛来诊，喜告前症未复发。

【按语】本案因某种药物而致阴阳失调，气机逆乱，代谢异常。呕吐频繁，头痛痛及巅顶，烦躁呻吟，舌淡、苔滑，脉弦而细，为一派厥阴寒邪上犯之象，故投吴茱萸汤，以图肝寒祛，浊阴降；胃阳复，脾气运；水精布，津液行，则多饮多尿、便秘等症亦可迎刃而解。然而，3剂后肝寒祛，胃阳复，浊阴降，头痛、呕吐止，而便秘反而加重，故改调胃承气汤以通腑气。未料腑气得通而肝寒又起，一对矛盾如何解决？吴茱萸汤、调胃承气汤早、晚并用，实乃不得已而为之，虽若冰炭，却各司其职而收殊功。

（张建奎　郑　攀）

第二节　时方治验

一、银翘散治验

1. 乳蛾（扁桃体炎）治验

张某，男，7岁，2009年4月18日主因“发热、咽痛3天”初诊。

患儿3天前因受凉而发热、头痛、咽痛，经社区门诊诊为“感冒”，给予感冒清热颗粒服用1天，发热加重，体温38.6℃，静脉滴注头孢类抗生素而热退，1天后又发热而请郑老师诊治。

刻诊：面色红，气池色轻紫，发热，体温39.1℃，头痛，咽痛，大便2日未行。舌尖边红、苔白而干，脉数。咽红，扁桃体Ⅱ度肿大、充血、少量白色分泌物。查血常规：白细胞：15.35×10⁹/L，中性粒细胞百分比：70.2%。

证属风热外袭，上犯咽喉。

治宜疏风清热，解毒利咽。方选银翘散合升降散加减。

处方：牛蒡子6g，薄荷6g，金银花10g，连翘10g，板蓝根15g，蝉蜕6g，炒僵蚕6g，生大黄3g，生石膏15g，甘草 3g。3剂，每日1剂，水煎分2次服。

二诊（5月18日）：服药1剂，热减、便通，3剂热退、痛止而愈。

【按语】小儿肺常不足，易受外邪，风热犯肺则发热、咽痛，患儿素体蕴热，风热时邪犯肺，引动内蕴郁热，循经上犯则咽喉肿痛。故投银翘散辛凉宣泄、疏风清热、解毒利咽，合升清降浊、泄热通腑，表里双解，药切病机，见效亦捷。

2. 水痘治验

张某，男，1岁9个月，1968年12月14日主因“发热、皮疹3天”初诊。

患儿3天前不明原因出现发热，次日见腹部及背部有疹点，当地诊所按感冒发热给予阿司匹林等，发热暂退，今日早晨发现全身皮疹增多而来诊。

刻诊：发热，体温38.1℃，胸腹及面部散在丘疹、疱疹，瘙痒，以腹背部为多，疱疹根盘红晕，疱内浆液欠清，有的已结痂，大便滞，小便黄，舌质红、苔白腻微黄，指纹紫滞。查血常规：白细胞1.16×10⁹/L，中性粒细胞百分比42%，淋巴细胞百分比56%，单核细胞百分比2%。

证属时邪犯脾，毒湿搏结。

治宜疏风清热，解毒化湿。方选银翘散合黄连解毒汤加减。

处方：牛蒡子3g，荆芥3g，金银花6g，连翘6g，黄连3g，黄芩4.5g，栀子4.5g，滑石6g，生薏苡仁9g，玄参6g，甘草3g。2剂，每日1剂，水煎分3次服。忌食油腻、辛辣之品。

二诊（12月16日）：发热退，新痘未再出，部分痘浆混浊，舌苔仍见厚腻，乃湿毒未清之象。守法再调。

处方：金银花6g，连翘6g，黄连3g，黄柏6g，防风3g，白芷3g，玄参6g，土茯苓9g，生薏苡仁9g，车前子6g。3剂，每日1剂，水煎分3次服。

【**按语**】水痘是儿科的一种常见传染病，多发于冬春两季，只要不误诊、误治，大多预后良好。本案系较重的一例，水痘的治疗，早期疏风清热，佐以化湿；中期清热解毒，兼以化湿；重症者兼以凉血清营。对于误用过激素的患儿要严密观察，谨防有变。患病期间，清淡饮食，注意皮肤护理等，均在提高疗效之中。

3. 葡萄疫（过敏性紫癜）治验

周某，男，6岁，2012年6月28日主因“双下肢紫癜3天”初诊。

患儿3天前双下肢紫癜，颜色鲜红，时有痒感，双膝关节疼痛而来诊。

刻诊：双下肢散在皮肤紫癜，色鲜红，流黄涕，偶有咳嗽，大便偏干，小便黄，咽红，扁桃体Ⅱ度肿大，舌红、苔黄，脉浮数。

证属风热侵袭，灼伤血络。

治宜祛风清热，凉血安络。方选银翘散加减。

处方：金银花10g，连翘6g，薄荷6g，荆芥6g，防风6g，蝉蜕6g，黄芩10g，栀子10g，生地黄10g，大黄3g，紫草6g，甘草3g。中药配方颗粒，3剂，每日1剂，分2次服。

二诊（7月2日）：服药后，大便通畅，紫癜明显减轻，双膝关节仍疼痛，舌红、苔黄，脉浮数。上方去大黄，加忍冬藤10g，威灵仙6g，7剂。

三诊（7月10日）：诸症基本消失，守法调理14剂停药。随访半年未见复发。

【**按语**】该患儿外感风热之邪，邪热入里，热郁于肺则咳，热伤于络则皮肤紫癜，化热入里则便干尿黄、舌红、脉数，故投银翘散加减，疏风清热、凉血解毒而愈。

小 结

银翘散出自《温病条辨》卷一："太阴风温、温热、温疫、冬温，初起恶风寒者，桂枝汤主之。但热不恶寒而渴者，辛凉平剂银翘散主之。"其方药组成为：连翘一两（30g），金银花一两（30g），苦桔梗六钱（18g），薄荷六钱（18g），竹叶四钱 （12g），生甘草五钱（15g），荆芥穗四钱（12g），淡豆豉五钱（15g），牛蒡子六钱（18g）。功用为辛凉透表，清热解毒。主治温病初起。发热，微恶风寒，无汗或有汗不畅，头痛口渴，咳嗽咽痛，舌尖红、苔薄白或薄黄，脉浮数。方中金银花、连翘气味芳香，既能疏散风热，清热解毒，又可辟秽化浊，在透散卫分表邪的同时，兼顾了温热病邪易蕴结成毒及多夹秽浊之气的特点，故重用为君药。薄荷、牛蒡子辛凉，疏散风热，清利头目，且可解毒利咽；荆芥穗、淡豆豉辛而微温，解表散邪，此二者虽属辛温，但辛而不烈，温而不燥，配入辛凉解表方中，增强辛散透表之力，是为去性取用之法，以上四药俱为臣药。芦根、竹叶清热生津；桔梗开宣肺气而止咳利咽，同为佐药。甘草既可调和药性，护胃安中，又合桔梗利咽止咳，是属佐使之用。

郑老师遵《黄帝内经》"风淫于内，治以辛凉，佐以苦甘，以甘缓之，以辛散之"之训，感悟银翘散立方之意，根据寒热邪气在表或入里之深浅不同，随症化裁应用。临床广泛应用于风热外感、风寒外感之郁久化热、乳蛾肿、热毒袭肺之肺炎喘嗽、水痘、紫斑等邪郁卫表化热之证。

（张建奎）

二、普济消毒饮治验

1. 痄腮（流行性腮腺炎）治验

张某，男，10岁，2009年5月25日主因"两腮部肿痛，饮食困难3天"初诊。

患儿3天前不明原因出现两腮肿痛，饮食困难，伴发热，体温38℃，经当地医院诊为"流行性腮腺炎"，给予利巴韦林片、抗病毒口服液治疗2天，不见减轻而来诊。

刻诊：两腮部肿胀，疼痛拒按，质软，左侧肿甚，局部皮肤紧张、发亮，进食时咀嚼觉颊痛，发热，体温38.4℃，食欲较差，精神不振，口臭，小便短赤，大便可。舌质红、苔白厚腻，脉数。血常规：白细胞1.1×10^9/L，中性粒细胞百分比41%，淋巴细胞百分比56%。

证属时邪上攻，热毒郁结。

治宜疏风散邪，清热解毒。方选普济消毒饮加减。

处方：柴胡9g，黄芩6g，黄连6g，连翘9g，板蓝根15g，玄参9g，炒僵蚕6g，马勃6g，牛蒡子10g，升麻6g，桔梗6g，甘草3g。3剂，每日1剂，水煎服，同时给予青黄膏（院内制剂）敷患处。服药期间忌食辛辣、生冷、油腻之品。

二诊（5月28日）：热已退，腮部肿痛明显减轻，食欲渐增，二便调，舌苔转薄。守上方再进3剂而愈。

【按语】本案为感受疫毒之邪，自口鼻而入，郁而化热，壅阻上焦，上攻腮颊而成是症。故投普济消毒饮疏风散邪，清热解毒。方中黄连、黄芩清热解毒；连翘、牛蒡子、薄荷、僵蚕疏散上焦风热；玄参、马勃、板蓝根既助芩连解毒，又伍桔梗、薄荷、甘草利咽；升麻、柴胡引药上行，3剂邪退，6剂而愈。可见东垣制方之妙。

2. 烂喉痧（猩红热）治验

谢某，女，7岁，1978年5月10日主因“发热3天，出疹1天”初诊。

患儿3天前突发高热，2天后发现全身猩红色皮疹，当地医院诊为“麻疹”，给予解表透疹之剂及青霉素针40万U/次，肌内注射，6小时1次。高热持续不退而来诊。

刻诊：急性重病容，烦躁不安，面部及全身皮肤满布猩红色皮疹。咽部高度充血，扁桃体Ⅱ度肿大，有脓性渗出物。舌质红绛起刺呈“杨梅样舌”，脉数有力。体温38.9℃。血常规：白细胞1.63×10^9/L，中性粒细胞百分比86%，淋巴细胞百分比14%。

证属邪毒炽盛，热入气营。

治宜泻火解毒，疏风散邪。方选普济消毒饮加减。

处方：黄连6g，黄芩10g，连翘10g，牛蒡子10g，薄荷6g，板蓝根15g，玄参10g，僵蚕6g，牡丹皮10g，栀子10g，生石膏30g，柴胡10g，生甘草3g。2剂，每日1剂，水煎分3次服。另取紫雪散，每次1g，每日3次。西药青霉素继续使用。

二诊（5月12日）：体温下降，精神好转，皮疹色变浅，大便每日1次，咽部分泌物减少。上方再进2剂。

三诊（5月14日）：体温已基本正常，开始进食，皮肤出现脱屑，咽腔脓性渗出物消失，舌刺变小减少，舌红、无苔。血常规：白细胞1.08×10^9/L，中性粒细胞百分比68%、淋巴细胞百分比18%。毒热已减，阴伤显现。

处方：生地黄10g，元参10g，黄柏10g，知母10g，麦冬10g，金银花15g，甘草6g。3剂，每日1剂，水煎服。

上药治疗1周后诸症消失而愈。3个月后随访，未见并发症出现。

【按语】猩红热，中医称烂喉痧。烂喉痧因内有肺胃蕴热，外感时疫邪毒，内热外毒相互搏结，上攻咽喉，外发肌肤而成。清代《（秘传）烂喉痧治法经验》对本病已有了较全面的认识："有烂喉痧一证，发于冬春之际，不分老幼，遍相传染。发则壮热烦渴，丹密肌红，宛如锦纹，咽喉肿痛，腐烂一团，火热内炽。"本案猩红热发病急，病情重，症状典型，故投普济消毒饮加紫雪散力挫其势，2剂热退，改养阴清肺汤加减，3剂而诸症平。加之中西结合而收全功。

3. 乳蛾（扁桃体炎）治验

王某，女，4岁6个月，2014年4月5日主因"反复高热、寒战、咽痛2年，再发5天"初诊。

患儿于5天前，受凉后发热、咽痛，曾在社区门诊治疗（用药不详），不见好转而来诊。

刻诊：发热，体温38.5℃，咽痛，扁桃体Ⅲ度肿大，有少量白色脓液渗出，纳差，睡眠不安，大便干，小便黄，舌红、苔黄厚，脉滑数。查血常规：白细胞12.5×10^9/L，中性粒细胞百分比为76%。

证属肺胃郁热，毒热上攻。

治宜清热泻火，解毒利咽。方选普济消毒饮合升降散加减。

处方：柴胡10g，牛蒡子6g，黄芩6g，石膏15g，玄参9g，连翘10g，板蓝根10g，大黄3g，僵蚕6g，桔梗6g，薄荷6g，甘草3g。中药配方颗粒，2剂，每日1剂，分3次水冲服。

二诊（4月7日）：服上药1剂热减，大便通畅，咽痛减轻。2剂热退痛止，扁桃体Ⅰ度肿大，分泌物消失。舌质红、苔薄黄。

处方：沙参10g，麦冬6g，玄参6g，花粉6g，白芍10g，乌梅6g，生地黄10g，甘草3g。中药配方颗粒，3剂，每日1剂，分2次水冲服。随访1年未见复发。

【按语】乳蛾是儿科临床常见病，属于肺胃积热所致。咽喉是肺胃之门户，肺胃积热熏蒸于咽喉，表现咽喉肿痛，甚至化脓。普济消毒饮出自《东垣试效方》，有清热解毒，疏风散邪，升清降浊的功效，配合升降散使用，疗效更为显著。本案患儿乳蛾屡发2年余，故投普济消毒饮合升降散2剂热退症减，改养阴清热3剂而愈。

4. 口疮（口腔炎）治验

王某，女，4岁，2014年5月8日主因“口腔多处糜烂、疼痛2天”初诊。

2天前患儿恶寒发热，鼻塞咽痛，口干咳嗽。曾服抗感冒药病情未见缓解，随即在口腔内出现多处溃烂点，灼痛，进食加重，遂来我院门诊治疗。

刻诊：发热，体温38℃，咽痛，纳差，大便干，小便黄，口颊、龈、舌面有散在黄豆大圆形黄白色溃疡，周围鲜红，微肿，舌红、苔黄，脉浮数。查血常规，白细胞总数明显增高。

证属外感风热，邪热熏蒸。

治宜疏风清热，消肿止痛。方选普济消毒饮加减。

处方：黄芩6g，黄连3g，连翘10g，牛蒡子6g，薄荷6g，升麻6g，石膏24g，栀子6g，板蓝根10g，玄参10g，柴胡10g。中药配方颗粒，2剂，每日1剂，分3次水冲服。

二诊（5月10日）：服 2 剂后，疼痛缓解，便解热退。上方加炒神曲、炒麦芽各6g，继服 4 剂而愈。

【按语】此病是婴幼儿常见的口腔疾病，多由口腔不洁、复感风热之邪、心脾积热、邪热循经上攻所致。《小儿卫生总微论方·唇口病论》说：“风毒湿热随其虚处所著，搏于血气，则生疮疡。”此明确指出口疮的病因与外感风热邪毒，内应脾胃郁火上熏有关。脾胃郁火如仅用清降之品，难彻其中伏火积热，故方中多用升麻、柴胡，取其“火郁发之”之义，升散脾中伏火。与芩、连同用，清降与升散并进，一升一降，二者相反相成。芩、连得升、柴可引药上行清解头面热毒，升、柴配芩、连可防其升发太过。诸药合用，共奏疏散风热、清热解毒之效。

5. 手足口病治验

张某，男，3岁，2011年7月22日主因“发热2天，皮疹1天”初诊。

患儿2天前出现发热，体温最高38.9℃，到当地医院查体见口腔多个疱疹，部分已破溃疼痛，手足及肛周可见较多疱疹，伴有瘙痒。应用头孢类抗生素、利巴韦林及中成药治疗不见好转而请郑老师诊治。

刻诊：发热，体温38.7℃，有汗，手足、臀腰可见较多疱疹，咽红，扁桃体Ⅱ度肿大，充血明显，多个口腔疱疹，大便偏干，舌质红、苔白兼黄，脉浮数。

证属毒邪侵袭，热郁三焦。

治宜透邪清热，升清降浊。方选普济消毒饮加减。

处方：黄连3g，黄芩6g，炒僵蚕10g，牛蒡子6g，薄荷3g，桔梗6g，金银花10g，连翘6g，玄参6g，升麻3g，柴胡6g，甘草6g。2剂，每日1剂，水煎分2次服。

二诊（7月24日）：服上方2剂，发热见退体温降至38℃以下，精神好转，口腔内疱疹势消，大便通畅，舌苔转白腻，脉见滑数。上方去薄荷，加生薏苡仁10g，每日1剂，水煎服。3剂后诸症消失而愈。

【按语】本案手足口病，发病2天，症状典型，郑老师直投普济消毒饮加减2剂见效。二诊热降神振，苔见白腻，去薄荷，加生薏苡仁以化湿清热，3剂收功。郑老师常讲手足口病“不怕高热皮疹多，就怕疹隐精神差”，后者说明毒邪内陷，正气将溃，系为重症危候，一再告诫我们“一定要时刻重视小儿神态”。可谓经验之谈。

小结

普济消毒饮出自《东垣试效方》卷九：“治大头天行，初觉憎寒体重，次传头面肿盛，目不能开，上喘，咽喉不利，口渴舌燥。”其药物组成为：黄芩酒炒、黄连酒炒各五钱（15g），陈皮去白、甘草生用、玄参、柴胡、桔梗各二钱（各6g），连翘、板蓝根、马勃、牛蒡子、薄荷各一钱（各3g），僵蚕、升麻各七分（各2g）。功用为清热解毒，疏风散邪。主治大头瘟。恶寒发热，头面红肿焮痛，目不能开，咽喉不利，舌燥口渴，舌红、苔白兼黄，脉浮数有力。方中重用酒黄连、酒黄芩清热泻火，祛上焦头面热毒为君。以牛蒡子、连翘、薄荷、僵蚕辛凉疏散头面风热为臣。玄参、马勃、板蓝根有加强清热解毒之功；配甘草、桔梗以清利咽喉；陈皮理气疏壅，以散邪热郁结，共为佐药。升麻、柴胡疏散风热，并引诸药上达头面，且寓“火郁发之”之意，功兼佐使之用。诸药配伍，共收清热解毒，疏散风热之功。

郑老师认为普济消毒饮基本病因病机为风热疫毒壅于上焦，故其组方主要体现出清热解毒与疏散风热的配伍特点。临床上将本方用于痄腮、烂喉痧、口疮、烂乳蛾等头面热毒疾病，疗效显著。

（张建奎　郑　攀）

三、藿香正气散治验

1. 泄泻（婴幼儿腹泻）治验

王某，男，两岁半，第二胎，混合喂养，2011年1月6日主因“腹泻5天”初诊。

5天前出现腹泻，大便清稀，夹有泡沫，每日6～8次，静脉滴注、口服、灌肠应用抗生素、利巴韦林，疗效不佳。特请郑老师诊治。

刻诊：大便清稀，夹有泡沫，伴鼻塞、流清涕、腹胀，时有呕吐，纳呆。舌淡、苔薄白，指纹淡红。大便常规：白细胞0～1/高倍视野，轮状病毒（–），隐血试验（–）。

证属风寒侵袭，中焦失和。

治宜疏风散寒，化湿和中。方选藿香正气散加减。

处方：藿香6g，紫苏叶6g，白芷3g，苍术6g，茯苓6g，焦山楂6g，车前子6g，荆芥6g，清半夏3g，生姜3g，炙甘草3g。中药配方颗粒，3剂，每日1剂，水冲分3次服。

二诊（1月8日）：服用前方后诸症减轻，效不更方，继服3剂以邪解和胃而愈。

【按语】腹泻是儿科临床上常见的症状，可因多种疾病而引起。该患儿为感受外邪，犯胃伤脾，中焦失和，胃失和降则吐，脾失健运则泻，故投藿香正气散加减，疏风散寒、化湿和中而收效。

2. 头痛（血管神经性头痛）治验

张某，男，11岁，2012年7月13日主因“反复头痛发作1年余”初诊。

患儿1年前无明显原因出现头痛，以前额部为主，发作时多伴有恶心、呕吐，多次住院检查治疗，西医诊断为血管神经性头痛。曾先后服用多种西药及平肝息风、活血化瘀药，皆无明显效果。近1个月发作较频繁，几乎每隔2～3天均有发作，而请郑老师诊治。

刻诊：头痛如裂，头如物裹，以前额、两颞及巅顶为甚，伴有恶心、呕吐，烦躁不安，食欲减退。舌淡、苔白厚，脉细缓。查脑电图正常，头颅磁共振正常。

证属湿浊上蒙，清阳不展。

治宜升清降浊，健脾运湿。方选藿香正气散加减。

处方：广藿香10g，大腹皮10g，苏叶6g，柴胡6g，桔梗6g，陈皮6g，茯苓10g，竹叶10g，薄荷6g，半夏6g，白芷6g，甘草3g。4剂，每日1剂，水煎服。

二诊（7月17日）：患儿服药后诉头痛发作1次，疼痛减轻，无明显呕吐，纳食也较前好转，效不更方，继续给予6剂巩固治疗，半年后家长带领熟人看病，告知2次服药后头痛未再发作。

【按语】患儿头痛1年，实为脾虚之体，脾胃虚弱，运化失职，水湿内阻，上蒙清窍，清阳不展，故头痛、头重昏蒙；浊阴不降，胃气上逆，则恶心欲呕；湿阻中焦，气机不利，因而食欲减退，烦躁不安。治疗当以补脾运湿，升清降浊之法，以除头痛之急。方中藿香芳香、苏叶和中化湿、升清降浊，半夏、陈皮燥湿和胃、降逆止呕，茯苓健脾渗湿，大腹皮行气化湿、畅中除满，白芷、柴胡祛风止痛，薄荷清利头目，竹叶清心除烦，桔梗引药上行，甘草调和脾胃。全方上能升清阳之气，下能降浊阴止逆，中能运水湿之阻，药证合拍，故疗效亦好。

小结

藿香正气散出自宋代《太平惠民和剂局方》。其方药组成为：大腹皮、白芷、紫苏、茯苓（去皮）各一两（30g），半夏曲、白术、陈皮去白、厚朴去粗皮、姜汁（炙）、苦桔梗各二两（各60g），藿香（去土）三两（90g），甘草（炙）二两半（75g）。上为细末，每服二钱，水一盏，姜三片，枣一枚，同煎至七分，热服，如欲出汗，衣被盖，再煎并服。功用为解表化湿，理气和中。主治外感风寒，内伤湿滞证，如恶寒发热、头痛、胸膈满闷、脘腹疼痛、恶心呕吐、肠鸣泄泻、舌苔白腻及山岚瘴疟等。方中藿香为君，既以其辛温之性而解在表之风寒，又取其芳香之气而化在里之湿浊，且可辟秽和中而止呕，为治霍乱吐泻之要药。半夏曲、陈皮理气燥湿，和胃降逆以止呕；白术、茯苓健脾运湿以止泻，共助藿香内化湿浊而止吐泻，俱为臣药。湿浊中阻，气机不畅，故佐以大腹皮、厚朴行气化湿，畅中行滞，且寓气行则湿化之义；紫苏、白芷辛温发散，助藿香外散风寒，紫苏尚可醒脾宽中，行气止呕，白芷兼能燥湿化浊；桔梗宣肺利膈，既益解表，又助化湿；煎用生姜、大枣，内调脾胃，外和营卫。使以甘草调和药性，并协姜、枣以和中。诸药合用，外散风寒与内化湿滞相伍，健脾利湿与理气和胃共施，使风寒外散，湿浊内化，气机通畅，脾胃调和，清升浊降，则霍乱自已。感受山岚瘴气及水土不服者，亦可以本方辟秽化浊，和中悦脾而治之。

郑老师在临证中，尤重辨证，抓住舌淡、苔白腻，脉细濡为主症，结合季节性及寒湿气滞互阻的病理特点。在古方今用、异病同治理论指导下，藿香正气散应用越来越广泛。除辨证施治用于传统的感冒、发热、恶心呕吐、腹胀、泄泻外，在小儿消化不良、荨麻疹、头痛等治疗方面也显示良好疗效。

（张建奎 郑 攀）

四、三仁汤治验

1. 暑温（流行性乙型脑炎）治验

宋某，男，4岁，1969年9月24日主因“发热1个月余”初诊。

患儿于8月12日按“流行性乙型脑炎”住院治疗。先后投以银翘散、白虎汤、凉膈散、羚角钩藤汤、清营汤、紫雪丹、安宫牛黄丸等，配合西药对症治疗。病情虽几经好转，但发热一直不退而请郑老师诊治。

刻诊：体温波动在38～39℃，精神萎困，神志模糊，腹胀纳呆，口不渴，大便每日2～3次，呈稀糊状，小便黄，舌质红、满布白腻厚苔，脉细濡。

证属湿热胶结，久郁不化。

治宜宣畅气机，清利湿热。方选三仁汤加减。

处方：杏仁6g，白豆蔻6g，生薏苡仁10g，清半夏6g，厚朴6g，滑石15g，通草6g，竹叶6g，藿香6g，佩兰6g，石菖蒲6g，郁金6g。3剂，每日1剂，水煎服。

二诊（9月27日）：神志转清，腹胀减轻，食纳始进，体温降至38℃以下，舌苔退为薄白，病情急转向愈。辨证调理12剂，体温正常，诸症悉平，痊愈出院。

【按语】本案流行性乙型脑炎，湿邪弥漫三焦，湿热胶结，久郁不化达1个月有余，临床亦非多见，屡药不解者，湿邪为患也。舌苔白腻满布为辨证的重要依据之一。故投加味三仁汤宣畅气机、清利湿热，3剂而诸症大减，可见其舌诊在温病治疗中地位之重要。若不详辨其舌，只以病程之长短推其邪之进退，贻误病机实难免也。

2. 肺炎喘嗽（支气管肺炎）治验

郑某，男，1岁3个月，2013年11月7日主因“反复咳嗽4个月，喘鸣3天”初诊。

患儿4个月前受凉后出现咳嗽、喘鸣，当地医院诊断为“毛细支气管炎”，予以抗感染及平喘化痰等药对症治疗，症状时轻时重，曾在某医院住院治疗，查痰培养提示耐药性金黄色葡萄球菌感染，多种抗生素无效。父母辗转数家医院，改中药小青龙汤、定喘汤、麻杏石甘汤、射干麻黄汤等及艾灸、敷贴、偏方均未收功，近3天来咳喘加重而至郑老师门诊。

刻诊：患儿发热，体温37.8℃，精神差，面色萎黄，喉中痰鸣，晨起喘息，大便黏滞不爽，纳差，尿色微黄，舌红、苔白兼黄腻，指纹紫滞。听诊：双肺呼吸音粗，右下肺可闻及中小湿啰音。

证属湿热阻滞，肺气郁闭。

治宜宣肺行气，清热利湿。方选三仁汤加减。

处方：杏仁6g，炒薏苡仁10g，白豆蔻3g，熟大黄2g，厚朴6g，通草6g，滑石10g，清半夏3g，苏子6g，炒莱菔子6g，葶苈子6g，虎杖6g。中药配方颗粒剂，3剂，每日1剂，分3次服。

二诊（11月10日）：发热退，咳喘、喉间痰鸣均较前好转，大便偏稀，尿色转清，舌淡红、苔白略腻，指纹淡紫。药已中的，上方去大黄、滑石，加茯苓6g，陈皮3g，再进3剂。

三诊（11月14日）：喘平，咳止，纳增，大便每日2次且略稀，舌淡红、苔白略腻，湿邪已退，金气尚弱，当予培土生金为法。

处方：党参6g，白术6g，茯苓6g，姜半夏3g，陈皮3g，桂枝3g，炒白果仁3g，生姜3g，炙甘草6g。中药配方颗粒剂，5剂，每日1剂，分3次服，善后而愈。

【**按语**】该患儿肺炎缠绵难愈，经多种方法无效，父母苦不堪言。用宣肺化痰、平喘止咳类药无效，郑老师匠心独具，辨证为湿热阻滞，肺气郁闭。投三仁汤加减治之，宣肺行气，清热利湿，湿去则热清，热清则痰消，痰消则喘平。“脾为生痰之源，肺为贮痰之器”，最后以健脾补肺、培土生金收功。

3. 湿温（发热原因待查）治验

陈某，女，9岁，第一胎，混合喂养，2006年4月20日主因“反复发热3个月余”初诊。

患儿3个多月前出现发热，最高体温39.5℃，当地医院考虑为感染，予以头孢类抗感染治疗，效不佳。后患儿每日均有发热，可自行缓解。至北京、上海几家医院，均未明确诊断。

刻诊：精神可，双气池色紫，面色晦暗，每日晨起后体温逐渐升高，下午3时达到高峰（38.5～39.5℃），不需要特殊处理，下午6时左右体温逐渐下降，伴有乏力、肢体酸困，自觉头晕犯困想睡觉，大便黏滞不爽，纳呆。舌质红、苔白腻，脉缓。感染性疾病及自身免疫性疾病等相关检查、头颅MRI、CT及脑电图均未见异常。

证属湿热内蕴，郁而发热。

治宜清热利湿，升清降浊。方选三仁汤合升降散加减。

处方：杏仁10g，白豆蔻6g，厚朴6g，生薏苡仁15g，滑石15g，清半夏6g，淡竹叶10g，通草10g，炒僵蚕10g，蝉蜕6g，姜黄6g，熟大黄3g。7剂，每日1剂，水煎分2次服。

二诊（4月29日）：患儿服药后体温热峰有所降低，热程缩短，大便偏稀，纳转佳，舌稍红、苔腻变薄。守法再调14剂，热退而愈。

【按语】该患儿发热达3个月之久，午后热甚，发作时伴有困倦、乏力等表现，纳呆、大便黏滞不爽及脉象等均为湿温的特点。郑老师以三仁汤清热利湿，升降散升清降浊，药切病机，故收效显著。患儿舌苔厚腻、纳呆、大便黏滞不爽，说明湿邪蕴结于胃肠，需用大黄剔污刮垢、正本清源，且用熟大黄，即叶天士所云“湿热内搏，下之宜轻”之意。

4. 嗜异症（异嗜癖）治验

连某，女，10岁，2010年5月8日主因“嗜食泥土半年余”初诊。

患儿半年前出现不思饮食，嗜食泥土，见泥土喜食而不能自控，每天约食100g，兼见困倦无力，身体消瘦。曾在某医院按钩虫病及蛔虫病治疗无效。

刻诊：面色萎黄，双气池色黯，精神倦息，形体消瘦，心烦，失眠多梦，二便正常。舌淡红、苔黄而腻，脉濡数。

证属湿热内阻，中焦失和。

治宜清利湿热，健脾和胃。方选三仁汤加减。

处方：杏仁10g，白豆蔻6g，生薏苡仁20g，法半夏6g，厚朴12g，滑石10g，竹叶10g，黄连6g，远志10g，穿山龙10g，琥珀（研极细末冲服）2g。5剂，每日1剂，水煎分2次服。

二诊（5月13日）：患儿自述嗜异症减轻，见泥土能自控，睡眠好转，于前方去琥珀，加党参10g，白术12g，炒麦芽10g，继服14剂，嗜泥土等症悉除。

【按语】本案嗜食泥土怪症历时半年，久治少效。细究其因，实由湿热内阻，中焦失和所致。张景岳在《求本论》中曰："直取其本，则所生诸病，无不皆退。"故用三仁汤清利湿热，宣畅三焦；配白术、党参、麦芽健运脾胃。全方标本兼顾，使湿去热清，脾胃和合，气机升降得复，其病乃愈。

5. 瘾疹（荨麻疹）治验

张某，女，13岁，2007年7月14日主因"反复皮肤皮疹、瘙痒6年"初诊。

患儿自7岁起，夜间全身皮肤出现红色皮疹，躯干部明显，奇痒难忍，抓溃皮肤仍不止，经应用扑尔敏、氯雷他定及钙剂等抗过敏药物后可稍缓解，次日复发如故。夏秋季日夜不休，冬春季节发作稍减轻。消风散、桂枝汤等诸方无效而请郑老师诊治。

刻诊：患儿全身瘙痒难忍，血痕斑斑，形体中等胖瘦，面色萎黄，发稍稀、脂多，少动懒言，纳呆，大便滞而不畅，舌淡红、苔白厚腻满布，脉缓而濡。

证属湿热内蕴，风遏肌肤。

治宜利湿化浊，调和营卫。方选三仁汤合桂枝汤加减。

处方：杏仁10g，白豆蔻10g，生薏苡仁24g，厚朴10g，姜半夏10g，通草10g，竹叶10g，桂枝10g，白芍10g，防风6g，生姜10g，甘草6g。7剂，每日1剂，水煎服。

二诊（7月22日）：服上方第三剂后症状明显减轻。精神振作，舌苔明显变薄，食纳增加，大便通畅，脉缓。效不更方，前方再进7剂。

三诊（7月29日）：皮疹未再出现，舌淡红、苔变薄白，脉缓无力。上方去杏仁、竹叶、通草，加黄芪15g，炒白术10g，茯苓10g。7剂，每日1剂，水煎服。

四诊（8月5日）：瘙痒未再出现，其父惧其复发，要求继续服药。上方去桂枝、白芍。再取7剂，隔日1剂。随访3年未见复发。

【按语】荨麻疹反复发作6年，经久不愈者，乃湿邪为患，湿性黏滞，其为病多缠绵难愈，病程较长或反复发作。郑老师辨证求因，投三仁汤合桂枝汤利湿化浊、调和营卫，两方巧妙结合而中肯綮，故疗效斐然。经云“邪之所凑，其气必虚”，湿邪退正虚乃现，故加黄芪、白术、茯苓益气健脾，脾健而湿自消，诸症平息而愈。

小结

三仁汤方出自清代医家吴鞠通的《温病条辨·上焦篇》第43条：“头痛恶寒，身重疼痛，舌白不渴，脉弦细而濡，面色淡黄，胸闷不饥，午后身热，状若阴虚，病难速已，名曰湿温。汗之则神昏耳聋，甚则目瞑不欲言，下之则洞泄，润之则病深不解，长夏深秋冬日同法，三仁汤主之。”其方药组成为：杏仁五钱（15g），飞滑石六钱（18g），白通草二钱（6g），白蔻仁二钱（6g），竹叶二钱（6g），厚朴二钱（6g），生薏苡仁六钱（18g），半夏五钱（15g）。功用为宣畅气机，清利湿热。主治湿温初起及暑温夹湿之湿重于热证。头痛恶寒，身重疼痛，肢体倦怠，面色淡黄，胸闷不饥，午后身热，苔白不渴，脉弦细而濡。方中杏仁宣利上焦肺气，气行则湿化；白蔻仁芳香化湿，行气宽中，畅中焦之脾气；薏苡仁甘淡性寒，渗湿利水而健脾，使湿热从下焦而去。三仁合用，三焦分消，为君药。滑石、通草、竹叶甘寒淡渗，加强君药利湿清热之功，为臣药。半夏、厚朴行气化湿，散结除满，为佐药。综观全方，体现了宣上、畅中、渗下，三焦分消的配伍特点，气畅湿行，暑解热清，三焦通畅，诸症自除。

郑老师认为三仁汤乃治疗湿热之良方，方中祛湿清热并举，故不仅将其用于治疗外感湿热病，更广泛应用于内伤杂病三焦湿热内阻之证。临证紧扣湿热之邪阻滞气机病机关键，祛湿之法可宣、可燥、可渗，其目的都是恢复机体气机正常，治法随症应用。

（张建奎　郑　攀）

五、升降散治验

1. 麻疹（麻疹合并肺炎）治验

李某，男，6岁，1998年5月11日主因“高热、咳喘7天”初诊。

患儿7天前发热、流涕、咳嗽，经社区医院诊为“感冒”，给予清热、解表、止咳治疗，2天后发热加重，又给予头孢类抗生素、地塞米松等输液治疗，3天后发热减轻而喘促加重，遂以小儿肺炎住院治疗，急请郑老师会诊。

刻诊：患儿精神差，面红赤，面部及全身丘疹隐隐，两目红赤怕光，呼吸急促，大便2日未行，小便黄。两肺可闻及细小湿啰音。体温38.6℃，查血常规白细胞总数及中性粒细胞百分比增高。口腔可见麻疹黏膜斑。舌质红、苔薄黄，脉滑数。

证属疹毒内陷，痰热闭肺。

治宜透疹解毒，宣肺平喘。方选升降散合麻杏石甘汤加减。

处方：蝉蜕6g，炒僵蚕10g，姜黄3g，生大黄3g，葛根6g，赤芍10g，炙麻黄3g，杏仁6g，生石膏15g，葶苈子6g，升麻6g，甘草3g。1剂，水煎服。

二诊（5月12日）：全身红色疹点满布，大便2次，体温降至38℃以下，咳喘明显减轻，两肺啰音减小，守法再调。

处方：蝉蜕6g，炒僵蚕10g，姜黄3g，炙麻黄3g，杏仁6g，生石膏15g，赤芍10g，川贝母3g，金银花10g，黄芩6g，甘草3g。3剂，每日1剂，水煎服。

三诊（5月15日）：疹色变淡，咳喘大减，两肺啰音基本消失。舌见红色而苔少。

处方：沙参10g，麦冬6g，五味子6g，炒僵蚕6g，赤芍6g，生地黄10g，川贝母3g，陈皮6g，杏仁6g，甘草3g。3剂，每日1剂，水煎服。诸症平，痊愈出院。

【按语】该患儿始误诊，又用激素，致疹不得出而毒热闭肺，几成危候。郑老师投升降散合麻杏石甘汤、升麻葛根汤，疏风透疹、宣散郁热、宣肺平喘，1剂疹出而喘平，3剂危除转安，最后以养阴清热、化痰平喘而收全功。郑老师每遇麻疹都要给我们讲一课，他说，由于国家计划免疫的普及，麻疹患者越来越少了，临床几乎很难看到，但是，仍要掌握麻疹的诊断要点以免误诊，麻疹治疗以“透疹”为第一要务，否则变症丛生，危症遂起，不可不慎。

2. 水痘治验

杨某，男，11岁，2010年7月21日主因“全身皮疹2天，低热半天”初诊。

患儿2天前腰腹部出现透明水疱，轻微瘙痒，抓破后很快结痂，次日水疱增多，瘙痒感增强，局部涂炉甘石洗剂效果不佳。半天前出现低热，因体温37.8℃而来诊。

刻诊：低热，躯干及颜面部较多皮疹、水疱或结痂，伴有瘙痒，稍心烦，夜卧不安，尿赤，大便滞而不爽。舌质红、苔薄黄，脉滑数。

证属湿热蕴结。

治宜疏风清热，解毒利湿。方选升降散合二妙散加减。

处方： 蝉蜕6g，生大黄6g，姜黄6g，炒僵蚕10g，黄连6g，黄柏10g，苍术10g，土茯苓15g，滑石15g。3剂，每日1剂，水煎分2次服。嘱忌食油腻、生冷、辛辣之物。

二诊（7月24日）：服用2剂后患儿已无新出皮疹，仍有少量破溃水疱及结痂，瘙痒感减轻。舌稍红、苔薄略黄，脉微数。守法再调。

处方： 蝉蜕6g，姜黄6g，炒僵蚕10g，滑石10g，苍术10g，土茯苓15g，当归10g，2剂，每日1剂，水煎分2次服。

【按语】水痘是由水痘-带状疱疹病毒感染引起的急性传染病，传染率很高。主要发生在婴幼儿，以发热及成批出现周身性红色斑丘疹、疱疹、痂疹为特征。冬春两季多发，其传染力强，接触或飞沫均可传染。易感儿发病率可达95%以上，学龄前儿童多见。该病为自限性疾病，病后可获得终身免疫，也可在多年后感染复发而出现带状疱疹。属中医“温病”范畴，《医宗金鉴·痘疹心法要诀》谓“水痘发于脾肺二经，由湿热而成也”，其病因病机属于风、热、湿三气淫于肺脾，发于肌肤。该患儿皮肤水痘，大便黏滞不爽，结合舌脉等，治疗以升降散升清降浊，透邪外出，合二妙散清热利湿，加土茯苓、滑石解毒利湿，药切病机，见效亦速。二诊患儿热已减，故减大黄、黄连、黄柏以防过于苦寒伤正，反而不利于正气祛邪外出。郑老师对本病的治疗，无论是在出疹期或是在疹后期，都主张以清热利湿解毒而为法。

3. 手足口病治验

蔡某，男，3岁，2011年8月12日主因“发热2天，皮疹1天”初诊。

患儿2天前出现发热，体温最高38.9℃，无咳嗽、流涕，无呕吐腹泻，1天前自诉口腔疼痛，到当地医院查体见口腔多个疱疹，部分已破溃疼痛，手足及臀部、腰部可见较多疱疹，伴有瘙痒。静脉应用头孢效果欠佳，遂来就诊。

刻诊： 发热，体温38.1℃，有汗，手足、臀腰可见较多疱疹，咽红，扁桃体Ⅱ度肿大，充血明显，多个口腔疱疹，大便平素偏干，2~3日一行。舌质红、苔黄厚，脉数。

证属毒邪侵袭，热郁三焦。

治宜透邪清热，升清降浊。方选升降散合二妙散加减。

处方：蝉蜕6g，姜黄6g，炒僵蚕10g，生大黄（后下）6g，牛蒡子6g，荆芥6g，金银花10g，黄柏10g，苍术10g，甘草6g。2剂，每日1剂，水煎分2次服。

二诊（8月14日）：服用1剂后，患儿发热退，口腔疼痛稍减，大便通，仍稍偏干；2剂后大便偏稀，汗出反减少，口腔疼痛缓解，口腔内部分溃疡已愈合，皮疹均已结痂，舌苔转白腻。守法再调。

处方：蝉蜕6g，生大黄（后下）3g，姜黄3g，炒僵蚕10g，苍术10g，黄柏6g，甘草3g。2剂，每日1剂，水煎服而愈。

【按语】现代医学认为，手足口病是一种由柯萨奇病毒A16型和肠道病毒71型引发的急性传染病。本病在中医属“湿温”“时疫”等范畴。中医学认为，手足口病的发生以感染时邪为主，邪毒由口鼻而入，蕴郁肺脾。肺合皮毛，主宣肃，外邪袭肺，肺失宣肃，可见肺卫症状；脾主肌肉，“风毒湿热”与血气相搏，发于肌肤，在口则为口腔溃疡，在手足则发为水疱，治疗当以清热解毒利湿为主。小儿为稚阴稚阳之体，感受疫毒后，病情变化迅速，毒邪自口鼻而入，内蕴三焦，发于心脾，因舌为心之苗，脾开窍于口及四肢，故疱疹以口及四肢为主，兼见发热，一般预后较好。严重则毒热内陷，蒙蔽心包，引动肝风，或湿热窜及经络，临床可见嗜睡、易惊、肌肉阵挛、头痛、呕吐、颈项强直、肌肉痿软无力等。治疗宜清热利湿、解毒透邪外出。郑老师在治疗中选用升降散为主以清热泻下，配合黄柏、苍术，导湿下行，牛蒡子、金银花解毒利咽，处方严谨，理法精详，故取效霍然。后郑老师应用升降散加减治疗多例手足口病患儿，均如鼓应桴。

4. 肺炎喘嗽（大叶性肺炎）治验

魏某，男，4岁3个月，2010年10月19日主因“发热、咳嗽、喘促10天”初诊。

患儿10天前无诱因出现发热、咳嗽，7天前以“大叶性肺炎”收入院，经用头孢类抗生素、阿奇霉素、痰热清、热毒宁及中药麻杏石甘汤等，仍高热、咳嗽、喘促不减而请郑老师会诊。

刻诊：发热，体温39.2℃，咳嗽，咯黄痰，表情痛苦，困倦，汗出，口渴，大便3日未行，CT示：右肺大片状阴影。舌质红、苔黄腻，脉滑而数。

证属痰热闭肺，肺失肃降。

治宜清热化痰，宣肺平喘。方选升降散合苇茎汤加减。

处方：蝉蜕6g，炒僵蚕10g，姜黄3g，生大黄（后下）3g，苇茎15g，生薏苡仁15g，冬瓜子10g，桃仁5g，葶苈子10g，黄芩6g，甘草3g，羚羊角粉（冲）1g。2剂，每日1剂，水煎，加蜂蜜调服。

二诊（10月21日）：便通，咳减，体温降至38℃以下，喘轻而神振，舌红、苔黄均减轻。上方调整如下。

处方：蝉蜕6g，炒僵蚕10g，姜黄3g，生大黄3g，苇茎15g，生薏苡仁15g，冬瓜子10g，桃仁5g，葶苈子10g，黄芩6g，浙贝母6g，甘草3g。2剂，每日1剂，水煎分2次服。

三诊（10月24日）：患儿诸症均明显减轻，咳嗽时作，喉间有痰，舌苔转白腻微黄。热毒已减，痰浊未清，守法再调。

处方：炒僵蚕10g，姜半夏6g，茯苓10g，陈皮6g，鱼腥草10g，浙贝母6g，生薏苡仁15g，冬瓜子10g，黄芪10g，甘草3g。3剂，每日1剂，水煎服，调理1周，痊愈出院。

【按语】儿童大叶性肺炎是由细菌感染引起整个肺大叶实质的渗出性炎症。冬春季较多见，临床以突然发病、高热烦渴、胸背疼、胸中灼热、咳嗽、吐铁锈色痰或脓痰及肺的大叶有实变等体征为其特点。大叶性肺炎也属于中医肺炎喘嗽的范畴，往往感邪之后，迅速化热入里，热毒壅肺，充斥三焦，痰热内生，痰瘀互结，缠绵难愈。郑老师指出，本案大叶性肺炎中西医结合治疗7天，只因郁热较重，大便已3日未行，肺与大肠相表里，肠腑不通，肺气不降，所以，取升降散升清降浊，宣畅气机，宣泄郁热；合苇茎汤清泻肺热，化痰活瘀而有防肺痈之意。腑气一通，浊阴得降，而肺气得宣，气机调畅，清升浊降，则病可愈。

5. 口疮（复发性口腔溃疡）治验

齐某，男，16岁，2008年8月16日主因“反复口疮4年，加重1年”初诊。

反复口疮病史4年，近1年来发作频繁，症状加重，每个月发作1～2次。常因疼痛影响饮食和学习，痛苦异常而来诊。

刻诊：口中溃疡布于两颊，牙龈、舌缘7～8处，红肿灼痛，心烦急躁，大便干。舌质红、苔白，脉沉数。

证属心脾积热，郁火内蕴。

治宜清泻郁热，引火归元。方选升降散合封髓丹加减。

处方：蝉蜕6g，炒僵蚕10g，姜黄6g，生大黄3g，五倍子6g，玄参15g，肉桂3g，黄柏15g，砂仁10g，甘草6g。3剂，每日1剂，水煎分2次服。

二诊（8月19）：药后口腔溃疡愈合大半，纳食渐增，大便通畅，守方再服4剂，诸症悉平，2009年3月又发如前，再用上方治疗而愈，随访1年未见复发。

【按语】郑老师认为，脾开窍于口，舌为心苗，“诸痛痒疮，皆属于心”，口舌生疮总与心脾有关。多因风热外感，引动心脾两经内热；或过食辛辣厚味，致心脾蕴热，火热上炎，熏蒸口舌而致口疮。患儿反复发作，缠绵不愈，多为火热内郁，一触即发，时而上炎于口。郁闭之热无以外达，火郁当发，升降散宣郁散热、升清降浊，重在宣畅气机，有散发火郁之妙。本案反复发作4年不愈，用升降散清泻郁热，合封髓丹补土而伏火，加玄参、肉桂引火归元而收全功。

6. 葡萄疫（过敏性紫癜）治验

周某，男，7岁，2009年5月12日主因“皮肤紫癜20天”初诊。

20天前出现下肢及臀部红色出血点，经当地医院诊为“过敏性紫癜”，住院13天病情缓解而出院。3天后又发如初。

刻诊：双下肢紫癜大小不等，色深红而紫，有的融合成片，臀部较多。伴左膝关节疼痛，面赤，心烦，大便干，小便黄，咽红，扁桃体Ⅰ度肿大，血常规、尿常规未见异常。舌质红、苔黄燥，脉数。

证属热毒炽盛，血热发斑。

治宜清热解毒，凉血消斑。方选升降散合黄连解毒汤加减。

处方：炒僵蚕10g，蝉蜕10g，姜黄6g，生大黄6g，黄连6g，黄芩10g，黄柏10g，栀子10g，生地黄10g，赤芍10g，牡丹皮10g，紫草10g。3剂，每日1剂，水煎留汁，加蜂蜜2匙，调匀分2次冷服。

二诊（5月15日）：服后大便通畅，每日1～2次，紫癜明显减少，色变浅红。守法大黄减为3g，3剂。紫癜消，左膝关节痛止。改升降散合桃红四物汤调理月余停药观察。随访2年未见复发。

【按语】过敏性紫癜属于中医“葡萄疫”“斑疹”“肌衄”“发斑”等范畴。感受风热毒邪是该病最常见的病因。巢元方的《诸病源候论》云：“斑毒之病，乃热气入胃，而胃主肌肉，其热夹毒，蕴积于胃，毒气熏发肌肉，状如蚊虫所螫，面赤斑起，周匝遍体。”《金匮要略》云：“风伤皮毛，热伤血脉……热之所过，血为之凝滞。”《血证论》云：“离经之血……亦是瘀血，瘀血在经络脏腑之间，则周身作痛，其阻塞气之往来，故滞而痛，所谓痛则不通也。”本病以皮肤紫癜、腹痛、关节肿痛等症状为主要临床表现。郑老师认为，热、毒、瘀是导致过敏性紫癜发病的主要致病因素。治疗上解毒祛邪为第一要务，活血化瘀贯穿始终。郑老师常用升降散为主方加减治疗过敏性紫癜、紫癜性肾炎。本案患儿临床表现一派热毒炽盛之象，故投升降散合黄连解毒汤加减而获效。升降散中蝉蜕、僵蚕清热而散郁火；姜黄、大黄合黄连解毒汤清热解毒，破瘀降浊。加生地黄、赤芍、牡丹皮、紫草，凉血消斑，药切病机，3剂症减，6剂收功，正如杨栗山所谓：“内外通和，而杂气之流毒顿消矣。”

7. 痤疮（慢性毛囊炎）治验

兰某，女，15岁，2006年7月11日主因“面部痤疮4年余”初诊。

患儿从月经初潮后出现面部痤疮，初期仅有数个，后逐渐增多。因自觉面部痤疮较多，走路喜低头，轻微驼背，不喜与人打招呼，与同学交往较少，学习成绩一般，为在上高中之前控制好病情，慕名来诊。

刻诊：患儿面部较多痤疮，部分遗留有瘢痕，部分痤疮破溃后可挤出黄白色脓栓或脂栓，面部呈油性皮肤样，口臭口苦，食欲尚可，喜食生冷油腻，大便黏滞不爽，月经量多，质黏，色暗红，多提前。舌质红、苔黄腻，脉弦数。

证属脾胃湿热，升降失常。

治宜清热利湿，升清降浊。方选升降散加减。

处方：蝉蜕6g，炒僵蚕10g，姜黄6g，生大黄6g，土茯苓30g，黄芩10g，金银花10g，野菊花10g，赤芍10g，桃仁10g，益母草15g。7剂，每日1剂，水煎分2次服。嘱多进食青菜，忌油腻生冷，饮食以清淡为主。另嘱家长加强与患儿交流沟通，减少痤疮对心理的影响。

二诊（7月19日）：患儿用药后口臭口苦消失，大便通畅，略稀，每日1～2次，面部痤疮较前减少，自觉面部烘热感减轻。舌红、苔稍黄微腻，脉略数。上方去石膏，大黄减量，加皂角刺以透脓解毒散结，方药调整如下。

处方：蝉蜕6g，炒僵蚕10g，姜黄6g，生大黄3g，土茯苓30g，黄芩10g，滑石30g，皂角刺6g，赤芍10g，桃仁10g，益母草12g。10剂，每日1剂，水煎分2次服。

三诊（8月1日）：患儿新出痤疮较前明显减少，仍有部分皮下陈旧性痤疮不能完全缓解，大便偏稀，每日1～2次，舌稍红、苔略腻，脉略数。方药调整如下。

处方：蝉蜕6g，炒僵蚕10g，姜黄6g，酒大黄3g，黄柏6g，桔梗10g，益母草15g，莪术9g，赤芍10g，桃仁10g。10剂，每日1剂，水煎分2次服。

坚持服用2个月余，面部痤疮几已消失，油性分泌减少，且近2次月经均正常。性情也逐渐开朗，与同学、亲戚交流增多。

【按语】痤疮是与内分泌功能失调有关，发生在毛囊脂腺的慢性皮肤疾病，本病好发于面、胸、背等富含皮脂腺的部位，是一种反复发作很难彻底治愈的皮肤疾病，尤其发生于面部，严重影响了美观，给青春期患者，尤其是女孩带来很大的心理影响，甚至有些女孩会产生自卑、交往困难等。中医称之为肺风粉刺、酒刺、风刺等。中医认为本病多由机体阳热偏盛，加之饮食不节，过食肥甘厚腻辛辣之品，肺胃积热，循经上蒸，血随热行，外壅于表，蕴阻于肌肤而发病。该患儿用升降散，以僵蚕祛风清热化痰散结为君；蝉蜕甘寒清热，质轻上浮，长于疏散肺经风热以宣肺为臣；姜黄活血化瘀散结为佐；大黄清热、推陈致新、活血化瘀等为使。方药共同达到祛风胜湿、清热解郁、解毒散结、升降相因，使清气得以上升，浊阴得以下降，加用活血通络之品，收到了较好的效果。

8. 针眼（麦粒肿）治验

张某，女，15岁，2010年3月10日主因“反复麦粒肿2年”初诊。

患儿2年前开始出现麦粒肿，经外用眼药水等可很快缓解，但很快复发，最多时1个月3次麦粒肿，曾应用清热解毒类药物，效果不佳。

刻诊：双侧眼睑麦粒肿，眼睑因反复麦粒肿致色黯，睛稍红，性情较急躁。素喜肉食及辣条等小包装食品，大便偏干1～2日1行。舌质红、苔黄腻，脉数。

证属脾胃积热，升降失常。

治宜清泻郁热，升清降浊。方选升降散加减。

处方：蝉蜕10g，炒僵蚕10g，姜黄6g，生大黄6g，桑叶15g，菊花10g，决明子15g，金银花15g。3剂，每日1剂，水煎服。

二诊（3月23日）：服上方后大便每日1次，质稍稀，麦粒肿减轻，睛红消退，仍较急躁，因路途遥远，自行在家照原方取药3剂，3剂药后未再服用，麦粒肿也未再复发。因事至郑州出差，未带患儿，专门咨询是否需要再调整药方。嘱其停药观察，饮食以素食为主，多食水果，保持大便通畅，禁食麻辣小食品。随访1年未见复发。

【按语】针眼之名出《诸病源候论·目病诸候·针眼候》，又名偷针、土疳、土疡等，是因热毒蕴结所致。以胞睑边缘生小硬结，红肿疼痛，继而成脓，形如麦粒为主要表现的外障类眼病。西医称为麦粒肿。患儿平时嗜食肉食及辛辣之品，故脾胃积热，致浊毒上攻而偷针乱生。眼睑属五轮中的肉轮，上属脾，下属胃，故麦粒肿之病位在脾胃，肝主目，故眼病皆与肝有关。因此，治疗上以升降散加清肝明目之品宣通上下、清肝明目，通过釜底抽薪的方法使热不再来，效果显著。

9. 肝风证（儿童抽动障碍）治验

赵某，男，7岁，2009年1月7日主因“发现眨眼、耸鼻、噘嘴半年”初诊。

半年前家长发现患儿频繁眨眼、耸鼻、噘嘴，经某医院诊为“儿童抽动障碍”，给予氟哌啶醇治疗，症状基本得到控制，因出现不良反应而停药，症状又见如前，且较前加重而请中医治疗。

刻诊：眨眼、耸鼻频作，心烦易怒，体较胖，大便偏干。舌质尖边红、苔黄腻，脉弦滑。

证属痰火内扰，升降失常。

治宜升清降浊，化痰息风。方选升降散合牵正散加减。

处方：炒僵蚕10g，蝉蜕10g，姜黄6g，酒大黄6g，制白附子6g，全蝎6g，白芍15g，穿山龙15g，莲子心6g，甘草10g。7剂，每日1剂，水煎留汁，加蜂蜜2匙，黄酒1杯，调匀分2次冷服。

二诊（1月14日）：心烦减轻，眨眼也有减少，原方再取14剂。

三诊（1月30日）：症状明显减轻，守法调理2个月，诸症状消失而愈。随访2年未见复发，生活学习正常。

【按语】儿童抽动障碍是一种儿童期起病，以慢性多发运动性抽动和（或）发声抽动为特征的慢性神经精神障碍性疾病。发病率有逐年上升的趋势，由于西药不良反应明显，中医药治疗具有疗效确切、不良反应小的优势而备受关注。中医虽无抽动症之病名，但《素问·至真要大论》中云“诸风掉眩，皆属于肝”，故古今医家多从“肝风”等论治。郑老师认为该病病机为痰邪内扰，气机失调，升降失常，肝风内动。“怪病责之于痰”，该患儿体胖多湿，痰浊内生，痰阻脉络，气机失调，升降失常，肝风内动则抽动诸症而出。心烦易怒，舌红苔黄，便干等，皆痰火内扰之象。故投升降散合牵正散、芍药甘草汤，升清降浊，化痰息风，通络止痉而收功。

10. 肝风证（抽动-秽语综合征）治验

宋某，男，8岁，2008年9月2日主因“眨眼、挤眉、转头、耸肩2年余，喉中怪声、重复语言、秽语3个月余”初诊。

患病后经当地及北京某医院诊为小儿抽动症，给予氟哌啶醇治疗症状得到控制，其母担心药物不良反应而自行停药。2个月后症发如前，且出现了喉中怪声及秽语，再服氟哌啶醇而效不显。改请中医治疗，经当地给予温胆汤等治疗不效而请郑老师诊治。

刻诊：体胖，面赤，眨眼，挤眉，转头频繁，秽语重复连连不停。心烦易怒，夜卧不宁，大便偏干，小便黄赤。舌质紫暗、尖边有瘀点，苔黄腻中厚，脉弦滑。

证属痰瘀互结，升降失常。

治宜升清降浊，化痰通络，清心醒脑。方选升降散合癫狂梦醒汤加减。

处方：炒僵蚕10g，蝉蜕10g，姜黄6g，生大黄6g，桃仁15g，醋柴胡10g，醋香附10g，赤芍10g，姜半夏6g，青皮6g，胆南星6g，水蛭3g。3剂，每日1剂，水煎服。

二诊（9月5日）：服上方后，大便每日1～2次，烦躁减轻，秽语有间停，舌苔变薄，原方再进7剂。

三诊（9月12日）：诸症减轻，父母甚喜。调方如下。

处方：炒僵蚕10g，蝉蜕10g，姜黄10g，桃仁15g，水蛭3g，胆南星6g，远志10g，石菖蒲10g，莲子心10g，穿山龙15g，酒大黄3g。14剂，每日1剂，水煎服。

四诊（9月28日）：眨眼、挤眉、转头、耸肩基本消失，喉中偶有怪声，秽语偶有出现。上方加射干10g，白芍15g，再进14剂，诸症基本消失。改3日1剂，调理2个月停药观察。随访2年，除偶有秽语外，余症未再复发。

【按语】该患儿患抽动—秽语综合征2年余。郑老师辨证抓住痰瘀互结之主症，投升降散升清降浊、化痰通腑，合癫狂梦醒汤疏肝活瘀而顺利收功，使顽疾得以有效控制。现患儿入校学习，一切如常。

11. 癫狂（儿童精神分裂症）治验

冀某，女，10岁，2005年7月1日主因“精神分裂症2年，加重半年”初诊。

患儿2年前因烦躁易怒，具有攻击性行为等被某医院确诊为“儿童精神分裂症”，西药及理疗等治疗后病情时轻时重，近半年来患儿症状加重。

刻诊：每天多次发作，发作时烦躁易怒，具有攻击性行为，多次攻击家庭成员及邻居，喜打砸身边物品，失眠，每日睡眠3～4小时，面赤，咯成块黄黏痰，不发作时则可与人正常对答，大便干，其母及其外祖母有精神病史。舌质红绛、苔黄腻，脉弦大滑数。

证属痰火内扰，心神不宁。

治宜清泻郁热，化痰清心。方选升降散合温胆汤加减。

处方：蝉蜕6g，炒僵蚕10g，姜黄6g，生大黄10g，姜半夏10g，枳实10g，陈皮10g，胆南星6g，黄连6g，石菖蒲10g，远志10g。7剂，每日1剂，水煎取汁，兑入蜂蜜1勺，黄酒1杯，分2次服。

二诊（7月9日）：患儿服用前药后狂躁较前减轻，攻击性行为减少，服用最初4剂药时，每天排稀便3～6次，夹较多黏液，之后大便稍稀。每天发作次数减少，睡眠较前延长2～3小时。复诊时见：神清，仍稍烦躁，不似首次就诊时狂躁不安，偶咯黄痰，质较前为稀，烦躁时家人劝说可稍稍听懂。舌红、苔黄腻，脉滑数。前方清热通下之品减量，守方调整如下。

处方：蝉蜕6g，炒僵蚕10g，姜黄6g，生大黄6g，姜半夏10g，枳实6g，陈皮6g，黄连6g，胆南星6g，石菖蒲10g，远志6g。7剂，每日1剂，水煎，服法同前。

三诊（7月18日）：服用上药后，患儿发作次数明显减少，发作时烦躁易怒，不再攻击家人及邻居，偶有打砸物品，打砸后有悔意，醒后吐黄痰，睡眠时间延长，每晚9时左右睡觉，可一觉睡到次日8时。舌稍红、苔腻，脉滑数。效不更方，仍以升降散合温胆汤加减巩固疗效。

处方：蝉蜕6g，炒僵蚕10g，姜黄6g，陈皮6g，姜半夏6g，枳实6g，远志6g，香附6g，石菖蒲10g，桃仁6g，甘草3g。14剂，每日1剂，水煎分2次服。

四诊（8月7日）：患儿症状已明显缓解，偶有烦躁、毁物等行为，经家人劝说可停止。舌淡红、苔白略腻，脉稍滑，略有不足。方以六君子加郁金、菖蒲等加减善后。

【按语】西医学的精神分裂症可归属于中医“癫狂”“痴呆”等病症中。

多兴奋躁动，常表现为热盛。中医认为其主要发病机制是痰火瘀滞，蒙蔽心窍，扰乱神明。狂以痰火为主，证属肝火有余，痰火郁结为主。痰火为患，其病位在心、肝、胆、脾，邪实而正不虚，故治当涤痰开窍、清热泻火、安神定志为法。以升降散清散火邪，合温胆汤清热化痰，心无邪扰则神得安，狂乱可止。脾为生痰之源，继以健脾化痰，养心安神之法，巩固治疗，癫狂得制。

12. 痫证（癫痫）治验

周某，女，15岁，2008年11月17日主因“发作性失语4年”初诊。

4年前发现患儿短暂失语、神呆，经某医院诊断为“癫痫”。父母皆为教师，恐其西药不良反应而请中医治疗。

刻诊：患儿体偏胖，面色萎黄，神呆失语，发作无规律，有一日多发、数日不发，有最长达半年未发者，每次发作为一过性，时间3～5秒，余无不适，有时发作后口出痰涎一口，饮食可，二便调，近期发作较频，几乎每日皆发。舌尖微红，苔白偏腻中偏厚，脉平缓。

证属痰邪内扰，升降失常。

治宜升清降浊，化痰通窍。方选升降散合柴胡加龙骨牡蛎汤加减。

处方：蝉蜕10g，炒僵蚕10g，姜黄6g，酒大黄3g，醋柴胡6g，姜半夏6g，桂枝6g，石菖蒲10g，生龙骨15g，生牡蛎15g，珍珠粉（冲）2g。7剂，每日1剂，水煎分2次服。

二诊（11月25日）：服上药期间2日未发。原方再取15剂，每日1剂，水煎服。

三诊（12月27日）：发作明显减少，其间11日未发。父母信心大增。患儿精神好转，压力明显减轻。守法调方如下。

处方：蝉蜕10g，炒僵蚕10g，醋柴胡6g，珍珠粉（冲）2g，远志10g，茯神15g，生姜6g，白矾（化，兑）1g，石菖蒲10g，生龙骨15g，生牡蛎15g。30剂，每日1剂，水煎服。

患儿近1个月无发作，春节来临，自行停药。至2009年3月4日来诊。询郑老师，患儿停药后未见复发，是否还需服药以防复发。嘱其避免精神刺激，保持心情舒畅，以观后效。随访3年未见复发。

【按语】本案癫痫，短暂失语达4年之久，因父母恐惧抗癫痫西药不良反应而求郑老师诊治，用升降散合柴胡加龙骨牡蛎汤升清降浊、疏调气机，加菖蒲、远志、珍珠、白矾通窍醒脑、化痰止痉、镇惊安神而获效。患儿父母给郑老师送一面锦旗，上书“华佗般医术，菩萨般心肠”以表达患儿痊愈后对郑老师的感激之情。这确是对郑老师医术和人格的真实写照。

小 结

升降散源于明代张鹤腾的《伤暑全书》，经清代杨栗山载于其著作《伤寒瘟疫条辨》：“是方不知始自何氏，《二分晰义》改分量变服法，名为赔赈散，用治温病，服者皆愈，以为当随赈济而赔之也。予更其名曰升降散，盖取僵蚕、蝉蜕，升阳中之清阳；姜黄、大黄，降阴中之浊阴，一升一降，内外通和，而杂气之流毒顿消矣。”方由白僵蚕（酒炒）2钱，全蝉蜕（去土）1钱，广姜黄（去皮）3分，川大黄（生）4钱组成。主治温病表里三焦大热，其证不可名状者。本方药仅四味，其中僵蚕、蝉蜕祛风解痉、散风热、宣肺气，宣阳中之清阳；大黄、姜黄荡积行瘀、清邪热、解温毒，降阴中之浊阴；又加黄酒为引，蜂蜜为导。两两相伍，一升一降，可使阳升阴降，内外通和，而温病表里三焦之热全清。

杨栗山云：“名曰升降，亦（表里）双解之别名也。”郑老师除了对杨栗山学术上的建树非常推崇外，对杨栗山关于“人命至重也，一药之投，失之毫厘，谬之千里，呼吸之间，生死遂判，片刻偶误，虽悔何追”之论也倍加推崇，认为学医不单纯要学习前贤丰富的临床经验和学术创新，更重要的是要学习他们治病救人的仁道之学。该方宣通并用、升清降浊、调畅气机，郑老师遵杨氏制方之旨，守其方，辨证广泛应用升降散，方虽精小，治疗儿科多系统疾病均每获良效。

（张建奎　郑　宏）

六、泻黄散治验

1. 小儿齘齿治验

张某，女，4岁3个月，2014年2月18日主因“夜间磨牙伴纳差2个月”初诊。

患儿近2个月来，时常夜间磨牙，睡眠不安，经就近医院给予健胃消食口服液、肥儿疳积颗粒等治疗一度好转，不日又发如前而求郑老师诊治。

刻诊：面红唇赤，夜间磨牙，烦躁不宁，睡眠俯卧易惊，伴有纳呆，口臭，小便短赤，大便干结。舌红、苔薄黄，脉滑。脑电图正常、血常规未见异常。

证属心脾积热，胃火炽盛。

治宜泻脾清胃，宁心安神。方选泻黄散加减。

处方：藿香6g，栀子6g，生石膏10g，防风6g，生地黄6g，黄连3g，玄参6g，大黄3g，甘草6g。中药配方颗粒，3剂，每日1剂，早晚2次冲服。

二诊（3月22日）：磨牙减轻，大便通畅，薄黄苔已退，上方去大黄，再进3剂。

三诊（3月25日）：磨牙症状消失，食欲增加，大便每日1次，夜卧安宁而愈。

【按语】小儿磨牙是临床儿科的常见病，属于现代医学睡眠障碍的范畴。长期不愈直接影响孩子的生长发育。从本案可以看出，辨证心脾积热，胃火炽盛。主症面红唇赤，烦躁不宁，大便干结，小便短赤，舌红、脉滑。取泻黄散泻太阴经伏火；清胃散清阳明胃经实火；伍大黄通腑泄热，加玄参合生地黄、黄连以滋肾水涵肝木兼亦清心火，3剂症减，6剂而安。

2. 小儿夜啼（睡眠障碍）治验

张某，女，1岁，2013年11月11日主因“夜间哭闹10余日”初诊。

患儿近10天来，夜间哭闹，时哭时醒，多方用药无效，前来就诊。

刻诊：面赤唇红，烦躁，大便偏干，小便黄，舌质红、苔白，指纹青紫。查血常规、脑电图未见异常。

证属心脾积热，心神不宁。

治宜清泻脾热，宁心安神。方选泻黄散加减。

处方：藿香叶6g，栀子3g，生石膏6g，防风6g，豆豉3g，神曲6g，炒莱菔子6g，远志3g，石菖蒲3g，甘草6g。中药配方颗粒，3剂，每日1剂，分3次水冲服。

二诊（11月15日）：哭闹明显减轻，大便顺畅，饮食增加，效不更方，守方再进4剂而安。

【按语】夜啼是小儿临床常见症，常因饥饿、惊恐、尿湿、大便、过冷、过热等引起啼哭，因此对夜啼首先当排除上述因素后辨其因何而啼。其主要病因是脾寒、心热、惊恐为多见，寒则痛而啼，热则烦而啼，惊则神不安而啼，故寒、热、惊是小儿夜啼的主要病因病机。本案患儿为心脾积热而啼，“胃不和则卧不安”；心主火，热伏于内，扰动神明，心烦而啼。《幼科发挥·心所生病》云：“心属火则烦，多夜啼。”患儿面赤唇红，大便偏干，苔白黄，指纹青紫均为热象。故投泻黄散加豆豉合栀子以清心除烦；神曲、莱菔子以和胃行气；菖蒲、远志以宁心安神。7剂，心脾热清，胃和神安而愈。

3. 厌食症治验

郑某，男，4岁，2009年8月31日主因“纳差、食少时轻时重2年余”初诊。

患儿平素嗜食油腻甘肥之品，近2年多来常因饮食不节致呕吐、腹胀，经口服消导药物后腹胀、呕吐缓解，出现饮食减少，大便干燥，经中药（多为消食导滞之剂）、西药、推拿等多方治疗一直未能康复，家长遂请郑老师诊治。

刻诊：纳呆，口臭，心烦，夜惊磨牙，大便干结。舌质红、苔黄厚，脉弦滑，双气池色紫。肝功能检查未见异常，肝胆胰脾彩超检查未见明显异常。

证属脾胃伏火，纳运失司。

治宜清泻脾火，醒脾开胃。方选泻黄散加减。

处方：藿香6g，石膏10g，栀子6g，防风6g，大黄3g，山楂6g，陈皮6g，石菖蒲3g，神曲6g，甘草6g。中药配方颗粒剂，7剂，每日1剂，水冲服，服药期间忌食辛辣、生冷、油腻之品。

二诊（9月8日）：家长诉患儿胃纳好转，口臭减轻，夜间睡眠安稳，效不更方，守上方再进7剂。诸症趋平，改为钱乙七味白术散合不换金正气散化裁巩固月余告愈。

【按语】小儿“脾常不足”。《素问·六元正纪大论》云“火郁发之”。本案患儿厌食达2年之久，前医消食导滞之剂已用多剂，何以不效，乃脾火内伏之故，郑老师直投泻黄散发久伏之脾火；“六腑以通为用”，故方中加大黄、陈皮、山楂、神曲等，以通腹开郁，行气消积，7剂见效，14剂症平，后改七味白术散化裁善后而愈，可见治病求本之一斑。

4. 肝风证（儿童抽动障碍）治验

李某，男，9岁，2012年9月26日主因“反复咧嘴、鼓肚子、四肢抖动1年，加重1周”初诊。

患儿平素喜食肉食，1年前出现咧嘴、腹肌抽动，起初症状较轻，家属自认为不良习惯，未予重视。症状逐渐加重，并出现四肢抖动，不能正常上课，严重影响生活和学习，遂就诊于郑老师门诊。

刻诊：患儿偶有咧嘴，时有腹肌抽动及四肢抖动，发作频繁，夜卧不安，挑食，大便干，2～3日1次，小便黄。舌红、苔黄，脉弦滑。

证属脾胃郁热，痰火上扰。

治宜清泻胃热，息风止痉。方选泻黄散加减。

处方：藿香12g，石膏15g，炒栀子10g，防风10g，炒僵蚕10g，蝉蜕6g，酒大黄6g，姜黄6g，白芍15 g，炒枳壳6g，甘草10g。7 剂，每日1剂，水煎分2次服。

二诊（10月3日）：服上方7剂后咧嘴明显减轻，腹肌及四肢抽动减轻，大便每日1次，舌苔白，脉平。脾胃伏热已去，内动肝风渐息，原方酒大黄减为3g，再服。

三诊（11月6日）：患儿病情稳定，家长自行给患儿连服30剂，诸症消失，请求根治之方。

处方：生白术15g，生白芍15g，天麻10g，蝉蜕10g，谷精草10g，生龙骨15g，生牡蛎15g，石菖蒲6g，制远志6g，葛根10g，陈皮6g，生甘草6g。中药配方颗粒，隔日1剂，以善其后。连服2个月，停药。随访1年未见复发。

【按语】患儿自幼多膏粱厚味，痰火内生，阻碍脏腑气机运行而致升降失常，浊阴不降，清阳不升，痰热内扰；邪热内郁于脾胃，土壅木郁则见咧嘴（脾开窍于口），腹肌抽动（脾胃所主）、四肢抖动（脾主四肢）等症。郑老师直投泻黄散合升降散而取效，最后以健脾平肝善后而收全功。

5. 口疮（复发性口腔溃疡）治验

张某，男，12岁，2013年7月18日主因“反复口疮2年，加重1个月”初诊。

患儿口疮病史2年，经某大学附属医院诊断为“复发性口腔溃疡”，用维生素B及中成药治疗愈而再发，未能痊愈。近1个月来发作加重，每因疼痛而影响睡眠和饮食而请郑老师诊治。

刻诊：口中溃疡布于两颊，唇内、牙龈2～3处，有灼热感，烦躁，口中异味，纳差，大便干，两日一行，舌质红、苔白腻，脉数。

证属心脾蕴热，积热上攻。

治宜清心泻脾，引火归元。方选泻黄散合升降散加减。

处方：藿香6g，生石膏15g，防风6g，蝉蜕6g，僵蚕10g，片姜黄6g，大黄3g，黄柏12g，砂仁10g，玄参12 g，肉桂3 g，甘草10 g。3剂，每日1剂，水煎服。

二诊（7月21日）：服上方疮面缩小，疼痛减轻，纳食渐增，异味消失，大便通畅，守方再服3剂，诸症悉平。方中去大黄、石膏，僵蚕、黄柏、砂仁、玄参、甘草均减为6g，肉桂减为1g，改为中药配方颗粒，隔日1剂巩固疗效。服用2个月未见口疮复发停药，随访1年未再复发。

【按语】口舌生疮多与心脾有关。脾开窍于口，舌为心苗，“诸痛痒疮，皆属于心”。本案口疮反复发作2年不愈，多为火邪内蕴，时而上炎于口所致，故郑老师用泻黄散清心泻脾，升降散清泻郁热，黄柏、砂仁补土伏火，玄参、肉桂引火归元而获佳效。思路之清晰，辨证之精准，遣方之明确，配伍之巧妙，令我辈惊叹。

小 结

泻黄散出自宋代医家钱乙所著《小儿药证直诀》：“泻黄散，又名泻脾散，治脾热弄舌。藿香叶七钱，山栀子仁一钱，石膏五钱，甘草三两，防风四两（去芦，切焙）。上锉，同蜜酒微炒香，为细末，每服一钱至二钱，水一盏，煎至五分，温服清汁，无时。”在《小儿药证直诀》中，尚有两处见到泻黄散，一处是“目内证”下：“黄者，脾热，泻黄散主之”；另一处是“弄舌”下：“脾脏微热，令舌络微紧，时时舒舌。治之勿用冷药及下之，当少与泻黄散渐服之。”功用为泻脾胃伏火。主治脾胃伏火证，如目疮口臭、烦渴易饥、口燥唇干、舌红脉数，以及脾热弄舌等。方中石膏、山栀泻脾胃积热为君；防风疏散脾经伏火为臣；藿香叶芳香醒脾为佐；甘草泻火和中为使。配合成方，共奏泻脾胃伏火之功。

钱氏指出：“小儿脏腑柔弱，不可痛击。”故其所创制的祛邪诸方，从不单纯攻邪，而是在祛邪药中适当配伍扶正之品，祛邪而不伤正。泻黄散组方严谨，升降相因，清散相合，为临床常用之方。此方药虽平淡，而于平淡中显神奇。郑老师常讲，临证不应拘泥于某种疾病，应着眼于证，只要辨证属脾胃伏热引起，可运用此方，异病同治，随症加减。

（张建奎　郑　宏）

七、补中益气汤治验

1. 痿证（重症肌无力）治验

宋某，男，9岁，2009年3月26日主因“右上眼睑下垂9个月”初诊。

患儿系一早产儿，人工喂养，自幼多病，时患感冒，泄泻。2008年7月患儿泄泻后出现右上眼睑下垂，始以过敏治，后经山东某医院诊为“重症肌无力（眼肌型）”，给予泼尼松等治疗明显减轻，2个月后复垂如初。又请中医给予补中益气汤治疗3个月余仍未能还复，转来郑老师门诊。

刻诊：右侧上眼睑重度下垂，面色浮白无华，风池气池色青，神疲少语，腰膝酸软，畏寒怕冷，食少便溏。舌体略胖、质淡，苔白滑，脉弱无力。

证属脾肾亏虚，中气下陷。

治宜温补脾肾，升阳举陷。方选补中益气汤合金匮肾气丸加减。

处方：黄芪30g，人参10g，炒白术15g，熟地黄15g，山药15g，山萸肉10g，茯苓10g，鹿茸（研末冲）1g，制附子6g，柴胡3g，升麻3g，制马钱子（研末冲）0.1g。7剂，每日1剂，水煎分3次服。

二诊（4月2日）：服上方后渐见精神好转，语音增大，舌苔变薄白，脉较前有神，唯眼睑下垂尚无变化，亦未见口干、头晕等马钱子的不良反应。上方将黄芪加至60g，鹿茸加至2g，制马钱子加至0.2g。继服14剂，每日1剂。

三诊（4月18日）：其父甚喜，“大夫，已见效了！”患儿右上眼睑下垂明显减轻，眼裂明显增宽，面色较前有华，精神振奋，语音增高，食纳增，二便调。脉见缓象。药正中的，效不更方，原方再继服21剂，每日1剂。

四诊（5月8日）：患儿右眼睑下垂基本消失，但活动仍不如左侧灵活，家长请求原方再继服14剂，每日1剂。

五诊（5月23日）：诸症消失，其父唯恐复发不敢停药，为慎重计，调善后方如下。

处方：生黄芪30g，人参6g，炒白术10g，鹿茸（研末冲）1g，熟地黄10g，山萸肉10g，升麻3g，制马钱子（研末冲）0.1g，砂仁6g，陈皮6g，炙甘草6g。15剂，隔日1剂，水煎服。

六诊（6月25日）：未见病情反复，面色有华，精神振奋，畏寒消失，食纳好，二便调，且服药3个月来未见感冒、泄泻等易发病症，按其父的话说：“他的身体比得病前棒多了！”为防复发，嘱补中益气丸、六味地黄丸连服3个月停药观察。随访5年未见复发。

【按语】本案患儿先天不足，后天失养，脾肾双亏，中气下陷，致成是症。前医投补中益气汤不效者，未顾先天肾气之故也。郑老师辨证求本，取补中益气汤合金匮肾气丸加减，温补脾肾，加鹿茸、制马钱子二味，犹如画龙点睛之笔，守法调理3个月诸症悉平而愈，且使脾肾亏虚之体得到了根本的改善。郑老师用补中益气汤常配小量附子，旨在鼓动肾阳以激活脾阳，可收事半功倍之效；凡先天不足者，补肾必用鹿剂如鹿茸、鹿角胶等，特别是鹿茸，用之得当，常收意外之功。

2. 肺炎喘嗽（支气管肺炎）治验

宋某，女，2岁4个月，2010年10月15日主因“反复发热、咳嗽1个月”初诊。

患儿为一易感儿，曾3次患肺炎，1个月前再次出现发热、咳嗽，在本地医院诊断为“支气管肺炎”，予抗感染等对症治疗近1个月而不愈，仍有间断发热、咳嗽，遂请郑老师诊治。

刻诊：不规则发热，动则咳嗽，时自汗出，面色萎黄，大便稀溏，食纳欠佳，哭声低弱，舌淡、苔白，脉弱无力。听诊：两肺呼吸音稍粗，右下肺少量中小湿啰音。胸部X线片示：右肺斑片状阴影。查血常规未见异常。

证属脾肺气虚，正虚邪恋。

治宜补中益气，培土生金。方选补中益气汤加减。

处方：生黄芪10g，人参3g，白术6g，柴胡3g，升麻3g，陈皮3g，白果仁3g，五味子3g，茯苓6g，姜半夏3g，炙甘草3g。3剂，每日1剂，水煎服。服药期间忌食辛辣、生冷、油腻之品。

二诊（10月18日）：患儿服上方咳嗽、自汗均明显减轻，发热已退，右肺啰音消失。上方去柴胡、升麻，加生姜2片、大枣2枚。5剂，诸症消失而愈，且气虚体质较病前明显好转。

【按语】该患儿反复呼吸道感染，曾3次患肺炎，此次肺炎缠绵1个月有余。经用补中益气汤合二陈汤加白果、五味子而愈，且气虚体质明显好转。此案启发我们扶正在治疗儿科疾病中的重要性，发挥中医药的特色与优势乃学术之本。

3. 发热（发热原因待查）治验

张某，男，1岁3个月，第一胎，混合喂养，2013年8月5日主因“低热2个月”初诊。

患儿近2个月来反复出现发热，体温波动于37.2～38.0℃，每天上午10时许开始出现体温上升，伴见乏力、倦怠，至入夜热降，时有微汗，可降至正常，无咳喘，纳眠可，大便偏稀，每日2～3次。家长多方求医，断续抗感染治疗1个月，又口服中药当归六黄汤、清暑益气汤等剂，效果不明显，而请郑老师诊治。

刻诊：低热，体温37.6℃，面色少华，双气池色黄，纳眠可，大便偏稀。舌质淡红边有齿痕、苔薄白，指纹色红。病原学、肺部CT等检查未见异常。

证属脾胃气虚，正虚邪恋。

治宜补中益气，甘温除热。方选补中益气汤加减。

处方：人参6g，炒白术6g，黄芪15g，当归6g，升麻3g，柴胡3g，乌梅6g，陈皮3g，炙甘草6g，白芍6g，大枣6g。中药配方颗粒，3剂，每日1剂，分2次水冲服。

二诊（8月8日）：3 剂后，体温波动在37.2～37.4℃，大便偏稀，每日2～3次。原方加炮姜3g，继服7剂。

三诊（8月16日）：患儿体温基本正常，纳眠可，二便调。上方继服7剂告愈。

【按语】本案患者舌淡红有边齿痕，面白少华，说明素体脾胃气虚，故以调理脾胃，益气扶正为治疗大法。脾胃为营卫气血生化之源，脾胃气虚，气虚不能固表，阳浮于外，故身热自汗；气为血之帅，气虚致血液不能上荣于面，故面白少华；脾主运化，主四肢，脾虚则四肢倦怠无力，大便溏薄。郑老师据气血津液、脏腑辨证后治以补中益气汤加减。方中黄芪味甘微温，入脾、肺经，补肺气，实皮毛，益中气，升清阳，为方中君药，补中益气，升阳固表；配伍人参、炒白术、炙甘草补气健脾，与黄芪合用，增强补中益气之功。血为气之母，气虚日久，加用当归、白芍养血和营，助人参、黄芪补气养血；陈皮理气和胃，使诸药补而不滞；加以升麻升发中焦脾阳，柴胡升发下焦肝气，助黄芪升提下陷之中气。诸药合用，使气虚者补之，气陷者升之，气虚发热者，得此甘温益气而除之。

4. 鼻渊（鼻窦炎）治验

曹某，男，12岁，2012年9月7日主因“反复鼻塞、头痛3年，再发5天”初诊。

患儿因感冒后出现头昏，鼻塞，流浊涕，反复发作已3年，偶有头痛，精神不振，记忆力减退，曾服用抗生素病情反复，不见好转，5天前再发而请郑老师诊治。

刻诊：患儿鼻塞头痛，时有浊涕，前额昏沉闷胀，精神不振，口干少饮，体倦乏力，纳差，大便质稀，舌质淡胖、边缘齿痕，苔白腻，脉缓。X线检查示：窦壁黏膜肥厚，窦腔模糊混浊，透光度减低。鼻纤维内窥镜检查可见窦腔内有积液。

证属脾气亏虚，湿浊上壅。

治宜健脾益气，宣通鼻窍。方选补中益气汤合苍耳散加减。

处方：黄芪20g，党参10g，白术10g，升麻6g，柴胡6g，苍耳子12g，辛夷6g，白芷6g，薄荷6g，川芎10g，葛根15g，甘草6g。5剂，每日1剂，水煎服，服药期间忌服辛辣、蛋奶、油腻之品。

二诊（9月12日）：服上方鼻塞头痛、前额闷胀减轻，仍有浊涕。上方去川芎，加鹅不食草6g，黄芩10g，继服5剂。

三诊（9月17日）：服上方鼻塞消失，流涕止，精神振奋，纳可，二便可。患儿遂求根治之方。

处方：黄芪20g，党参6g，白术10g，升麻6g，柴胡6g，辛夷6g，白芷6g，炒苍耳子12g，乌梅10g，黄芩6g，甘草6g。7剂，隔日1剂，水煎服。嘱症状消失后，继服补中益气丸3个月以防复发。随访1年，未见复发。

【按语】郑老师认为，本案因病久脾气亏虚，清阳不升，湿浊上壅，肺窍不利，以致鼻塞头痛，涕液下流，余症皆为脾虚气弱之象。治在健脾益气，用补中益气汤补脾升阳，苍耳散宣通鼻窍，川芎、葛根升清降浊。药证相符，故收良效。

5. 遗尿症治验

周某，男，6岁，2009年10月17日主因"遗尿2年余"初诊。

主诉：遗尿2年余。

现病史：患儿3岁后仍夜间遗尿，甚者一夜数次，口服中西药物2年效果欠佳，遂请郑老师诊治。

刻诊：面色萎黄，四肢乏力，气短懒言，每日夜间不能自主排尿，父母叫醒困难，纳呆食少，大便不调，小便清。舌淡、苔白，脉弱。尿常规（－），X线腰骶部正位片（－），脑电图（－）。

证属脾肺气虚，肾水不摄。

治宜补中益气，益肾醒脾。方选补中益气汤加减。

处方：黄芪15g，党参10g，白术10g，柴胡6g，升麻6g，陈皮6g，砂仁6g，制鱼鳔6g，炙甘草3g。7剂，每日1剂，水煎服。

二诊（10月24日）：服上药后叫醒较前容易，其中两次自醒排尿。上方继服7剂。

三诊（10月31日）：遗尿基本停止，改为隔日1剂巩固疗效，又服10剂而愈。随访2年未见复发。

【按语】本案为遗尿脾肺气虚，肾水不摄所致，肺脾气虚，不能通调水道，致小便清长，频繁尿床。补中益气汤加砂仁醒脾，加鱼鳔补肾益精，是郑老师的用药经验，肾虚明显者合桑螵蛸散，肾阳虚者加附子，多收良效。

小结

补中益气汤是治疗脾胃病的经典方，由金元时期著名医家李东垣所创，首见于《内外伤辨惑论·卷中·饮食劳倦论》，亦见于《脾胃论·卷中·饮食劳倦所伤始为热中论》。其方药组成为：病甚、劳役热甚者，黄芪一钱（18g），甘草（炙）五分（9g），人参（去芦）三分（6g），当归（酒焙干或晒干）二分（3g），橘皮（不去白）二分或三分（6g），升麻二分或三分（6g），柴胡二分或三分（6g），白术三分（9g）。

功效为补中益气，升阳举陷。 主治脾虚气陷证及气虚发热证。方中重用黄芪，味甘微温，入脾、肺经，补中益气，升阳固表，为君药。配伍人参、炙甘草、白术补气健脾为臣，与黄芪合用，以增强其补益中气之功。血为气之母，气虚时久，营血亦亏，故用当归养血和营，协人参、黄芪以补气养血；陈皮理气和胃，使诸药补而不滞，共为佐药。并以少量升麻、柴胡升阳举陷，协助君药以升提下陷之中气；《本草纲目》谓“升麻引阳明清气上升，柴胡引少阳清气上行，此乃禀赋素弱，元气虚馁，及劳役饥饱，生冷内伤，脾胃引经最要药也”，共为佐使。炙甘草调和诸药，亦为使药。诸药合用，使气虚得补，气陷得升则诸症自愈。气虚发热者，亦借甘温益气而除之。

补中益气汤是李东垣“补中、升阳”思想的充分体现。郑老师在此思想基础上，对该方进行了诸多不同的阐释和发挥，拓宽了其应用范围，增加了其适用病种，不再拘泥于教材所论。郑老师认为补中益气汤之功用可从三方面来理解：一是补气健脾以治虚之本；二是升提下陷之阳气，以求浊降清升；三是治病必求之本，无论何病，有何变证，只要病机相同，皆可灵活加减而用之。

（张建奎　郑　攀）

八、七味白术散治验

1. 泄泻（婴幼儿腹泻）治验

马某，女，1岁6个月，2012年11月20日主因“泄泻7天”初诊。

患儿7天前因饮食不节出现泄泻，大便稀糊或如水样，夹有奶瓣，静脉滴注、口服抗生素、小儿泻速停颗粒、思密达等疗效不佳而来诊。

刻诊：神疲乏力，大便稀糊或呈稀水样、蛋花样大便，气味酸臭，腹胀，哭声低，喜父母抱，时有呕吐，纳差，小便短少。舌质红、苔白腻，指纹紫滞。大便常规：白细胞0～1/高倍视野，隐血试验（–）。

证属饮食伤胃，脾失健运。

治宜运脾和胃，消食止泻。方选七味白术散加减。

处方：人参6g，炒白术6g，茯苓6g，炒神曲6g，焦山楂6g，葛根6g，藿香6g，木香3g，砂仁3g。中药配方颗粒，2剂，每日1剂，分3次水冲服。

二诊（11月22日）：诸症减轻，效不更方，继服2剂而愈。

【按语】该患儿以泻下夹有不消化食物残渣，气味酸腐，脘腹痞满，不思饮食，舌苔厚腻，脉滑为特点。“饮食自倍，肠胃乃伤”，故投七味白术散加减治之，运脾和胃、消食止泻而收效。药切病机，收效亦著，4剂而愈。后期加强调理，郑老师非常赞赏江育仁教授“脾健不在补贵在运”的思想。“泄泻之本，无不由于脾胃”，所以，运脾化湿是治疗此病的关键。

2. 小儿暑热症（夏季热）治验

楚某，女，4岁10个月，2006年8月6日主因“发热2个月余”初诊。

患儿于6月1日开始不明原因的发热，伴精神不振、口渴多饮、纳差食少。经当地医院始按感冒治疗不效。因2004年、2005年曾有夏季发热病史，改按夏季热治疗，静脉补液7天，体温由最高39℃降至38℃以下，停药后又高热38℃以上。先后改用中药人参白虎汤、增液汤、养阴清肺汤等治疗均收效甚微，故请郑老师诊治。

刻诊：发热，体温在37.5～38.5℃，无汗、口渴、多饮，但不欲饮凉，精神疲乏，面黄白少华，食少纳呆，小便清长，大便不畅，舌淡红、苔白腻，脉濡弱。

证属脾虚湿困，湿郁化热。

治宜益气健脾，化湿生津。方选七味白术散加减。

处方：人参10g，炒白术10g，茯苓10g，葛根10g，藿香6g，生薏苡仁10g，佩兰10g，白蔻仁6g，甘草6g。3剂，每日1剂，水煎分3次服。服药期间忌服辛辣、生冷、油腻之品。

二诊（8月9日）：服上药后，体温在37.5～38℃，口渴较前减轻，有时可见微汗，精神较前趋好，进食显增，白腻舌苔变薄。原方继服7剂。

三诊（8月17日）：发热明显减轻，体温37.5℃左右，口渴多饮减少，食纳增加，白腻舌苔消退，舌见尖红，脉见弦象。湿邪已退，气阴尚虚。上方去藿香、生薏苡仁、佩兰、白蔻仁，加黄芪10g、麦冬6g、石斛6g、淡竹叶6g。再服7剂，诸症消失而愈，嘱明年立春后服补中益气丸3个月，以防复发。2007年遵医嘱服补中益气丸（浓缩），每次6丸，每日2次，服至“五一”节方停。果获良效，随访2年未见复发。

【按语】该患儿夏季热已3年，治不如法，未能控制，此次发病表现为一派脾虚湿困之症。脾喜燥恶湿，暑湿困脾，热蕴湿中，欲清其热首当祛湿，“湿去则热孤”，所以郑老师直投七味白术散去木香加佩兰、生薏苡仁、白蔻仁，以增强芳香化湿之力，3剂见效，继服7剂而诸症大减，而现“湿祛阴伤之证”，方中减藿香、佩兰、薏苡仁、白蔻仁，加黄芪以补气固表，麦冬、石斛以养阴，竹叶配麦冬以清心除烦，再服7剂而愈。春服补中益气丸3个月，乃郑老师常用“春夏养阳”之法，对于预防来年复发十分重要。

3. 厌食症治验

张某，男，7岁，2013年7月3日主因“厌食、纳呆3年余”初诊。

患儿为独生子女，平素甜食、零食较多，3年前患腹泻后纳食减少，食欲明显下降，时有恶心呕吐，头晕，寐差，大便不调。经几处诊治不效，且日见消瘦而慕名来诊。

刻诊：面色黄白少华，双气池色青，体消瘦，神疲乏力，食少，厌恶进食，寐差倦卧，小便清，大便偏干，舌质红、苔白腻，脉弱。查肝肾功能、血细胞分析无异常。

证属脾胃虚弱，纳运失司。

治宜益气健脾，化湿开胃。方选七味白术散加减。

处方：人参6g，炒白术10g，茯苓10g，木香6g，藿香6g，葛根10g，焦山楂10g，陈皮6g，佛手10g，砂仁6g，生姜6g，炙甘草6g。中药配方颗粒，6剂，每日1剂，分早晚2次冲服。

二诊（7月9日）：服上方后有思食感，大便顺畅。守方继服6剂。

三诊（7月15日）：食量明显增加，精神和悦，气池青色减退。改异功散调理2个月善后而愈，随访2年未见复发。

【按语】此患儿厌食为脾虚气弱，运化功能失常所致。《素问·痹论》曰："饮食自倍，肠胃乃伤。"若饮食过度，食积内停，气机不畅，则脾胃受纳升降失常，运化无力，浊阴不降，清阳不升，而见厌食、纳呆、头晕。故投七味白术散扶脾和胃；配砂仁、陈皮、佛手芳香醒脾；生姜温胃止呕，焦山楂化食开胃而收功。因脾为阴土，喜燥而恶湿；胃为阳土，喜润而恶燥。一阴一阳，一升一降，才能使脾胃枢纽转运正常。该患儿舌质红、苔白腻，脉弱无力，气池色青，为胃阳失展之象，故予七味白术散加减，益气运脾、和胃醒脾治之。

4. 小儿疳证（营养不良）治验

李某，男，3岁，2012年5月6日主因"消瘦、乏力2年余"初诊。

患儿2年来不思饮食，经多家医院给予中西药物口服诊治，疗效欠佳，而请郑老师诊治。

刻诊：消瘦，神疲乏力，面色少华，毛发稀疏，不思饮食，少言纳呆，大便干，舌质淡、苔薄白，脉细。

证属脾胃失和，纳化失司。

治宜益气健脾，消积助运。方选七味白术散加减。

处方：人参6g，炒白术6g，茯苓6g，葛根6g，藿香6g，木香3g，炮山甲3g，炙鳖甲10g，焦山楂10g，砂仁3g，大枣10g，炙甘草3g。中药配方颗粒，14剂，每日1剂，开水冲化，分2次口服。服药期间忌服辛辣、生冷、油腻之品。

二诊（5月20日）：服上药后，纳食增加，神疲乏力明显减轻，大便通畅，每日1次，面色见红润，舌淡、苔薄白，脉浮。守上方再调14剂，每日1剂，分2次口服。

三诊（6月5日）：诸症基本消失。饮食增加，面色转红，精神活泼，嘱其服参苓白术颗粒，每日1袋，分2次口服，服用2个月巩固疗效而愈。

【按语】该患儿多由喂养不当，导致中焦脾胃受损，运化失司，脾失升清，胃失和降，致胃不司纳，脾不生血而成疳证（疳气），脾不健则清难升，胃不和则谷难纳，故投七味白术散加减治之获效。体现了郑老师治疳“忌壅补，慎攻伐，平缓图”的学术思想。

5. 小儿便秘（功能性便秘）治验

田某，男，5岁，2013年10月12日主因“便秘5个月”初诊。

患儿自幼脾胃功能欠佳，易大便秘结，入幼儿园后上述症状加重，纳食减少，家长多次给予肥儿丸、健胃消食片等药稍有改善，但停药后仍不能自行排便而来郑老师门诊。

刻诊：便秘3～5日1次，大便不干而排出无力，伴腹胀，纳差，面色黄白，舌质淡、苔白腻，脉濡细。

证属脾虚气弱，传导失司。

治宜健脾益气，和胃生津。方选七味白术散加减。

处方：人参6g，生白术10g，茯苓10g，木香3g，藿香6g，葛根6g，当归6g，火麻仁6g，炒莱菔子3g，番泻叶1g，砂仁3g。中药配方颗粒，6剂，每日1剂，分2次冲服。服药期间忌食生冷之品。

二诊（10月18日）：服上药后，家长甚喜，大便已每日1次，且饮食增力，精神振作，上方去莱菔子继服6剂。

三诊（10月26日）：患儿食欲旺盛，面色有华，大便每日1次，上方去番泻叶，改隔日1剂巩固疗效。调理3个月停药。随访2年未见复发。

【按语】七味白术散有健脾益气，和胃生津之功。脾胃为气血生化之源，气机升降的枢纽。若脾胃虚弱，运化无权，脾升胃降失常，浊阴不降，影响大肠气机，致传导功能低下，糟粕内留而便秘。该患儿脾气素弱，传导失司而致便秘日渐加重，郑老师投七味白术散运脾和胃，加当归养血润肠；火麻仁润燥通便；配少量莱菔子、番泻叶助药力以降浊；砂仁醒脾开胃。药切病机，获效亦捷。

小结

七味白术散出自宋钱乙《小儿药证直诀》之四卷下：“治脾胃久虚，呕吐泄泻，频作不止，精液苦竭，烦渴躁，但欲饮水，乳食不进，羸瘦困劣，因而失治，变成惊痫，不论阴阳虚实，并宜服。”其方药组成为：人参二钱五分，白茯苓五钱，白术（炒）五钱，藿香叶五钱，木香二钱，甘草一钱，葛根五钱，（渴者加至一两）。功效主要是健脾益气，和胃生津。用于治疗脾胃久虚，津液内耗，呕吐泄泻频作，烦渴多饮。方中四君子汤甘温益脾；藿香叶芳香化浊，开胃健脾，木香和中理气，两药配伍以助脾运；葛根、甘草升阳鼓舞胃气，解肌热而生津除烦渴。全方补、运、升俱备，汇数法于其中，乃健脾益气、和胃生津之良药。

李东垣在《脾胃论·脾胃盛衰论》中曰："百病皆由脾胃衰而生也。"四季脾旺而不受邪，若脾胃虚弱，脾之运化、胃之受纳腐熟功能不足，可导致许多疾病。郑老师在临床中辨证属于脾胃虚弱，灵活运用七味白术散，治疗泄泻、便秘、暑温、厌食、疳积等多种儿科疾病，疗效显著。

（张建奎 郑 宏）

九、补阳还五汤治验

1. 痿证（皮肌炎）治验

朱某，女，11岁，1992年10月6日主因"皮肤出现红斑，下肢无力2年"初诊。

患儿于2年前全身皮肤出现红斑，两下肢无力，经北京某医院诊为"皮肌炎"住院治疗，3个月后病情缓解而出院，每日服泼尼松20mg维持。近半年来病情出现反复，红斑增多，两下肢无力加重而请郑老师诊治。

刻诊：患儿面部及全身遍布红斑，色紫黯，双下肢水肿，四肢无力以下肢为重，行走迟缓，下蹲后不能起立，大小便靠母亲扶持。大便溏，小便清，舌体胖、质淡红略紫，苔白腻，脉沉细。

证属气虚血瘀，脾虚湿注。

治宜益气化瘀，健脾燥湿。方选补阳还五汤合四妙丸加减。

处方：黄芪30g，当归6g，赤芍6g，川芎6g，红花6g，鸡血藤10g，苍术15g，怀牛膝10g，黄柏6g，炒薏苡仁15g，桂枝10g，蜈蚣1条。每日1剂，水煎分早晚2次服。

二诊（11月8日）：上方连服28剂，自觉四肢较前有力，红斑紫黯转红，下肢水肿减轻，皮下结节无明显缩小，饮食可，二便调，舌质淡紫、苔薄白，脉沉缓。守法加化痰、软坚、散结之品再调。

处方：黄芪60g，当归10g，赤芍10g，红花10g，川芎10g，鸡血藤15g，苍术30g，怀牛膝15g，炒薏苡仁15g，桂枝10g，夏枯草15g，昆布10g，海藻10g，生牡蛎15g，法半夏6g，陈皮6g。每日1剂，水煎分2次服。

三诊（12月15日）：上方连服35剂，病情进一步好转，下蹲可自起立，红斑开始消退，硬结变软变小，下肢水肿明显减轻，自行停用泼尼松。舌质淡红、苔薄白，脉较前有力。上方黄芪加至90g，继服。

四诊（1993年2月3日）：上方服42剂，继服至105剂时，诸症趋平，全身红斑大部分消退，硬结大部分消失，四肢肌力进一步增强，已能自行下蹲、起立及走路。经北京原住院医院复查血清肌酸磷酸激酶、醛缩酶等基本正常，医生称奇并鼓励继续中药治疗，患儿及其家长信心倍增。

处方：黄芪90g，当归10g，丹参15g，鸡血藤15g，苍术15g，怀牛膝15g，炒薏苡仁15g，桑寄生15g，川续断15g，生牡蛎15g，昆布10g，海藻10g，法半夏10g，陈皮10g。每日1剂，水煎分2次服。

守法出入，继服60剂，红斑、结块消失，全身皮肤恢复正常，四肢活动如常，已入校学习。为防复发，上方减量改隔日1剂，巩固疗效。连服3个月，至1993年6月诸症悉平，停药观察。再去北京复查，实验室检查正常。以后连续3年每年去北京复查均未见异常。随访10年未见复发，现已大学毕业成为一名教师。

【按语】“皮肌炎”属中医“痿证”“肌痿”范畴。本案患儿一派气虚血瘀、脾虚湿注之证，认为本病多由先天不足，气虚血瘀，脾虚湿注，痰浊内蕴，痰瘀胶结为患。故投补阳还五汤合四妙丸加化痰、软坚、散结之品而奏效，守法重剂再进，诸症递退，后期加入补肾强筋之味而收全功。虽仅11岁，方中黄芪用量至90g时并无塞中碍胃之弊，看来，纵辨证准确，然大虚还必以重剂补之，姑作临证用药之一得耳。郑老师如是说。

2. 葡萄疫（过敏性紫癜）治验

王某，男，12岁，2010年10月26日主因“双下肢皮肤反复紫癜1年余”初诊。

患儿1年前不明原因出现双下肢皮肤紫癜，经当地医院诊为“过敏性紫癜”住院治疗12日，症状消失出院。后多次反复出现，中西医多方治疗未能得到控制，而来请郑老师诊治。

刻诊：面色少华，风池气池色黯，双下肢散在紫癜，色淡紫而黯，纳差，乏力，懒言，大便不调，小便淡黄，舌体胖边有齿痕、质淡紫有瘀点，脉沉涩无力。当地医院近日检查结果示血、尿常规无异常；肝、肾功能未见异常；彩超双肾检查未见异常。

证属气虚血瘀，瘀阻血络。

治宜益气活血，化瘀消斑。方选补阳还五汤加减。

处方：黄芪30g，当归6g，赤芍6g，川芎10g，桃仁6g，红花6g，地龙6g，防风6g，川牛膝6g，桂枝6g，炙甘草6g。7剂，每日1剂，水煎分2次服。服药期间停用其他药物。

二诊（11月3日）：电话喜告，服3剂后紫癜减少，7剂后紫癜已大部分消失，询其是否复诊。嘱其原方继服7剂后复诊。

三诊（11月11日）：紫癜全部消退，面转有华，精神振作，饮食增加，二便调畅，舌淡红、苔薄白，脉趋平缓有神。其父母甚喜，要求根治之方。

处方：黄芪18g，赤芍6g，防风3g，炒白术10g，陈皮6g，砂仁6g，仙鹤草10g，炙甘草3g。中药配方颗粒，隔日1剂，分2次冲服。

四诊（12月15日）：上方连服1个月（15剂），诸症悉平。家长仍不敢停药。处方：黄芪15g，赤芍6g，防风3g。中药配方颗粒15剂，隔日1剂，分2次冲服。2011年1月停药。随访3年未复发，月经13岁初潮。

【按语】本案过敏性紫癜，反复发作1年有余，临床呈现一派气虚血瘀之象，郑老师抓住这一病机，直投补阳还五汤益气活血，血活则斑消。加防风助黄芪，且取王氏黄芪赤风汤之意；配川牛膝引药下行以达病所；伍桂枝温经通络并引药达肢；用炙甘草助黄芪补虚，并调和诸药，亦王氏黄芪甘草汤于其中矣。方切病机，见效亦著。可见郑老师应用王氏补阳还五汤经验之一斑尔。

3. 瘾疹（荨麻疹）治验

李某，女，16岁，2008年11月12日主因“反复全身风团5年”初诊。

患儿全身风团反复发作5年，剧烈瘙痒，此起彼伏，以夜间尤甚，大便2～3日一行。长年服用抗过敏药。曾服清热凉血、祛风止痒之剂治之罔效而来诊。

刻诊：风团色微红，四肢及躯干皮肤可见抓痕，舌质红有瘀点、苔微黄，脉细数。

证属气虚血瘀，风热郁络。

治宜益气活血，疏散风热。方选补阳还五汤合升降散加减。

处方：黄芪30g，当归10g，川芎10g，赤芍10g，桃仁10g，红花10g，地龙10g，蝉蜕10g，炒僵蚕10g，姜黄10g，酒大黄 10g。3剂，每日1剂，水煎分2次服。

二诊（11月15日）：患儿风团全部消失。原方再进7剂而愈。

【按语】荨麻疹病因复杂，多因外感风寒、风热之邪，或湿热内蕴，熏于肌肤，或气血不足，内外合邪致病。本案风团反复发作5年，用补阳还五汤合升降散有效者，以方测证，气虚血瘀、风热郁络可知。气虚血瘀为本，风热郁络为标，补阳还五汤补气养血、活血通络治其本，升降散散血分之郁热，祛在表之风邪，通里达表，化痰逐瘀而收功。

4. 遗尿症治验

王某，男，10岁，2013年8月8日主因“睡中遗尿已5年”初诊。

患儿3岁后仍睡中遗尿，曾到多家医院治疗，效果不显，慕名来郑老师门诊。

刻诊：面色萎黄，双气池色黯，形体瘦弱，神疲乏力，食少纳呆，夜间睡眠深，困睡不易唤醒，伴见畏寒怕冷，四肢欠温，大便稀溏，尿清长。舌质淡紫有瘀点、苔薄白，脉沉迟。尿常规检查正常，腰骶部X线片示：未见隐性脊柱裂。

证属气虚血瘀，肾阳不足。

治宜益气活血，温阳缩泉。方选补阳还五汤合缩泉丸加减。

处方：黄芪30g，当归6g，赤芍6g，川芎6g，桃仁6g，红花6g，益智仁10g，桑螵蛸10g，制附子6g，乌药6g，桂枝6g，炙甘草6g。中药配方颗粒，6剂，每日1剂，水冲服。服药期间忌食生冷、油腻之品，并综合膀胱锻炼法、心理治疗、行为学治疗。

二诊（8月14日）：服药6剂后，家长喜而来告，夜间遗尿次数减少，症状明显好转，效不更方，原方继服6剂。

三诊（8月20日）：近6日内只有1次遗尿，精神好转，畏寒已解，舌质转鲜活、苔薄白，脉平缓，家长唯恐复发，请求继续治疗。

处方：黄芪15g，当归6g，赤芍6g，川芎6g，红花6g，益智仁10g，炒白术10g，制附子3g，炙甘草6g。中药配方颗粒，15剂，每日1剂，水冲服。告愈。随访1年未见复发。

【按语】补阳还五汤具有益气化瘀通络之功，本案遗尿为原发性遗尿症，以气虚血瘀为主要病机特点，故采用补阳还五汤合缩泉丸加附子、桂枝温阳化气，固脬止遗而获良效。本遗尿症和中风虽病位、临床表现各异，但病机却基本相同，均为气虚血瘀，故投以补阳还五汤加味均可收效。临证重在着眼于“病机”，此即“治病必求于本”“异病同治”之意。郑老师如是说。

5. 血尿（IgA肾病）治验

付某，男，6岁，2011年11月14日主因“反复血尿、蛋白尿1年余”初诊。

患儿1年前感冒后出现尿检异常，尿常规：尿蛋白（++），红细胞（++++）。经多方治疗，效果欠佳。2个月前病情反复，行肾活检示：局灶增生型IgA肾病，诊断为IgA肾病（蛋白尿兼血尿型），足量激素治疗效果欠佳，尿蛋白减少，仍有肉眼血尿而来诊。

刻诊：患儿精神不振，四肢乏力，小便红赤，舌质黯红、苔薄白，脉涩无力。24小时尿蛋白定量：0.23g，尿常规：尿蛋白（+），尿红细胞（++++）/HP。

证属气虚血瘀，瘀热伤络。

治宜益气扶正，活血清热。方选补阳还五汤加减。

处方：黄芪30g，当归12g，赤芍6g，川芎6g，生地黄15g，桃仁3g，红花6g，益母草15g，白茅根15g，三七粉（冲）1g，琥珀粉（冲）1g。14剂，每日1剂，水煎分2次服。泼尼松片按原方案递减。

二诊（11月29日）：患儿肉眼血尿消失，舌质黯红、苔白腻，脉细数。血常规示：白细胞 7.2×10^9/L，血小板 265×10^9/L，中性粒细胞 42.3%，淋巴细胞52%。复查尿常规示：尿蛋白（+），红细胞（+）/HP。中药守上方去生地黄，加炒僵蚕6g，每日1剂，水煎分2次服。

三诊（12月27日）：上方连服28剂，尿检转（-），泼尼松片停用。舌淡红有瘀点，脉弱无力。守益气活血补肾法善后。

处方：黄芪15g，赤芍6g，防风3g，丹参10g，鹿角胶6g，蝉蜕3g，炒僵蚕3g，灵芝6g，陈皮6g，砂仁3g，炙甘草3g。中药配方颗粒剂，隔日1剂，分2次冲服。

上方连用3个月，复查尿常规、肝肾功能正常，自行停药。随访2年未复发。

【按语】本案血尿确诊为IgA肾病，郑老师结合患儿症状体征，辨病为血尿，证属气虚血瘀、瘀血化热。投补阳还五汤加减，益气活血，化瘀通络，顺利好转，减停激素，稳定了病情，最后以黄芪赤风汤扶正固本以防复发，果然奏效。

小结

补阳还五汤出自清代王清任之《医林改错》："此方治半身不遂，口眼㖞斜，语言謇涩，口角流涎，下肢痿废，小便频数，遗尿不禁。"其方药组成为：黄芪（生）四两（120g），当归尾二钱（6g），赤芍一钱半（5g），地龙（去土）一钱（3g），川芎一钱（3g），红花一钱（3g），桃仁一钱（3g）。功效为补气，活血，通络。主治：中风之气虚血瘀证。半身不遂，口眼㖞斜，语言謇涩，口角流涎，小便频数或遗尿失禁，舌暗淡、苔白，脉缓无力。本方重用生黄芪，补益元气，意在气旺则血行，瘀去络通，为君药。当归尾活血通络而不伤血，用为臣药。赤芍、川芎、桃仁、红花协同当归尾以活血祛瘀；地龙通经活络，力专善走，周行全身，以行药力，亦为佐药。全方的配伍特点是：重用补气药与少量活血药相伍，使气旺血行以治本，祛瘀通络以治标，标本兼顾；且补气而不壅滞，活血又不伤正。合而用之，则气旺、瘀消、络通，诸症向愈。

郑老师在临证时抓住气虚血瘀病机，按照"异病同治"的原理，应用本方治疗痿证、葡萄疫、瘾疹、遗尿、血尿等多种疾病，常获良效。

（张建奎　郑　宏）

十、六味地黄汤治验

1. 水肿（急性肾炎）治验

冯某，女，16岁，2012年9月7日主因"患急性肾小球肾炎半年余"初诊。

患儿半年前出现全身浮肿，经当地医院诊为"急性肾炎"。

刻诊：双下眼睑稍浮肿，伴头晕乏力、手心热，平素易感冒，纳差，大便溏薄，舌红少苔，脉细数。尿常规：尿蛋白（+）、红细胞（+）。

证属肾阴亏虚，余热未清。

治宜滋补肾阴，兼清余热。方选六味地黄丸合二至丸加减。

处方：熟地黄15g，山药12g，山茱萸10g，茯苓10g，牡丹皮9g，泽泻6g，仙鹤草15g，墨旱莲15g，女贞子15g，白茅根30g，益母草30g，甘草9g。7剂，每日1剂，水煎服。

二诊（9月15日）：尿检：尿蛋白（±），红细胞（+）。仍神疲乏力，舌紫暗，脉细数。上方加三七粉（冲）3g，14剂。

三诊（9月30日）：患儿病情稳定，尿常规检查：尿蛋白（-），红细胞（-）。继服中药15剂，诸症悉平。

【按语】阴虚邪恋为急性肾小球肾炎恢复期常见的类型，本案患儿患水肿半年致阴虚邪恋之证，故投六味地黄丸合二至丸加减滋补肾阴、凉血化瘀而收功。

2. 脏躁（情感交叉擦腿综合征）治验

白某，女，4岁8个月，2013年11月15日主因“发作性交叉、擦腿1个月”初诊。

1个月前家长发现患儿睡前无明显原因双下肢交叉紧贴，上下移擦，神情专注，置一切于不顾，直到面色潮红，呼吸气粗，头部汗出才停止。每次持续时间为4～5分钟，发作时神志清楚，可被打断，疑为癫痫，至我院查24小时动态脑电图无异常，考虑情感交叉擦腿综合征，门诊请郑老师诊治。

刻诊：形态消瘦，纳差，小便黄。舌质红、苔白稍黄，脉细数。实验室检查：尿常规正常。

证属肝肾阴亏，肝风内动。

治宜滋补肝肾，息风定志。方选知柏地黄汤加减。

处方：黄柏6g，知母6g，生地黄10g，山药10g，山萸肉10g，茯苓10g，牡丹皮6g，泽泻6g，龙胆草6g，茯神6g。5剂，每日1剂，水煎服。同时嘱家长配合治疗，对患儿加以教育诱导，尽量使其注意力转移到其他活动上。

二诊（11月21日）：发作症状减少，效不更方，再取5剂。

三诊（11月27日）：未发生摩擦。去龙胆草，加远志6g，再服5剂巩固疗效，停药后未再复发。

【按语】习惯性阴部摩擦症，属儿童的一种不良习惯，中医文献无此病名记载。但据其临床表现属肝肾阴亏，肝风内动。小儿稚阴稚阳之体，患病易寒易热、易虚易实。先天肾水不足，阴虚火旺，肝木失养，肝风内动，故可见两腿交叉移擦、面色潮红、气粗汗出等症。用知柏地黄汤滋阴降火，加龙胆草清热利湿，茯神、远志安神定志；同时配合诱导教育，转移其注意力。服药15剂而痊愈。

3. 乳疬（特发性中枢性性早熟）治验

高某，女，7岁，2009年10月11日主因"发现乳房硬结3个月余"初诊。

患儿于3个月前出现乳房疼痛，家长未予重视，近来发现患儿乳房隆起而来诊。

刻诊：患儿乳房隆起，内有硬结，触之稍痛，伴心烦易怒，五心烦热，盗汗，舌红、苔少，脉弦细数。体征：双侧乳核2.5cm×2.5cm，Tanner分期Ⅱ期，阴毛、腋毛未见，外阴未见明显色素沉着。查骨龄8.5岁，彩超提示卵巢已发育，LHRH激发试验提示中枢性性早熟，垂体核磁未见异常。

证属阴虚火旺，相火妄动。

治宜填补真阴，清泻相火。方选知柏地黄丸合丹栀逍遥散加减。

处方：知母10g，盐黄柏10g，生地黄8g，制龟板10g，牡丹皮6g，栀子6g，醋柴胡6g，全当归6g，生白芍6g，醋香附5g，夏枯草6g，生甘草5g。每日1剂，水煎服。

服用7剂后乳房疼痛消失，14剂后乳核基本消失。

【按语】性早熟是指女孩青春发育开始于8岁以前，男孩睾丸阴茎增大开始于9岁以前的一种内分泌疾病。本病的病变主要在肾、肝二脏，多数医家认为，本病是由肝郁化火或阴虚火旺、相火妄动所致。郑老师认为阴阳失衡是发病之根本，由于肝肾同源，肾阴不足，水不涵木，肝失条达，郁而化火，导致乳房胀痛，提前发育；阴阳失衡，相火妄动，冲任失调导致天癸早至。故填补真阴，清泻相火以治本，疏肝泻火以治标。郑老师常用知柏地黄丸合丹栀逍遥散加减，待乳房、阴茎等发育症状减轻后，常改为六味地黄丸加减以治本。

小 结

六味地黄丸系宋代钱乙的《小儿药证直诀》方之一，是钱乙从《金匮要略》的肾气丸减去桂枝、附子而成，原名"地黄丸"，用治肾怯诸症。《小儿药证直诀笺正》说："仲阳意中，谓小儿阳气甚盛，因去桂附而创立此丸，以为幼科补肾专药。"其方药组成为：熟地黄八钱（24g），山萸肉、干山药各四钱（各20g），泽泻、牡丹皮、茯苓（去皮）各三钱（9g）。功效为滋补肝肾。主治：肝肾阴虚证。腰膝酸软，头晕目眩，耳鸣耳聋，盗汗，遗精，消渴，骨蒸潮热，手足心热，口燥咽干，牙齿动摇，足跟作痛，小便淋沥，以及小儿囟门不合，舌红、少苔，脉沉细数。方中重用熟地黄滋阴补肾，填精益髓，为君药。山萸肉补养肝肾，并能涩精，取"肝肾同源"之意；山药补益脾阴，亦能固肾，共为臣药。三药配合，肾肝脾三阴并补，是为"三补"，但熟地黄用量是山萸肉与山药之和，故仍以补肾为主。泽泻利湿而泻肾浊，并能减熟地黄之滋腻；茯苓淡渗脾湿，并助山药之健运，与泽泻共泻肾浊，助真阴得复其位；牡丹皮清泻虚热，并制山萸肉之温涩。三药称为“三泻”，均为佐药。六味合用，三补三泻，其中补药用量重于“泻药”，是以补为主；肝、脾、肾三阴并补，以补肾阴为主，这是本方的配伍特点。

六味地黄丸开辟了养阴补肾之先河，被后世认为“补阴方药之祖”，临床应用日益广泛。许多病例在其病情演变过程中均可表现为肝肾阴虚证，郑老师临床上紧握病机，根据中医“证同治亦同”之原则，选用滋补肾阴之六味地黄丸为基础方加减治疗水肿、脏躁、乳房等多种疾病，疗效显著。

（张建奎　郑　宏）

十一、二甘汤治验

1. 食汗（多汗原因待查）治验

常某，女，12岁，2013年11月8日主因“饭时汗出3年余”初诊。

患儿近3年来，每在吃饭时即汗出，先头部次胸背部后及全身，汗出如雨，唯冷饮时很少有汗。经当地几家医院中西药治疗不效，且近半年来日渐加重而请郑老师诊治。

刻诊：面红有泽，语言洪亮，善饥纳多，畏热喜凉，手足心热，时有盗汗，每餐必先减衣，否则大汗如雨，浸透衣衫。大便不调，舌质红、无苔，脉沉细数。郑老师笑曰，记录一下患儿家长的联系电话，以备随访联系。遂告患儿父亲说，不要发愁，你孩子的病可以治。

证属胃热阴虚，食热迫津。

治宜滋阴清热，养胃敛汗。方选二甘汤加减。

处方：生甘草10g，炙甘草6g，五味子6g，乌梅10g，玄参10g，麦冬10g，莲子心3g，生姜1片，大枣3枚。7剂，每日1剂，水煎分早晚2次服。服药期间禁食辛辣、油腻、煎炸之品。

二诊（11月16日）：服上方3剂后食时出汗开始渐减，盗汗未发，手足心热亦减，7剂服完明显减轻。其父甚喜，要求继服此方。郑老师诊其脉现缓象，舌质红较前变浅，且有少量白苔出现，嘱加北沙参10g，继服7剂。

三诊（11月25日）：食时出汗基本消失，神爽脉静，胃和便调，上方去玄参、莲子心，生甘草减为6g，改隔日1剂，以善其后。嘱服7剂，其父唯恐复发，连服14剂，至12月24日电话喜告一切如常。随访1年未见复发。

【按语】郑老师讲，本案患儿乃一少见汗证，体禀阴虚，“胃中有热，食后复助其火”，火迫津泄，“汗出如雨”，正为二甘汤所主治。故投二甘汤，加玄参以增强其滋阴清热之力；“汗为心之液”，加莲子心、麦冬以清心除烦。方切病机，见效亦捷。二诊加北沙参再服7剂而诸症退。三诊几告痊愈，方中去玄参、莲子心，生甘草减量，补脾益胃善后而收全功。

2. 厌食症治验

张某，男，2岁6个月，澳大利亚悉尼人，2010年10月8日主因“纳差食少1年余”初诊。

患儿足月顺产，出生体重3.6kg，母乳喂养，1岁4个月断奶后一直食欲减退，食量较同龄小儿显著减少。经本国医院及我国广州、北京等地医院均诊为“厌食”，用西药、中药、推拿、外治（贴厌食膏）等治疗，虽时有好转，终未能获得满意疗效，慕名请郑老师诊治。

刻诊：患儿面色萎黄，风池气池色略紫，形体偏瘦，体重12.6kg，食少纳呆，食量约为同龄儿童的1/2偏下，夜卧不宁，乏力懒言，手足心热，心烦易怒，大便色暗为稀糊状，每日1次，舌嫩红、无苔，脉沉细弱，除血色素略低外，肝肾功能、电解质、肝胆脾胰彩超检查均未见异常。微量元素检查报告：锌略低。

证属脾阴不足，胃失濡养。

治宜补脾益阴，养胃醒脾。方选二甘汤加减。

处方：炙甘草3g，生甘草3g，乌梅6g，五味子3g，生姜2g，大枣6g，砂仁2g，石菖蒲3g，玫瑰花3g。7剂，每日1剂，水煎分3次服。

二诊（10月15日）：上方服至第5剂时患儿胃口见开，食量增，夜卧也较前平稳，其母十分满意。上方再服7剂，每日1剂，水煎分2次服。

三诊（10月23日）：食量再增，大便已成形，舌转淡红现薄白苔，心烦消失，脉现缓象。拟返悉尼，请求久服之方。上方去生姜，加太子参5g，炒白术5g，焦山楂3g。改中药配方颗粒，隔日1剂，分2次用玫瑰花水调服（时因配方颗粒无此品种）。1个月后电告患儿饮食大增，体重增加，睡眠平稳，精神活泼，如无病样。嘱其停药观察，注意饮食调节，加强科学喂养，增加户外活动，适时体格锻炼。随访5年未见复发，生长发育正常。

【按语】本案患儿厌食达1年有余，中药益气健脾、消食和胃屡进不效。郑老师细辨脉证，以脾阴不足，胃失濡养论治，投二甘汤补脾益阴以治其本，加砂仁醒脾开胃，石菖蒲醒脾怡心，玫瑰花“柔肝醒胃”（《本草正义》）。全方配伍巧妙，药少量轻，药切病机，7剂见效，14剂诸症趋平。最后去生姜，加太子参、白术、焦山楂，运脾开胃，善后而愈。该患儿父亲祖籍中国山东，侨居澳洲，在给郑老师的短信中这样写道：郑老师，您高尚的医德，精湛的医术，代表了中华民族传统医学的精华。我儿子的病花了如此少的钱，用了如此短的时间获得痊愈，彰显了我们中国医学的伟大，您的医术、您的精神将在澳洲传颂！

3. 咳嗽（支气管炎）治验

孙某，女，6岁，2001年10月12日主因“咳嗽4个月余”初诊。

患儿4个月前因受凉后咳嗽，经多处治疗，均诊为“支气管炎”，用西药头孢、阿奇霉素、红霉素等多种抗生素及中药治疗均未能治愈而来诊。

刻诊：患儿体偏瘦，唇鲜红，面色淡黄而颧红，咽轻红，咳而无痰，昼轻夜重，咳则连连，十分痛苦，兼有盗汗、纳谷不香、倦怠乏力、大便偏干、小便略黄，舌质红、苔少，脉沉细无力。郑老师细阅前医所投，麻杏石甘汤、桑杏汤、养阴清肺汤、沙参麦冬汤等，均已用过。

证属气阴两虚，肺失宣肃。

治宜养阴益气，润肺止咳。方选二甘汤加减。

处方：生甘草6g，炙甘草6g，五味子6g，乌梅6g，生姜3g，大枣6g，红景天6g，南天竹子3g。4剂，每日1剂，水煎分3次服。

二诊（10月16日）：咳嗽明显减轻，盗汗止，食欲增，其母赞不绝口：“郑老师名不虚传，后悔来晚了！”舌红变淡，脉见缓象。效不更方，原方继服4剂。

三诊（10月20日）：诸症基本消失。上方去南天竹子，加炙黄芪10g，继服7剂善后而愈。随访1年未见复发。

【按语】该患儿咳嗽昼轻夜甚达4个月有余，前医用麻杏石甘汤、桑杏汤、养阴清肺汤、沙参麦冬汤等多方不效，郑老师投二甘汤养阴清热，补脾润肺，敛阴止咳；加红景天与炙甘草、大枣、五味子补虚固本；加南天竹子以镇咳；伍生姜辛甘化阳，阳中求阴，降逆止咳。全方味少量轻，配伍巧妙，4剂显效，8剂症消，最后加黄芪益气健脾而收全功。

4. 葡萄疫（过敏性紫癜）治验

宋某，男，10岁，2011年5月12日主因“双下肢皮肤紫癜反复发作2年余”初诊。

患儿于2年前不明原因发现两下肢皮肤紫癜，当地医院诊为过敏性紫癜，住院治疗20余日症状消失。不日又发如前，经某大学附属医院诊为“过敏性紫癜”，应用激素等治疗症状消失。3个月后再发如前，且有加重，紫癜成斑。改请中医治疗，中药加激素治疗1个月余缓解。如此反复已2年余，时轻时重，伴左膝关节肿痛，一直未能控制而请郑老师诊治。

刻诊：四肢皮肤紫癜累累，以下肢为重，色中红，手足心热，心烦易怒，大便偏干，小便微黄，咽红，舌红、苔少，脉沉细弦。血尿常规、肝肾功能均未见异常。

证属阴虚热扰，脾失统摄。

治宜补脾敛阴，养血消斑。方选二甘汤加减。

处方：生甘草10g，炙甘草6g，乌梅15g，五味子10g，大枣15g，黄芪30g，当归10g，仙鹤草15g。7剂，每日1剂，水煎分2次服。

二诊（5月20日）：紫癜明显减少，患儿情绪稳定，舌现微薄白苔，脉见平缓。上方再服14剂。

三诊（6月5日）：皮肤紫癜消失，纳增便调，舌淡红、苔白薄。上方生甘草减为6g、乌梅减为10g、黄芪减为15g，改隔日1剂，继服14剂诸症悉平。2011年7月15日停药，随访2年未见复发。

【按语】本案紫癜反复发作2年余，查前医所用中药，犀角地黄汤、化斑汤、知柏地黄汤、桃红四物汤等均已用过，虽有缓解而终未能控制。郑老师以阴虚热扰，脾失统摄是辨。选二甘汤合当归补血汤加仙鹤草，且重用生甘草、乌梅以敛阴清其虚热；重用大枣、黄芪、仙鹤草以补虚摄血。配伍巧妙，7剂显效，又14剂紫癜消失，减量改隔日1剂善后而愈。随访2年未见复发。

5. 肝风证（儿童多发性抽动症）治验

李某，男，8岁，2011年5月12日主因“患多发性抽动症3年余”初诊。

患儿3年前不明原因出现眨眼、挤眉等症，未引起重视。数个月后出现转头、耸肩等，经当地医院诊为“儿童多发性抽动症”，给予硫必利等西药治疗，症状缓解，家长自行使患儿停药。2个月后又发如前，且伴喉发怪声，再服前药疗效不显，转请中医治疗，所投多为化痰泻火、平肝息风之剂，时轻时重，一直未能控制。后赴太原、西安、北京等地治疗，一度缓解，症状大部消失，未及停药又反复如前，严重影响孩子的学习与生活，父母心急如焚，前来请郑老师诊治。

刻诊：眨眼、摇头、耸肩、喉发吭吭怪声，精神疲惫，手足心热，心烦易怒，夜卧不宁，肢体震颤，大便偏干，小便色黄，舌红、无苔而少津，脉沉细而弦。

证属肝肾阴虚，肝风内动。

治宜滋补肝肾，柔肝息风。方选二甘汤加减。

处方：生甘草10g，炙甘草6g，五味子10g，乌梅15g，生地黄10g，白芍15g，制龟板15g，生龙骨15g，生牡蛎15g，天麻10g，地龙10g。14剂，每日1剂，水煎分早晚2次服。

二诊（5月28日）：服上方后症状减轻，情绪较前平稳，效不更方，原方继服14剂。

三诊（6月13日）：眨眼、摇头、耸肩减少大半，肢体震颤减少，舌质红色转浅，现出花薄白苔，脉亦较前趋缓，唯喉发怪声不减。上方去生地黄，加石菖蒲6g、炙远志6g。14剂，每日1剂，水煎服。

四诊（6月29日）：诸症大减，怪声已明显减少，父母甚喜，请求原方继服。守方再取30剂，每日1剂。

五诊（7月30日）：诸症基本消失，夜卧平稳，舌转淡红、苔薄白，脉平缓，调方如下。

处方：生甘草6g，炙甘草6g，五味子6g，乌梅10g，白芍10g，制龟板10g，天麻6g，地龙10g，桑寄生15g，木瓜10g，石菖蒲6g，制远志6g。隔日1剂，巩固疗效。连服15剂，电告患儿症状消失。嘱改3日1剂，再服1个月，于2011年9月底停药观察。随访3年未见复发。

【按语】该患儿抽动症时轻时重3年余，经郑老师用二甘汤为主方加减治疗5个月而愈。郑老师在讲解此案时说，“治外感如将，治内伤如相”，很多病欲速则不达，前服方药多全蝎、蜈蚣、防风、羌活等息风止痉、祛风散邪之品，燥以伤阴，阴愈伤而风愈动，欲息其风而风反不息也。故投二甘汤加减，酸甘化阴，柔肝缓急，守法缓调而收效。方中加菖蒲、远志化痰、开窍、宁心以治发声；后加桑寄生、木瓜以补肝肾，活经络，“肝肾同源”，病则治肝莫忘治肾矣。

小结

二甘汤出自《医学入门》，其方药组成为：生甘草、炙甘草、五味子，加生姜2片、大枣2枚、乌梅各等分。原为胃中有热，食后复助其火，汗出如雨而设。郑老师常将此方去生姜、大枣，郑老师认为该方甘酸化阴，益气敛阴，补肾涩精，补而不腻，正为小儿肺、脾、肾气阴亏虚者用。

（张建奎　郑　攀）

十二、封髓丹治验

1. 鼻渊（慢性鼻窦炎）治验

王某，男，8岁，2013年7月24日主因“鼻流浊涕反复发作3年，再发7天”初诊。

患儿始因感冒后鼻流浊涕，有时黄浊涕，诊为“鼻窦炎”，经头孢类抗生素治疗症状消失。以后反复发作，每年可达10次以上，经多家医院中西药治疗未能控制，特请郑老师诊治。

刻诊：消瘦，面黄，唇红，双气池色淡红，鼻塞，时流黄浊涕，大便偏干，小便黄。舌质红、苔黄微腻，脉沉微数。

证属阴虚内热，湿浊上泛。

治宜滋阴降火，宣肺通窍。方选封髓丹加减。

处方：黄柏10g，砂仁6g，黄芩10g，苍耳子6g，辛夷6g，薄荷6g，土茯苓10g，滑石10g，蒲公英10g，甘草6g。7剂，每日1剂，水煎早晚分服。

二诊（8月3日）：鼻塞通，流涕少，黄涕已消失，大便每日1行，舌质较鲜红，黄苔已退，脉细无力。原方去黄芩、滑石、蒲公英，加天冬10g、熟地黄10g、党参10g。7剂，每日1剂。

三诊（8月10日）：鼻塞、流涕消失，唇红、舌红转淡，现薄白苔，精神明显振作，其母请求根治之法。

处方：党参10g，熟地黄10g，黄柏10g，砂仁6g，五味子6g，乌梅6g，炙甘草6g。隔日1剂，水煎服。连服15剂（1个月），停药观察。随访2年，未见复发。

【按语】本案患儿鼻窦炎反复发作3年，表现阴虚火旺而兼湿热，郑老师投封髓丹合苍耳散加减，滋阴降火，宣肺通窍；加黄芩、滑石、蒲公英、土茯苓清热解毒，利湿降浊，7剂而诸症明显减轻。二诊去黄芩、滑石、蒲公英，加天冬、熟地黄、党参以益气补肾，敛阴固本而成三才封髓丹之剂。7剂邪退正复，守法善后1个月而愈。

2. 月经先期（小儿特发性性早熟）治验

刘某，女，9岁半，2012年7月9日主因“发现乳房发育2年，月经来潮3个月”初诊。

患儿家长2年前发现其乳房发育，当地医院诊为“单纯乳房早发育”，家长未予重视，间断服用知柏地黄丸治疗，病情未得到控制，半年前出现阴道分泌物增多，3个月前出现月经初潮，骨龄12岁，某医院诊为“特发性中枢性性早熟”，家长拒绝西药治疗，服用大补阴丸治疗，半个月前月经再次来潮，而请郑老师诊治。

刻诊：乳房发育，经期月经量多、色暗红，阴道分泌物量多、质清稀，伴口舌生疮、面色潮红、乏力头晕、五心烦热、盗汗、夜梦纷纭，时有遗尿，小便清长，大便干，舌尖红、苔白而润，脉沉细数无力。双乳发育Tanner分期Ⅳ期，阴毛Tanner分期Ⅲ期。

证属肾失封藏，相火偏旺。

治宜补肾固精，清泻相火。方选封髓丹加减。

处方：盐黄柏10g，砂仁6g，川黄连6g，肉桂1g，五倍子3g，仙鹤草6g，炒蒲黄6g，当归6g，益智仁6g，肉苁蓉6g。7剂，每日1剂，水煎服。

二诊（7月17日）：口疮消失，阴道分泌物减少，大便正常，未见遗尿，多梦减少，但乏力、头晕、盗汗不减。

处方：熟地黄10g，天冬10g，太子参10g，盐黄柏6g，砂仁3g，黄连6g，肉桂1g，炙龟板10g，炒蒲黄6g，仙鹤草10g，当归6g。14剂，每日1剂，水煎服。

三诊（8月2日）：乏力、头晕、盗汗、五心烦热大减，未见月经初潮。舌淡红、苔少，脉细数，上方去炙龟板、太子参，加生白芍10g、墨旱莲10g、女贞子

10g。14剂，每日1剂，水煎服。

四诊（8月18日）：未见月经来潮，分泌物量、色基本正常，纳眠正常，停药观察。随访2年未见复发。

【按语】郑老师讲到，肾藏精，为封藏之本，寓元阴元阳，主生殖，在女子肾上通于脑，下连冲任二脉而系胞宫，与其生长发育衰老及生殖功能的调节有密切关系。正常女童“七岁肾气盛，齿更发长，二七而天癸至，任脉通，太冲脉盛，月事以时下”。小儿肾常虚，易出现肾失封藏，阴不制阳，虚阳上浮，相火妄动，冲任失调，通盛失时，天癸早萌，月经提前而至。若只知知柏地黄丸、大补阴丸滋阴降火，而不知纳气归肾，引火归元，则会加重水火不济、阴阳失衡、相火妄动。本案患儿西医诊为性早熟，辨证属肾失封藏，相火偏旺；治当补肾固精，清泄相火，交通心肾，故投封髓丹合交泰丸交通心肾而收佳效。

3. 口疮（复发性口腔溃疡）治验

齐某，男，16岁，2008年8月16日主因“反复口疮4年，加重1年”初诊。

反复口疮病史4年，近1年来症状加重，每个月必发。常因疼痛影响饮食和学习，痛苦异常而请郑老师诊治。

刻诊：口中溃疡布于两颊，牙龈、舌缘约5处，红肿灼痛，心烦急躁，大便干。舌质红、苔白，脉沉数。

证属虚火上炎，肾水不足。

治宜清泻郁热，引火归元。方选封髓丹加减。

处方：黄柏15g，砂仁10g，蝉蜕6g，僵蚕10g，片姜黄6g，大黄3g，炒苍术10g，五倍子6g，玄参15g，肉桂3g，甘草10g。3剂，每日1剂，水煎分2次服。

二诊（8月19日）：药后口腔溃疡大半愈合，纳食渐增，大便通畅，守方再服4剂，诸症悉平。

2009年3月又发如前，仍用上方治疗而愈，随访2年未见复发。

【按语】郑老师认为脾开窍于口，舌为心苗，“诸痛痒疮，皆属于心”，口舌生疮总与心脾有关。多因风热外感，引动心脾两经内热，或过食辛辣厚味，致心脾蕴热，火热上炎，熏蒸口舌而成口疮。患儿反复发作，缠绵不愈，多为火邪内蕴，一触即发，时而上炎于口。郁闭之热无以外达，火郁当发，升降散升清降浊、宣郁散热，重在宣畅气机，有火郁发之之妙。本案反复发作，4年不愈，用封髓丹补土而伏火，合升降散清泄郁热，加玄参、肉桂引火归元而收全功。

4. 肝风证（儿童多发性抽动症）治验

孙某，男，6 岁，2013 年5 月11 日主因“间断性眨眼1 年余，肢体及面部抽动5个月”初诊。

患儿1年前无明显诱因出现眨眼，就诊于当地社区门诊，诊断为“结膜炎”，给予妥布霉素滴眼液治疗1周，疗效不佳，家长也未予以重视，继而出现面部及肢体抽动，偶有努嘴、耸肩、吸鼻症状，才开始求治。经多方求医治疗，症状时轻时重，仍反复发作，故请郑老师诊治。

刻诊：眨眼，喉中异声，耸鼻，努嘴，耸肩，急躁易怒，偶有秽语，注意力不集中，睡眠欠安，大便干，舌红、苔少，脉细数。

证属阴虚风动。

治宜滋阴潜阳，柔肝息风。方选封髓丹合大定风珠加减。

处方： 黄柏6g，砂仁3g，龟板12g，生地黄10g，白芍10g，火麻仁6g，生龙骨12g，生牡蛎12g，僵蚕6g，全蝎3g，蜈蚣1条，甘草5g。7剂，每日1剂，水煎分2次服。嘱家长多鼓励患儿并注意饮食、作息规律。

二诊（5月18日）：药后眨眼、清嗓症状明显改善，激动、紧张时仍眨眼、吸鼻、耸肩，急躁易怒较前改善，纳可，舌淡红、苔白，脉滑。继予前方14剂。

三诊（6月3日）：偶有耸肩、努嘴，余症状消失，眠安。上方去火麻仁，加木瓜6g、伸筋草6g，继服14 剂，诸症基本消失，时有肢体抖动，舌略红、苔少，脉沉弦细。

处方：黄柏3g，砂仁3g，当归6g，白芍10g，桑寄生10g，牡蛎10g，木瓜6g，伸筋草10g，怀牛膝10g，枸杞子6g，炙甘草6g。继服14 剂，诸症消失，随访2年未复发。

【**按语**】本案患儿出现抽动症状1年余，运动抽动、发声等症状丛生，郑老师抓住阴虚火旺，虚风内动之病机，直投封髓丹合大定风珠加减，滋阴降火，潜阳息风，7剂见效，14剂明显减轻，最后以小量封髓丹合养血柔肝、补肾强筋之剂而收全功。郑老师辨证准确，立法得当，遣方精要，配伍巧妙，攻补有序，可见一斑。

5. 脏躁证（儿童多动症）治验

刘某，男，10岁，2012年9月2日主因“多动、注意力不集中2年余”初诊。

患儿近2年来经常在课堂上东张西望，小动作不断，有时甚至随意走动、注意力不集中、记忆力下降、学习成绩下降，经多处治疗未见明显效果，才来郑老师门诊就诊。既往头颅CT及脑电图未见异常。

刻诊：患儿精神状态尚可，躁动，口干，五心烦热，夜间汗多，大便偏干，舌红，苔少，脉细略数。

证属阴虚阳亢，虚热内扰。

治宜滋阴降火，平肝潜阳。方选封髓丹加减。

处方：黄柏10g，砂仁6g，生地黄10g，枸杞子10g，山药6g，牡丹皮6g，石决明15g，龟板15g，生龙骨15g，天麻6g，白芍6g，甘草6g。7剂，每日1剂，水煎分早晚2次服。

二诊（9月9日）：患儿服上药后，性情较前缓和，盗汗减少，舌红减轻，效不更方，继服7剂。

三诊（9月16日）：患儿诸症减轻，上方去石决明，继服15剂，多动症状明显减轻。守上法调理4个月停服中药，改杞菊地黄丸服3个月。随访2年情况良好，学习进步。

【按语】本案患儿多动2年余，表现为阴虚阳亢、虚火内扰、水不涵木，给予封髓丹加减治之而收效，守法调理4个月症状显著减轻，最后改杞菊地黄丸巩固治疗，而收到良好效果。郑老师常讲，治疗多动症不可急于求成，要缓缓图之，反之则欲速不达。

小 结

封髓丹首见于元代许国祯编纂的《御药院方》卷六补虚门：“封髓丹降心火，益肾水，黄柏三两，缩砂仁一两半，甘草，上药捣罗为细末，水煮面糊稀和丸如桐子大，每服五十丸，用苁蓉半两，切作片子，酒一大盏，浸一宿，次日煎三四沸，滤去滓，送下，空心食前服。”功效为降火止遗。主治肾阴不足，相火妄动，夜梦遗精。方用黄柏坚肾清火为君；砂仁温运健脾，引五脏六腑之精归肾为臣；佐以甘草健脾益气，调和上下，清热解毒。且甘草配砂仁则有“补土伏火”之效。黄柏、甘草苦甘化阴，砂仁、甘草辛甘化阳，阴阳合化，交合中宫，水火既济，相火不再妄动。全方共奏纳气归肾、引火归元之效。

火神派鼻祖郑钦安谓："乃纳气归肾之法，亦上、中、下并补之方也。又能伏火，真火伏藏，则人身之根蒂永固，故曰封髓。"郑老师认为此方能治一切肾阴亏虚、虚火上冲之证，临床应用较为广泛，凡属肾阴亏虚或虚阳上浮所表现的诸疾如鼻炎、月经先期、肝风、口疮、脏躁等均可用该方治疗。

（张建奎　郑　攀）

十三、阳和汤治验

1. 鼻鼽（过敏性鼻炎）治验

宋某，男，5岁6个月，2013年11月24日主因"反复鼻痒、流涕6个月"初诊。

患儿已经某大学医院诊为过敏性鼻炎6个月，既往反复喘息、湿疹病史。早晚喷嚏较多，鼻塞、流清涕、鼻痒，平素畏寒怕冷、四肢欠温、小便清长。既往查支气管舒张试验阳性，肺CT 无殊。西药用舒利迭、顺尔宁治疗3个月，症状仍时轻时重，为寻中药治疗，就治于郑老师门诊。

刻诊：面白少华，风池、气池色淡青，早晚喷嚏连连，鼻塞，流清涕如水，鼻痒，大便溏，小便清，舌淡、苔白，脉迟细。鼻甲肥大色淡，鼻黏膜淡白。

证属脾肾阳虚，肺失宣肃。

治宜温肾培元，宣通鼻窍。方选阳和汤加减。

处方：熟地黄12g，鹿角胶6g，肉桂1g，白芥子3g，制附子3g ，麻黄3g，炮姜3g，炒白术6g，苍耳子3g，辛夷3g，炙甘草6g。7剂，每日1剂，水煎分早晚2次服。

二诊（12月2日）：患儿鼻塞、流涕症状明显减轻，肢体较前变暖，效不更方，上方再服14剂。

三诊（12月16日）：患儿鼻炎症状消失，嘱口服玉屏风散颗粒3个月善后。

【按语】《素问·宣明五气篇》曰："五气所病 …… 肾为欠，为涕。"此为鼻鼽从肾论治的理论基础。患儿素体阳气不足，不能温化津液，肺失宣肃则鼻塞、流涕。故取阳和汤为主方温补肾阳，加附子以增强温阳之力；加白术以健脾运津；加苍耳子、辛夷，伍麻黄以宣肺通窍，驱邪外出，果收良效。

2. 乳蛾（慢性扁桃体炎）治验

张某，男，6岁，2013年12月1日主因“反复扁桃体肿大1年余”初诊。

患儿近1年来反复扁桃体肿大，睡中打鼾，经多方治疗不效，又惧怕手术，而请郑老师诊治。

刻诊：面白少华，咽部不适，时伴咳嗽，偶咯白黏痰，鼻塞，流清涕，手足欠温，纳食稍差，大便时溏，小便清。查体，扁桃体Ⅲ度肿大，色淡，少量乳白脓点。双肺呼吸音未闻异常，舌体偏瘦，质淡红、苔白，脉沉细。

证属脾肾阳虚，寒痰凝滞。

治宜温阳补血，化痰通络。方选阳和汤加减。

处方：熟地黄15g，鹿角胶6g，肉桂1g，白芥子3g，姜炭3g，麻黄1g，炙甘草6g，猫爪草6g，黄芪15 g 。7剂，每日1剂，水煎分2次服。

二诊（12月8日）：自觉咽部较前舒适，扁桃体脓点消失，效不更方，原方继服14剂。

三诊（12月25日）：扁桃体明显缩小为Ⅱ度肿大，纳食好转，打鼾消失，手温见复，脉缓有神。守法调理3个月，乳蛾消，诸症悉除。随访2年未见复发。

【按语】本案患乳蛾1年余，表现为一派脾肾阳虚，寒痰凝滞之证，郑老师直投阳和汤温阳补血，化痰通络。加猫爪草以化痰散结，加大剂黄芪益气补脾，托里排脓，可谓点睛之笔。

3. 哮证（支气管哮喘）治验

王某，女，5岁，2013年11月6日主因“反复咳喘1年余”初诊。

患儿于1年前得喘疾，每遇寒即发，必数日乃愈。初则数月一发，后则一月数发，迭治不效。近1周患儿咳喘加剧，气逆而喘，动则加剧，遂来郑老师门诊治疗。

刻诊：喘息，咳嗽，咳吐痰涎，呼吸困难，面白唇青，头汗甚多，四肢不温，鼻流清涕，纳差，舌质淡胖、苔白，脉沉细。肺功能检查异常，支原体检查阴性。

证属饮邪内盛，阳虚寒凝。

治宜温阳散寒，补肾纳气。方选阳和汤加减。

处方：熟地黄10g，鹿角霜 10g，白芥子3g，麻黄3g，制附子3g，巴戟天6g，肉桂 3g，乌梅6g，生姜3g，防风6g，炙甘草3g。3剂，每日1剂，水煎服。服药期间忌食辛辣、生冷、油腻之品。

二诊（11月9日）：家长诉患儿服药1剂后，喘愈其半，痰亦大减，四肢转温，面色见红润。继服2剂，喘咳渐平，头汗亦止，饮食亦佳，行动自如。效不更方，原方再服3剂。

三诊（11月12日）：诸症基本控制，虑其根已深，非旦暮能除，更书一方嘱其常服。

处方：党参9g，茯苓9g，白术9g，鹿角胶6g，肉桂3g，淫羊藿6g，炮姜3g，白芥子3g，炙麻黄3g，炙甘草3g。中药配方颗粒，隔日1剂，连服3个月，随访半年，喘未复发。

【按语】秦伯未《谦斋医学讲稿》载有阳和汤治疗顽固性痰饮咳喘病案。久喘患者病情缠绵反复，正气溃散，故易致六淫之邪侵袭，六淫之邪又以寒邪居多，寒邪袭肺，痰浊内生，而阳和汤温、宣、补三法并用，用其治疗哮喘频发之本虚标实者甚为合拍。方中以炮姜、肉桂辛温助阳；鹿角胶、熟地黄填补精血，更有阴中求阳之妙，使肺中沉寒得温，痰滞易散；麻黄宣肺平喘，白芥子利气化痰，二药直捣巢穴；甘草乃止咳良药，又可调和诸药。全方配伍，补而不腻，使全身精血充足，阳气温煦，一切阴寒痰浊凝结之症得温补通散之力而消散。

4. 遗尿症治验

周某，男，11岁，2006年3月7日主因“尿床8年”初诊。

患儿自幼遗尿至今未愈，经针灸、外治、理疗及中药反复治疗，曾有间断数日至1个月者，不久又遗如前。腰椎头颅核磁检查，肝胆胰脾超声检查，血尿常规、肝肾功能检查等，均未见异常。所服中药多为补中益气汤、巩堤丸、缩泉丸等。

刻诊：面白萎黄，唇淡无华，头发稀黄，语音低微，畏寒怕冷，大便不调，小便清长，呼之难醒，每夜遗尿1～2次，醒后方知。舌淡、苔白，脉沉细无力。

证属肾气不固，膀胱失约。

治宜补肾温阳，固脬缩泉。方选阳和汤合缩泉丸加减。

处方：熟地黄24g，鹿角胶10g，肉桂3g，麻黄3g，怀山药15g，乌药10g，益智仁10g，炙甘草6g。7剂，每日1剂，水煎分早晚2次服。同时，指导家长对孩子进行排尿训练。

二诊（3月14日）：服上方7日内有1日自醒排尿，其母甚喜，请求再服此方，又取14剂。

三诊（3月30日）：诸症明显减轻，定时呼之较前易醒，半个月内只有3次尿床。精神明显振作，畏寒减轻，饮食增加，舌见淡红、苔白，脉现缓而有神。上方加黄芪15g，炒白术15g，继服14剂，诸症悉除。为善其后，上方调整如下。

处方：熟地黄15g，鹿角胶6g，肉桂1g，怀山药 10g，乌药6g，益智仁6g，黄芪15g，炒白术10g，炙甘草6g。10剂，3日1剂，水煎服。随访3年未见复发。

【按语】患儿遗尿达8年之久，临床一派肾阳虚之症，前服补中益气汤、巩堤丸、缩泉丸等为何不能治愈？郑老师讲到此案时说，肾气是靠肾精化生的，阳和汤中熟地黄、鹿角胶为君，大补肾精，精充则肾气化生有源，肾气自充，肾阳自旺，阳旺则阴寒自消；加以"肺为水之上源"，方中麻黄宣肺通阳，助肉桂、乌药等振奋阳气，虽量小而功效不可小视也。气化有序，开合有度，则遗尿自止。

5. 五更泄泻（小儿腹泻）治验

李某，男，9岁，2014年9月3日主因"腹泻1年余"初诊。

患儿平素少言寡语，易激惹恼怒，1年前无明显诱因而出现每至黎明泄泻，自感少腹胀满隐痛，便后坠胀感缓解，伴有四肢乏力，手足欠温，纳食稍差。曾用抗生素及中药四神丸等治疗，症状偶有改善，但仍未能治愈而请郑老师诊治。

刻诊：面色萎黄，风池气池色青。每于晨5时许腹痛而泄，大便稀，无脓血，泄后痛止。舌质淡、苔薄白，脉沉弦。

证属脾肾阳虚，肝气郁滞。

治宜温补脾肾，疏肝解郁。方选阳和汤合痛泻要方加减。

处方：熟地黄12g，肉桂3g，鹿角胶10g，制附子6g，炮姜3g，炒白芍10g，陈皮6g，炒白术10g，茯苓10g，醋柴胡6g，炙甘草6g。6剂，每日1剂，水煎服。

二诊（9月9日）：腹泻腹痛减轻，精神好转。上方继服7剂。

三诊（9月16日）：患儿服上药后，五更泄已止，每日起床后排便如常人。为巩固疗效，嘱服用七味白术散颗粒1个月。随访1年，未见复发。

【按语】本案患儿属"脾肾阳虚，肝气郁滞"。《血证论》云："木之性主疏泄，食气入胃，全赖肝木之气疏泄之，而水谷乃化。设肝之清阳不升，则不能疏泄水谷，渗泻中满之症在所不免。"脾气素虚，或有食滞，复因恚怒怫郁，肝气失于疏泄，黎明寅卯木旺之时，少阳之气萌动，阴气衰少而不能守，阳气始发而不能固，木乘土位，谷气下流而发为泄泻。故本案患儿采用温阳补虚之阳和汤，合疏肝健脾之痛泻要方而药到泻止。

小结

阳和汤出自清代名医王洪绪的《外科证治全生集》，其方药组成为：熟地黄一两（30g），麻黄五分（2g），鹿角胶三钱（9g），白芥子（炒研）二钱（6g），肉桂（去皮）一钱，研粉（3g），生甘草一钱（3g），炮姜炭五分（2g）。功效为温阳补血，散寒通滞。主治阴疽，如贴骨疽、脱疽、流注、痰核、鹤膝风等，患处漫肿无头，皮色不变，酸痛无热，口中不渴，舌淡、苔白，脉沉细或迟细。方中重用熟地黄温补营血，填精补髓；鹿角胶温肾阳，益精血。二药合用，温阳补血，共为君药。肉桂、姜炭药性辛热，均入血分，温阳散寒，温通血脉，为臣药。白芥子辛温，可达皮里膜外，温化寒痰，通络散结；少量麻黄，辛温达卫，宣通毛窍，开肌腠，散寒凝，为佐药。方中鹿角胶、熟地黄得姜、桂、芥、麻之宣通，则补而不滞；麻、芥、姜、桂得熟地黄、鹿角胶之滋补，则温散而不伤正。生甘草为使，解毒而调诸药。综观本方，温阳与补血并用，祛痰与通络相伍，可使阳虚得补，营血得充，寒凝痰滞得除，治疗阴疽犹如仲春温暖和煦之气，普照大地，驱散阴霾，而布阳和，故以“阳和汤”名之。

郑老师认为此方剂充分发挥了散寒通滞和温阳补血的作用。在临床中基本运用的疾病是阳虚寒凝，只要将此病机牢牢地掌握住，就可以将各种各样的疑难疾病进行广泛医治，不管病症是属于何种表现形式，其形式是多么的繁杂，都可以采用相同的方剂给予治疗。临床应用不应局限于治疗外科病，只要有阳气不足、寒痰瘀滞、阴寒凝结等证候存在，都可以运用此方剂加减给予相关的治疗，且获取良好的治疗效果。

（张建奎　郑　攀）

第三节　经验方选介

一、镇肝止咳汤

组成：柴胡6g，生白芍10g，代赭石10g，青黛1g，炒僵蚕6g，胆南星3g，硼砂（化）1g，甘草3g。此方为3～7岁用量，可随年龄增减。

用法：每日1剂，水煎分2～3次服。

功用：清热化痰，镇肝止咳。

主治：百日咳之痉挛性咳嗽，因肝木化火灼金（木火刑金）而出现痉挛性咳嗽者，临床辨证属《素问·咳论》肝咳、胆咳者。常用于西医学的百日咳痉挛性咳嗽、急慢性支气管炎、支气管肺炎等属“木火刑金”者。

加减：咳而呕吐者，加姜半夏、生姜；目睛充血者，加炒栀子、牡丹皮；伴肺胃阴虚者，加沙参、麦冬；面目浮肿者，加白术、茯苓。

方解：方中柴胡疏肝解郁以清肝热；白芍柔肝敛阴，平肝解痉；代赭石平肝潜阳，重镇降逆；青黛清热解毒，凉血泻火；僵蚕息风止痉，化痰散结，为治风痰之圣药；胆南星清热化痰，息风定惊；硼砂清热化痰；甘草祛痰止咳，调和诸药。全方配伍，共奏清热化痰、镇肝止咳之效。

镇肝止咳汤是郑启仲教授在“顿咳从肝论治”学术思想指导下创拟的治疗百日咳痉挛性咳嗽的专方。郑老师根据《素问·咳论》中“五脏六腑皆令人咳”等理论，结合自己的临床实践，于1986年提出了“顿咳从肝论治”的见解，对其病因病机、发病季节、临床特征、病愈规律进行了深入研究，认为小儿肝常有余，患病极易化火生风，顿咳初感在肺，继则化热化燥，引动有余之肝火，肝火循经犯肺，火灼肺金，炼液成痰；肝热则生风，风痰相搏，痰阻气机，气机不利，则痉咳剧作。阵咳之后，痰与胆汁呕出，则肝火得泄，气机暂畅，而咳休止。肝火再逆，风痰再动，则痉咳再作，这就形成了百日咳之典型见症。郑老师把这一病机概括为：“木火刑金，风痰相搏；其咳在肺，其制在肝。”主张“治从肝论，镇肝止咳”，创“镇肝止咳汤”一方。1985年10月至1988年9月用镇肝止咳汤观察百日咳痉咳期患儿240例，其中男137例，女103例；年龄最小者7个月，最大者12岁。用镇肝止咳汤7剂，每日1剂，水煎服。并设加味麻杏石甘汤为对照组。结果，治愈177例（73.7%），显效33例（13.8%），好转19例（7.90%），无效11例（4.6%），总有效率95.40%。对照组总有效率为71.7%。治愈的病例痉咳消失天数平均5.27天，对照组平均6.08天。该研究于1989年获河南省科技进步奖。郑老师论文“论顿咳从肝论治”在山东中医学院学报1986年第1期发表，同年被收入英国科技信息库。

方歌：郑氏镇肝止咳汤，柴芍赭黛胆星僵；
妙用硼砂同甘草，镇肝止咳功效良。

二、消风止咳汤

组成：荆芥6g，薄荷6g，蝉蜕6g，桔梗6g，木蝴蝶3g，生姜3g，乌梅6g，甘草3g。此方为3~5岁用量，可随年龄增减。

用法：每日1剂，水煎分2~3次服。

功用：疏风利咽，宣肺止咳。

主治：伤风所致的咽痒咳嗽，无痰或少痰，病程缠绵，或兼咽有异物感，时而清嗓而咳。常用于西医学的支气管炎、喉源性咳嗽、过敏性咳嗽、咳嗽变异性哮喘等。

加减：咳嗽日久见肺阴虚证者，去荆芥、生姜，加沙参、麦冬；见表虚自汗者，去薄荷，加玉屏风散；若咳嗽日久且在子时以后加重者，去薄荷，加金樱子、五味子。

方解：方中荆芥祛风解表且可止痒；薄荷疏散风热而利咽；蝉蜕疏散风热，息风止痉，利咽开音；桔梗宣肺利咽，祛痰排脓；木蝴蝶清肺利咽；生姜解表散寒，温肺止咳；乌梅敛肺止咳；甘草祛痰止咳，调和诸药。全方配伍，共奏疏风利咽、化痰止咳之效。

本方为郑启仲教授治疗小儿过敏性咳嗽的主方，其中荆芥、薄荷疏风利咽；蝉蜕、木蝴蝶清肺开音，息风止痉；乌梅、生姜一阴一阳，一敛一散，敛阴止咳，降逆止呕；桔梗利咽止咳，载药上浮，直达病所；甘草清热止咳，调和诸药。

方歌：消风止咳荆薄桔，蝴蝶生姜共蝉衣；
乌梅敛阴甘草济，祛风止咳功效奇。

三、麻杏金黄汤

组成：炙麻黄6g，苦杏仁6g，生石膏15g，金荞麦10g，黄芩10g，炒僵蚕6g，炙桑皮6g，甘草3g。此方为5~7岁用量，可随年龄增减。

用法：每日1剂，水煎分2~3次服。

功用：宣肺清热，化痰平喘。

主治：风热咳喘证。症见发热有汗，咳逆气急，鼻煽，口渴，痰稠而黄，舌红、苔白且少津或黄，脉浮数或指纹紫滞。常用于西医学的急性支气管炎、支气管肺炎、大叶性肺炎、病毒性肺炎、麻疹肺炎等。

加减：大便干者，加生大黄、瓜蒌；喘重者，加葶苈子；高热不退者，加大生石膏用量，另加羚羊角粉（冲服）。

方解：方中麻黄发汗解表，宣肺平喘；杏仁止咳平喘，润肠通便；石膏清热泻火，除烦止渴；金荞麦清热解毒，排脓祛瘀；黄芩清热燥湿，泻火解毒；僵蚕息风止痉，化痰散结；桑白皮泻肺平喘，利水消肿；甘草补益心脾，调和诸药。全方配伍，共奏宣肺清热、泻火排脓、化痰平喘之效。

方歌：麻杏金黄生石膏，僵蚕桑皮与甘草；

辛凉宣泄清解剂，化痰平喘疗效好。

四、红樱止咳汤

组成：红景天10g，金樱子6g，北沙参10g，麦冬10g，乌梅10g，南天竹子6g，炙甘草6g。此方为5～7岁用量，可随年龄增减。

用法：每日1剂，水煎分2～3次服。

功用：养阴润肺，化痰止咳。

主治：干咳痰少，肺阴不足。燥邪袭肺，肺失宣降，或久咳伤阴，咳多在夜间，久治不愈者，此方可治。常用于西医学的支气管炎、支气管肺炎、大叶性肺炎、咳嗽变异性哮喘等。

加减：燥咳初起者，加桑叶10g；盗汗者，加地骨皮10g；便秘者，加当归6g。

方解：方中红景天健脾益气，清肺止咳；金樱子补肾固精，“主补中，养神，益气力”（《神农本草经》）；北沙参养阴清肺，益胃生津；乌梅敛肺止咳，生津止渴；南天竹子敛肺止咳，清肝明目，治久咳喘息；炙甘草祛痰止咳，调和诸药。全方配伍，共奏益气养阴、补肾益精、敛肺止咳之效。

红樱止咳汤是郑启仲教授治疗小儿慢性咳嗽的经验方。方中金樱子一味系郑启仲教授的导师王瑞五先生的经验，“久咳不止金樱子”，可单味金樱子治久咳不止。郑老师传承王老学术经验，认为金樱子补肾固精，纳气敛肺，治肺虚久咳疗效确切。与红景天、沙参、麦冬、乌梅、南天竹子、甘草配伍，气阴双补，肺脾肾兼顾，用之得当，每收良效。

方歌：红樱止咳沙参冬，乌梅南天甘草同；

气阴两伤肾亏虚，久咳不止此堪用。

五、龙虎平喘汤

组成：炒地龙10g，虎杖12g，炙麻黄3g，杏仁6g，莱菔子10g，满山红10g，炒白果6g，生姜6g，甘草6g。此方为3～5岁用量，可随年龄而增减。

用法：每日1剂，水煎分2～3次服。

功用：宣肺化痰，降气平喘。

主治：哮喘。常用于西医学的小儿支气管哮喘、毛细支气管炎、咳嗽变异性哮喘等。

加减：咳重者，加南天竹子；喘重者，加白芍、炒苏子；痰多而黏者，加炒僵蚕；痰黄者，去生姜，加黄芩。

方解：方中地龙清肺平喘，通络息风；虎杖化痰止咳，降气平喘；麻黄发汗解表，宣肺平喘；杏仁宣肺降气，止咳平喘；炒莱菔子降气化痰，止咳平喘；满山红祛痰平喘而止咳；白果仁敛肺化痰定喘；生姜温肺散寒，化痰止咳；甘草调和诸药。全方配伍，共奏宣肺止咳、降气平喘之效。本方是郑启仲教授治疗小儿哮喘的经验方，在上述主治病症中辨证加减应用常收满意疗效。

方歌：郑氏龙虎平喘汤，麻杏白果与生姜；

莱菔甘草满山红，化痰平喘效堪称。

六、疏肝乐食汤

组成：醋柴胡6g，醋白芍10g，百合10g，醋郁金6g，焦山楂6g，佛手6g，炒谷芽6g，砂仁3g，甘草3g。此方为3～5岁用量，可随年龄增减。

用法：每日1剂，水煎分2～3次服。

功用：疏肝解郁，醒脾开胃。

主治：小儿厌食症。对不良饮食习惯，如高糖、高蛋白饮食，生活无规律、爱吃零食等；精神社会因素，如父母强求孩子不合理多吃、精神压力、恐惧、家庭不和、女孩怕胖、精神障碍等所致的厌食。可用于西医学的神经性厌食。

加减：便溏者，加炒白术；便干者，加生白术；气池色赤、便秘、苔黄者，加制大黄；睡中磨牙者，加钩藤；盗汗者，加虎杖。

方解：方中柴胡醋制疏肝解郁；白芍养血敛阴，柔肝缓急；百合滋养胃阴，清心养神；郁金行气解郁，活血止痛；焦山楂消食化积，行气活瘀；佛手疏肝解郁，理气和中；炒谷芽消食和中，健脾开胃；砂仁为“醒脾调胃要药”。全方配伍，共奏疏肝解郁、醒脾开胃之效。

“土得木而达”（《素问·保命全形论篇》）。“厌食从肝论治”是郑启仲教授从肝论治儿科疾病学术思想的组成部分，疏肝乐食汤是这一学术思想的成果之一，使不少厌食患儿恢复了健康。

方歌：疏肝乐食柴芍金，百合佛手甘草仁；
山楂谷芽炒焦用，肝郁厌食此方灵。

七、消积扶脾汤

组成：炮穿山甲3g，醋三棱6g，醋莪术6g，炒槟榔6g，醋五谷虫3g，焦山楂6g，炒麦芽6g，陈皮3g，砂仁3g，炒白术10g，炙甘草3g。此方为3～5岁用量，可随年龄增减。

用法：每日1剂，水煎分2～3次服。亦可用配方颗粒或制作散剂，冲服。

功用：消积导滞，扶脾和胃。

主治：小儿疳积。面色萎黄，发枯而疏，形体消瘦，腹部胀大，不思饮食，或有异嗜，大便或干或泻，夜卧不宁，舌淡红、苔白，脉细弱等。

加减：大便干结者，加制大黄；稀溏或泻者，去槟榔；腹胀大者，加炒莱菔子、全蝎；风池气池色赤者，加胡黄连、地骨皮；盗汗者，加虎杖；气虚明显者，加党参。

方解：穿山甲活血消症；三棱、莪术破血行气，消积止痛；槟榔消积导滞；五谷虫善消积化食；山楂化食行气，善消肉积；麦芽消食健胃；陈皮理气健脾；砂仁化湿行气，“为醒脾开胃之要药”；白术益气健脾；甘草补脾益气，调和诸药。全方配伍，共奏消积导滞、健胃扶脾之效。

疳积作为古代儿科四大证之一，随着我国人民生活水平的提高和医疗条件的改善，临床已不是儿科的主要病症，然而由于积滞仍较常见，治疗不当转为疳证者时有发生。“积为疳之本，疳为积之标”，所以有“治疳先治积”之说。消积扶脾汤就是郑启仲教授遵循这一学术思想所拟制的经验方，临床常以此方治疗小儿疳积而收良效。

方歌：消积扶脾棱莪甲，槟楂五谷麦陈砂；

白术甘草益脾胃，消补兼施效堪夸。

八、清燥止泻汤

组成：蝉蜕3g，炒僵蚕6g，姜黄3g，大黄1g，黄连2g，紫苏叶3g，乌梅6g，甘草3g。为半岁至2岁用量。

用法：每日1剂，水煎频服。

功用：升清降浊，清燥止泻。

主治：秋季腹泻属温燥泄泻者。发热，咳嗽，呕吐，腹泻，吐物酸腐，泻下臭秽如蛋花样水便，小便短黄，舌红、苔黄腻，指纹紫滞。

加减：病初流涕咳嗽者，加荆芥、桔梗；呕吐者，加姜半夏、生姜；发热、口渴者，加葛根。

方解：方中蝉蜕疏风清热，息风止痉；僵蚕祛风止痉，化痰散结，与蝉蜕共同升阳中之清阳；姜黄活血行气，大黄清热泻火，与姜黄同降阴中之浊阴，使毒邪从大便出；黄连清热燥湿，泻火解毒；紫苏叶解表散寒，行气宽中；乌梅涩肠止泻，敛阴生津；甘草补脾益胃，调和诸药。全方配伍，升降散升清降浊，合苏叶黄连汤清热和胃止呕，加乌梅、甘草酸甘化阴。苏叶伍蝉蜕、僵蚕，宣肺化痰止咳以清上焦之热；苏叶伍黄连，清热和胃止呕以安中焦；黄连伍大黄配乌梅、甘草，清热止泻敛阴以固下焦。全方配伍共奏升清降浊，清燥止泻之效。

郑老师根据秋季腹泻的特点提出“小儿秋季腹泻因燥起”的观点（见《光明中医》1995年第4期），认为脾喜燥乃平和之燥，若燥气太过，则脾为焦土，又安能为胃行其津液？胃喜润而恶燥，燥气伤胃后，脾又不能为其输布津液，胃又安能受纳？这样一来脾胃俱伤，脾失健运，胃不受纳，水反为湿，谷反为滞，清浊不分，升降失常，合污而下，泄泻乃作。并创拟“清燥止泻”一法和“清燥止泻汤”一方。方以升降散合连梅汤化裁，旨在升清降浊，清燥止泻，应用于临床得到了验证。

方歌：清燥止泻僵蝉连，苏甘姜梅与大黄；

升清降浊清温燥，吐泻兼作此方良。

九、升降制动汤

组成：炒僵蚕6g，蝉蜕6g，姜黄6g，大黄3g，制白附子3g，全蝎3g，穿山龙10g，生白芍10g，莲子心3g，甘草3g。此方为5～7岁用量，可随年龄增减。

用法：每日1剂，水煎分2次服。

功用：升清降浊，化痰息风，清心醒脑，通络止痉。

主治：小儿多发性抽动症、儿童多动综合征。

加减：大便干，舌苔黄者，加大大黄用量；有秽语者，加胆南星、石菖蒲；兼见血瘀者，加桃仁、红花；抽动在头面部者，加桔梗；抽动在颈部者，加葛根；抽动在四肢者，加桑枝；兼见肝肾阴虚者，加龟板、枸杞子、生龙骨、生牡蛎；兼见脾虚者，去大黄、白芍、穿山龙、莲子心，加党参、白术。

方解：本方由升降散、牵正散、芍药甘草汤化裁而成，方中僵蚕息风止痉，化痰散结，“为治风痰之圣药”；穿山龙活血通络；蝉蜕疏风散热，息风止痉，伍僵蚕升阳中之清阳；白附子祛风止痉，燥湿化痰，尤擅治风痰所致的头面诸疾；全蝎息风镇痉，通络散结；白芍柔肝敛阴，缓急止痛；莲子心清心安神，交通心肾；甘草调和诸药，配芍药以缓急。全方配伍，共奏升清降浊，化痰息风，清心醒脑，通络止痉之效。

升降制动汤是郑启仲教授在其“用升清降浊法治疗小儿多发性抽动症”学术观点指导下拟制的方剂。郑老师经过长期研究认为，小儿多发性抽动症为本虚标实之证，病位在五脏，主要表现在肝。病机为痰邪内扰，气机失调，升降失常，肝风内动。痰浊、风、火、瘀为其病理产物，亦为致病因子。痰浊与风、火、瘀相互胶结，导致多发性抽动症症状怪异、变化多端，反复发作，迁延难愈。其病机核心为气机失调，升降失常。其理论依据：①症多怪异，当责之痰；②脾常不足，多痰之源；③升降失常，抽动乃作。把多发性抽动症的病机概括为“痰邪内扰，气机失调，升降失常，肝风内动”。治疗之法当以“升清降浊、化痰息风”为要，创拟“升清降浊制动汤”（简称：升降制动汤）。郑老师说，升降制动汤的核心在升降散，其他均为配伍应用。杨栗山在描述升降散的所治证候中说：“如肉瞤筋惕者；……苦笑无常，目不能闭者；如手舞足蹈，见神见鬼，似风癫狂祟者；……但服此散，无不取效。”升降散本为温疫而专设，其病机总属三焦火郁，气机失畅。然究其组方，只要是气机失调而郁热者，都可运用升降散来调节脏腑气机，恢复阴阳气血平衡，其辨证运用的关键是气机失调，升降失常。吴鞠通云：“只治致痉之因而痉自止，不必沾沾但以痉中求之。”故升降散的升清降浊，调畅气机，为控制抽动之关键。

方歌：升降制动蚕蜕姜，莲附黄龙白芍将；
全蝎甘草共配伍，化痰息风功效强。

十、清漾汤

组成：猫爪草15g，炒僵蚕10g，刘寄奴10g，益母草15g，炒地龙10g，生黄芪15g，菟丝子15g，金樱子10g。此方为7～10岁用量，可随年龄增减。

用法：每日1剂，水煎分2次服。

功用：化痰活瘀，补肾固精。

主治：肾病综合征、慢性肾炎辨证属痰瘀互结而兼脾肾气虚者。

加减：清漾汤为治疗小儿肾病综合征的基本方，临床根据辨证加减运用。

方解：清漾汤方中，猫爪草化痰散结，解毒消肿；僵蚕息风止痉，化痰散结，为治风痰之圣药，与猫爪草配伍，化痰、散结、解毒；刘寄奴性温善走，能活血散瘀，通络疗伤；益母草活血调经，利水消肿；地龙清热息风，通络利尿，与刘寄奴、益母草共奏活血化瘀、通络利水之效；黄芪补气健脾，升阳举陷，利尿消肿；菟丝子补肾益精；金樱子补肾固精。全方配伍，共奏化痰、活瘀、补虚之效。

郑启仲教授认为，肾病综合征的病机为“本虚标实”。“本虚”为肺、脾、肾三脏亏虚；“标实”即“痰浊瘀血阻滞肾络”。由于肺、脾、肾亏虚，水湿内停，津液不化，日久则湿凝为痰，痰浊一旦形成，则成为一种致病因子，无处不到；痰为阴邪，易伤阳气，痰浊流注经脉，则壅塞脉络，阻碍气机运行，导致气滞血瘀，形成痰夹瘀血之证。痰阻则血难行，血瘀则痰难化，日久而成痰瘀互结，进一步损伤肺、脾、肾功能，从而形成了“虚生痰瘀，痰瘀致虚，痰瘀虚互为因果”的病机特点，致使小儿肾病综合征缠绵难愈。清漾汤是郑老师治疗小儿肾病的经验方，临床疗效确切。至于为什么叫“清漾汤”，郑老师说，肾者主水，清即水清，漾即碧波荡漾，言其肾病康复之意。

方歌：清漾汤用猫刘僵，芪龙益母金樱强；

补精莫忘菟丝子，肾病缓图服之良。

十一、六子定喘汤

组成：葶苈子6g，紫苏子6g，车前子10g，炒莱菔子10g，五味子6g，金樱子6g，海浮石10g，生姜6g。此方为5～7岁用量，可随年龄增减。

用法：每日1剂，水煎分2～3次服。

功用：降气化痰，止咳平喘。

主治：痰多咳喘。反复咳喘，痰多不消，久咳不止。常用于西医学的慢性支气管炎、哮喘反复发作。

加减：咳重者，加炙桑白皮；喘重者，加白果仁；大便稀溏者，去葶苈子加茯苓；大便干者，加瓜蒌仁；痰湿重者，加白术、茯苓。

方解：方中葶苈子泻肺平喘，利水消肿；紫苏子降气化痰，止咳平喘；车前子利水消肿，清肝明目；莱菔子降气化痰，消食除胀；五味子收敛固涩，益气生津，补肾宁心，治久咳虚喘；金樱子补肾固精，涩肠止泻；海浮石温肺化痰，止咳止呕。全方配伍，共奏降气化痰、止咳平喘之效。郑老师讲，该方寒温并用、降敛兼施、肺肾同治，尤对久咳不止、喘嗽痰多者效佳。方中车前子性滑利，利湿消痰而止咳，是郑老师的导师王志成先生的经验，是王老家传不宣之秘；金樱子治久咳是郑老师的导师王瑞五先生的经验，有“久咳不止金樱子”之训，王老常用金樱子一味治久咳而获良效。

方歌：六子定喘苏车葶，五姜莱菔海金生；

降气化痰通宣肺，平喘止咳此方灵。

十二、鹿天止鼽汤

组成：鹿角10g，巴戟天6g，桂枝6g，鹅不食草3g，生姜6g，炙甘草3g。此方为3～5岁用量，可随年龄增减。

用法：每日1剂，水煎分2～3次服。

功用：补肾温阳，温肺化饮。

主治：鼻流清涕。因肾阳不足，失于统摄在上之津液而鼻流清涕如水，遇冷加重，见热则减。常用于西医学的过敏性鼻炎、慢性鼻炎。也可治阳气虚于上，遇冷则鼻塞不通，得温则减。

加减：自汗时出者，加生黄芪；畏寒怕冷，四肢欠温者，加制附子；兼头痛者，加细辛、白芷。

方解：方中鹿角补肾助阳，亦可用鹿角胶、鹿角霜代之；巴戟天补肾助阳，祛风除湿；桂枝助阳化气，温通经脉；鹅不食草善通鼻窍，疗鼻塞；生姜温肺止咳，散寒解表；甘草调和诸药。全方配伍，共奏补肾温阳、温肺化饮之效。（注：方中鹅不食草为引经之药，3岁以下幼儿不宜使用，可用辛夷3g代之；3岁以上小儿也不宜超过3g，以免出现不良反应。）

方歌：鹿天止鼽鹅不食，桂姜甘草同舟济；

肾虚失固清涕下，标本兼顾此方奇。

十三、温阳通便汤

组成：制附子3g，大黄3g，砂仁6g，全蝎3g。此方为3～5岁用量，可随年龄增减。

用法：每日1剂，水煎分2次空腹服。

功用：温里散寒，消积通便。

主治：小儿冷积便秘。症见大便秘结，3~5日或7~8日一行，时腹冷痛，手足不温，舌淡、苔白，脉沉而迟。

加减：大便干如羊屎者，加芒硝；脘腹冷痛者，加干姜。

方解：方中附子补火助阳，散寒止痛；大黄泻下攻积，与附子合用，寒热并行，相反相成，附子之热制大黄苦寒之性，泻下冷积而无伤阳之弊；砂仁温中行气；全蝎性善走窜，搜风通络，与附子、大黄相伍，助附子温通经络，助大黄泻下荡积，治疗冷积便秘有使附子、大黄事半功倍之妙。

方歌：温阳通便治冷秘，附子大黄两相宜；
砂仁温脾行滞气，全蝎通络成妙剂。

十四、柴仙止痛汤

组成：柴胡6g，威灵仙6g，酒白芍15g，川芎10g，石菖蒲6g，莲子心3g，生甘草6g。此方为5～7岁用量，可随年龄增减。

用法：每日1剂，水煎分2次服。

功用：疏肝解郁，缓急止痛，清心醒脑。

主治：复发性头痛。包括情志不遂、精神紧张所致的偏头痛、紧张性头痛等。

加减：头痛剧烈者，加细辛；痰湿重者，加土茯苓；伴呕吐者，加姜半夏；偏头痛者，加白芷；巅顶痛者，加吴茱萸；血虚者，加当归；气虚者，加黄芪。

方解：方中柴胡疏散风热，解郁止痛；威灵仙祛风湿，通络止痛；白芍柔肝止痛；川芎活血止痛；石菖蒲开窍醒脑，宁神益志；莲子心清心安神，交通心肾。全方配伍，共奏疏肝解郁、缓急止痛、清心醒脑之效。

方歌：柴仙止痛用川芎，白芍甘草缓急功；
菖蒲细辛巧配伍，共除顽痛效力宏。

十五、小儿益智散

组成：人参10g，熟地黄15g，当归10g，醋龟甲10g，茯神10g，远志肉6g，石菖蒲10g，紫河车10g，鹿茸6g，冬虫夏草6g，升麻6g，全蝎6g，蜈蚣3条。

用法：散剂：上药精选，为细末，备用。1岁小儿每日3g，分2～3次温开水冲服。每增加1岁每日用量增加1g，增至每日6g即不再增加，此方作为5～7岁的最大用量。连服百日为1个疗程，可连服或休息20日再服第2个疗程。或用配方颗粒剂，参考上述用量。

功用：补肾健脑，益气生精，通窍益智。

主治：小儿五迟、五软。小儿脑瘫后遗症。

加减：气虚明显者，加黄芪15g、白术10g；运动障碍者，加怀牛膝10g、炒杜仲10g；肢体瘫软不用者，加制马钱子。（注：有毒，慎用。小儿用量：每日不得超过0.03g，且要从小剂量开始，婴幼儿慎用。）

方解：方中人参大补元气，补益脾肺；熟地黄补血养阴，填精益髓；当归补血调经，活血止痛；龟甲滋阴潜阳，养血补心；茯神宁心安神；远志安神益智，祛痰开窍；石菖蒲开窍醒神，宁神益智；紫河车补肾益精，养血益气；鹿茸补肾阳，益精血，强筋骨；冬虫夏草补肾益肺，止咳化痰；升麻清热解毒，升举阳气；全蝎息风止痉，通络止痛；蜈蚣息风止痉，攻毒散结，通络止痛。全方配伍，共奏补肾健脑，益气生精，通窍益智之效。

方歌：小儿益智参地归，鹿龟蝎蜈冬虫随；

茯升菖蒲立远志，河车健脑功效殊。

十六、黄蒲通淋汤

组成：一枝黄花6g，蒲公英10g，车前草10g，金钱草10g，生地黄10g，黄芩10g，滑石10g，甘草梢6g。此方为5～7岁用量，可随年龄增减。

用法：每日1剂，水煎分2次服。

功用：疏风清热，解毒通淋。

主治：泌尿系感染。如肾盂肾炎、膀胱炎、尿道炎等，症见发热恶寒、尿频、尿急、尿痛等。

加减：大便干、舌红、苔黄者，加生大黄；尿热痛者，加栀子；血尿者，加小蓟、茜草。

方解：方中一枝黄花疏风清热，消肿解毒；蒲公英清热解毒，利湿通淋；车前草清热解毒，利尿通淋；金钱草利尿通淋，解毒消肿；生地黄清热、凉血、止血；黄芩清热燥湿，泻火解毒；滑石利尿通淋，清利下焦湿热；甘草清热解毒，调和诸药。全方配伍，共奏疏风清热、解毒通淋之效。

方歌：黄蒲通淋车前草，地芩滑石甘草梢；

疏风解毒治热淋，金钱消肿方乃妙。

十七、保婴升降散

组成：蝉蜕6g，炒僵蚕6g，姜黄3g，生大黄3g，柴胡6g，青蒿6g，栀子6g，生甘草3g。此方为5～7岁用量，可随年龄增减。

用法：每日1剂，水煎服，或制作散剂，或用中药配方颗粒剂。用时，根据病情酌加黄酒 1小盅（约3mL）、蜂蜜1小勺（5～10g），冷服或温服。

功用：升清降浊，表里双解。

主治：表里三焦大热，常用于西医学的各种传染病。

加减：大便干结者，加大生大黄用量；高热口渴，汗出热不解者，去柴胡、青蒿，加生石膏；热盛伤阴者，加生地黄、麦冬。

方解：本方由升降散化裁而成，方中僵蚕息风止痉，化痰散结，“为治风痰之圣药”；蝉蜕疏风散热，息风止痉，伍僵蚕升阳中之清阳；姜黄活血行气，通经止痛；大黄清热泻火，凉血解毒；柴胡解表退热，疏肝解郁；青蒿清虚热，退骨蒸；栀子泻火除烦，清热利湿；甘草调和诸药。全方配伍，共奏升清降浊，表里双解之效。

方歌：保婴升降柴蝉僵，大黄姜黄共为良；

青蒿栀子生甘草，温犯三焦此方妙。

十八、加减百合固金汤

组成：百合10g，熟地黄6g，当归6g，麦冬6g，川贝母3g，五味子6g，乌梅6g，五倍子3g。此方为5～7岁用量，可随年龄增减。

用法：每日1剂，水煎分2～3次服。

功用：滋补肺肾，敛阴止咳。

主治：肺肾阴伤，久咳不止。

加减：火旺者，熟地黄易生地黄，加玄参；盗汗者，去麻黄，加地骨皮、虎杖。

方解：方中百合养阴润肺，清心安神；熟地黄补血养阴，填精益髓；当归补血调经，活血止痛；麦冬养阴润肺，益胃生津；川贝母化痰止咳；五味子收敛固涩，益气生津；乌梅敛肺止咳，生津止渴；五倍子敛肺降火，止咳止汗。全方配伍，共奏滋补肺肾，敛阴止咳之效。

方歌：加减百合固金汤，当归麦味熟地黄；
川贝乌梅五倍子，阴虚久咳功效良。

（郑　攀）

第四节　外治单验方

一、清源散

组成：白附子8份，炒地龙2份。

主治：滞颐（小儿流口水）。

制法：上方共为细粉，名曰“清源散”（止其流者，截其源之义），装瓶备用。

用法：取清源散6g，醋调为膏，制成药贴2张，睡前敷于双涌泉穴，次日晨起时去掉，连用7天为1个疗程。停药观察15天，不愈者可再用1个疗程。一般1个疗程即可。

禁忌：对本药过敏者禁用。

二、控泉散

组成：远志肉10g，莲子心10g，小茴香30g，大茴香30g，公丁香10g，母丁香10g。

主治：小儿遗尿（功能性）。

制法：上药共为细粉，名曰“控泉散”，装瓶备用。

用法：取控泉散1～2g，与鲜韭菜（切碎）适量，共捣如泥，制成膏贴1张，睡前贴于患儿脐部，次日晨起去掉，连用7天为1个疗程。如需再用第2个疗程时，需在第1个疗程后休息3天再开始第2个疗程，用3个疗程不效者不再使用。

禁忌：对该散或其中任何成分过敏者禁用。

三、调气散

组成：人参10g，五灵脂10g，千斤拔10g，升麻10g，桔梗10g，枳壳10g，沉香10g，乌药10g，青皮10g，木香10g。

主治：小儿腹股沟斜疝。

制法：上方共为细粉，名曰“调气散”（调治疝气之义），装瓶备用。

用法：睡前取调气散1～3g，与鲜小茴香苗（尖部，切碎）适量，共捣如泥，制成药贴1张，贴于患儿脐部，次晨去掉，隔日1次，连用15次（30天）为1个疗程。如为便秘者，需配合内服药调治便秘。

禁忌：对本方过敏者禁用。

四、理湿散

组成：猫爪草（炒黄）10g，苍术（土炒）10g，防风（轻炒）10g，白芷（炒黄）10g，荆芥穗（轻炒）10g，黄柏（炒老黄）10g，珍珠粉10g，冰片2g。

主治：婴儿湿疹。

制法：方中前6味共为细粉；再加入珍珠粉，掺匀；最后加入冰片研匀。装瓶，密封，备用，即得“理湿散”。

用法：湿者，用理湿散直接撒于患处，量不宜多，每日撒2～3次，结痂脱落后湿疹即愈。干者，取理湿散适量，用香油（芝麻油）调为糊状，涂于患处，每日1～2次，直至痂脱痊愈。

禁忌：对本方过敏者禁用。

五、黄龙油

组成：黄柏10g，五爪龙10g，紫草10g，凌霄花10g。

主治：带状疱疹。

制法：取香油（芝麻油）50毫升，放铁锅内，置火上加热至油沸。依次放入黄柏、五爪龙、紫草、凌霄花，炸至药枯为度。将油滤出，即得“黄龙油”，备用。

用法：用医用棉签蘸黄龙油涂患处，少量多次为宜，约每2小时涂1次。止痛效果甚佳。

禁忌：对本油过敏者禁用。

六、跟痛灵

组成：川芎30g，细辛10g，威灵仙30g，冰片3g。

主治：足跟骨痛。不红、不肿，走路时足跟疼痛加重，平卧时减轻。

制法：上方前3味共为细粉，再研入冰片，装瓶，密封，备用，名曰“跟痛灵”。

用法：用纯棉布做成约5cm×5cm大小的布袋，装入跟痛灵7～10g，缝口。平放在鞋中足跟底部。夜间可将药袋敷于足跟底部，用布固定，次日取下仍放鞋中。3天更换一次药粉。一般7～10天疼痛可止。多用于中老年人。

禁忌：对本方过敏者禁用。血压高者慎用。

（郑　攀）

第四章 用药心悟

一、青 黛

青黛，咸，寒，归肝经。功效：清热解毒，凉血止血，清肝泻火。主治：温病热毒斑疹，血热吐血，衄血，咯血，肝热惊痫，咽喉肿痛，丹毒，痄腮，疮肿等。《本草求真》云："青黛，大泻肝经实火及散肝经火郁。故凡小儿风热惊痫，疳毒，丹热痈疮、蛇犬等毒，金疮血出，噎膈蛊食，并天行头痛，瘟疫热毒，发斑、吐血、咯血、痢血等症，或应作丸为衣。或用末干掺，或用水调敷，或入汤同服，或做饼子投治，皆取苦寒之性，以散风郁燥结之义。"

郑启仲教授取其清肝泻肺之功，用来治疗顿咳，提出"木火刑金，风痰相搏"是顿咳痉挛性咳嗽的主要病机，并提出了"镇肝止咳"的治法。其创制了"镇肝止咳汤"一方（见《郑启仲儿科经验撷粹》，人民军医出版社2013年第1版，第235页）。药物组成：柴胡6g，生白芍10g，代赭石10g，青黛1g，炒僵蚕6g，胆南星3g，甘草3g。以上剂量为3～5岁用量，可随年龄增减。为了验证镇肝止咳汤的疗效，郑老师曾于1977—1980年，用上方治疗百日咳210例，以7天为观察时限。结果：显效（痉咳消失）168例，占80.00%；有效（痉咳减少）37例，占17.60%，总有效率为97.60%；无效（症状改善）5例，占2.40%。临床凡咳嗽属肝火犯肺者均在辨证论治基础上加青黛而收满意疗效。

【病案举例】

林某，女，6岁，2008年5月6日以"咳嗽、呕吐1个月余"为主诉初诊。

患儿1个月前始有咳嗽，当地社区医院按支气管炎治疗（用药不详），咳不减反而加重，呈阵发性痉挛性咳嗽，咳吐痰涎及胃内容物。改服中药麻杏石甘汤合止嗽散，加葶苈子、川贝等治疗，亦未见痉咳减轻而来诊。

刻诊：痉挛性咳嗽每日发10余次，咳时伴两胁疼痛，患儿颜面轻度浮肿，右目睛出血。湿热体质。舌质尖边红、苔黄腻，脉滑数。

诊断：顿咳。西医诊断：百日咳（痉咳期）。辨证：木火刑金，痰热郁肺。治法：清肝泻火，化痰止咳。方药：镇肝止咳汤加减。

处方：柴胡6g，生白芍12g，代赭石12g，青黛3g，炒僵蚕9g，黄芩6g，姜半夏3g，栀子6g，牡丹皮6g，甘草3g。3剂，每日1剂，水煎服。

二诊（5月10日）：痉咳次数减少，舌红减轻，黄腻苔见退，上方继服3剂。

三诊（5月13日）：痉咳大减，每日1～2次，目睛红赤消退大半，舌转淡红、苔薄白，脉平缓，饮食增加，二便调。上方去青黛、牡丹皮，继服4剂，诸症悉平。

（张建奎）

二、白 矾

白矾，酸、涩，寒，归肺、脾、肝、大肠经。功效：外用解毒杀虫，燥湿止痒；内服止血止泻，祛除风痰。主治：外治用于湿疹，疥癣，聤耳流脓；内服用于久泻不止，便血，崩漏，癫痫发狂。《本草纲目》云："矾石之用有四：吐利风热之痰涎，取其酸苦涌泻也；治诸血痛，脱肛，阴挺，疮疡，取其酸涩而收也；治痰饮及泻痢，崩、带，风眼，取其收而燥湿也；治喉痹痈疽，蛇虫伤螫，取其解毒也。"痫证是一种发作性神志失常的疾病，俗称羊痫风。后代医家多认为本证系各种因素导致"脏气不平""痰涎壅塞"所致。如《三因极一病证方论·癫痫叙论》云："夫癫痫病，皆由惊动，使脏气不平，郁而生涎，闭塞诸经，厥而乃成。"《丹溪心法·痫篇》也指出本证之发生"非无痰涎壅塞，迷闷孔窍"。

郑启仲教授认为白矾酸苦涌泻而能祛除风痰，治疗癫痫在柴胡加桂枝龙骨牡蛎汤加入白矾（白金丸）后疗效能明显提高，临床症状消失，且脑电图明显改善，亦未见不良反应。

【病案举例】

孙某，男，5岁，2008年3月22日以"间断面部抽动半年"为主诉初诊。

患儿半年前无明显原因出现面部抽动，每次持续数秒，可自行缓解，发作时意识清楚，每日发作3～5次，无明显肢体症状，曾在我院做24小时脑电图提示癫痫，家长恐西医副作用而请郑老师治疗。

刻诊：神志清，精神佳，面色萎黄，声音响亮，纳食可，二便正常。舌质红、苔白腻，脉弦。

诊断：痫证。西医诊断：癫痫。辨证：肝气郁结，痰浊内蕴。治法：疏肝解郁，化痰息风。方药：四逆散加减。

处方：柴胡5g，枳实5g，白芍10g，川黄连5g，姜半夏5g，天南星6g，白附子5g，生龙骨10g，生牡蛎10g，全蝎5g，炒僵蚕5g，红景天10g，甘草5g。7剂，每日1剂，水煎服。

二诊（3月30日）：服上药期间发作较前稍减少，每日发作2～3次。流鼻血2次，大便稍干，咽不利，舌淡、苔白，脉沉弱，改为柴胡加龙骨牡蛎汤加减。

处方：醋柴胡6g，姜半夏6g，黄芩6g，党参10g，茯苓10g，桂枝3g，酒大黄3g，生龙骨10g，生牡蛎10g，全蝎5g，制鱼鳔10g，甘草10g。7剂，每日1剂，水煎服。

三诊（4月6日）：患儿每2～3日发作1次，上方加白矾1g（化，兑）、郁金3g。每日1剂，继服1个月，症状明显减轻，癫痫偶有发作。

继续以柴胡加龙骨牡蛎汤为主方，合白金丸服药2年，患儿无临床症状，复查脑电图正常。后期以益气健脾之六君子汤加减为主方巩固治疗，随访3年无发作。

（张建奎　郑　宏）

三、全　蝎

全蝎，辛，平，有毒，归肝经。功效：祛风，止痉，通络，解毒。主治：惊风抽搐，癫痫，中风、半身不遂、口眼㖞斜，偏头痛，风湿痹痛，破伤风，淋巴结结核，风疹疮肿。《本草求真》云："全蝎，专入肝祛风，凡小儿胎风发搐，大人半身不遂，口眼㖞斜，语言謇涩，手足抽掣，疟疾寒热，耳聋，带下，皆因外风内客，无不用之。"

郑老师取其祛风通络、性善下行之功治疗脾虚腹胀。小儿脾胃虚弱，易发生腹胀不适，其中有脾虚作胀，亦有虚中夹实之证。郑老师熟读《小儿药证直诀》，遵钱乙之义，认为治疗小儿腹胀，需要辨明虚实，不可妄用攻下，即"实者，闷乱喘满，可下之，用紫霜丸、白饼子。不喘者虚也，不可下。若误下，则脾气虚，上附肺而行，肺与脾子母皆虚"。对于脾气虚弱，气滞成胀者，采用上下分消其气的方法，即《小儿药证直诀·虚实腹胀》指出："脾虚气未出，腹胀而不喘，可以散药治之。使上下分消其气，则愈也……治腹胀者，譬如行兵战寇于林。寇未出林，以兵攻之，必可获；寇若出林，不可急攻，攻必有失，当以意渐收之，即顺也……治虚腹胀，先服塌气丸。”

塌气丸由胡椒和蝎尾组成，胡椒味辛，气大温，气味俱厚，阳中之阳，主下气、温中；蝎尾性辛平，有祛风通络止痛之功，胡椒与蝎尾配伍，胡椒辛以上气，蝎尾性以下行；胡椒以通气，蝎尾以通血。张寿颐谓“盖以此虫之力，全在于尾，性情下行，且药肆中此物皆以盐渍，则盐亦润下，正与气血上菀之病情针锋相对”。为此正合钱乙所谓“上下分消之法”以治脾虚胀满。

【病案举例】

翟某，女，4个月，2011年8月22日以“哭闹不安，腹部胀大3天”为主诉初诊。

患儿因腹泻在社区门诊治疗（用药不详），腹泻止而哭闹不安，腹胀加重，经某医院静脉补液、肛管排气等治疗不效而请郑老师诊治。

刻诊：患儿哭闹不安，腹部胀大，按之哭闹加剧，脐疝，大便量少。听诊：心肺无异常，肠鸣音减弱。舌红、苔白，指纹紫滞。血常规：白细胞8.48×10^9/L，中性粒细胞百分比19.14%，淋巴细胞百分比74.64%；腹部正位片：结肠胀气，膈下积气。

诊断：腹胀。西医诊断：腹胀原因待查。辨证：气滞胃肠，胃失和降。治法：降气消胀，理气止痛。方药：塌气丸加减。

处方：全蝎3g，莱菔子5g，青皮3g，陈皮3g，生姜3g，砂仁3g，厚朴3g，沉香0.5g。中药配方颗粒，2剂，每日1剂，分3次水冲服。

二诊（8月24日）：服上药1小时后腹中雷鸣，矢气频转，腹胀遂减，哭闹渐止。2剂药尽，胀消神安，便畅纳增。为防复发，上方去炒莱菔子、全蝎、沉香，加白术6g。中药配方颗粒，3剂，每日1剂，分3次服。随访2个月未见复发。

（张建奎　郑　宏）

四、僵　蚕

白僵蚕，息风止痉，祛风止痛，化痰散结，尽人所知。郑老师将其用于多种儿科疾病，疗效确切。爰举治多发性抽动症，以供同道参考：

近年来，儿童多发性抽动症发病率有明显增高趋势，且治疗困难，难治性病例逐年增多，中医对其临床及理论研究也逐渐深入。大量临床报道表明，中药对本病具有较好的临床疗效，可全面调节患儿身体功能状态，与西药相比有副作用小、相对安全的优势。郑老师经多年临床实践和研究，对本病有较为全面的认识，认为儿童多发性抽动症为本虚标实之证，病位在五脏，主要表现在肝。把病机概括为“痰邪内扰，气机失调，升降失常，肝风内动”，治法以“升清降浊，化痰息风”为主，方用自拟“升降制动汤”。该方由炒僵蚕9g，蝉蜕6g，姜黄6g，生大黄3g，白附子3g，全蝎3g，生白芍10g，穿山龙10g，莲子心3g，甘草3g（见《郑启仲儿科经验撷粹》，人民军医出版社，2013年第1版，第245页）组成。水煎服，每日1剂。此方为5~7岁用量，可随年龄增减，取得了较好的临床疗效。郑老师指出，方中僵蚕，清热解郁，化痰息风，既能升清，又能散逆浊结滞之痰，为治风痰之圣药，为方中之君药。

【病案举例】

刘某，女，9岁，2009年3月15日以“腹部肌肉抽动3年”为主诉初诊。

患儿3年前出现腹部肌肉不自主抽动，经北京某医院诊为多发性抽动症，给予氟哌啶醇治疗，抽动一度得到控制，半年后症状又出现，再加量服用无效，改求中医治疗。先后进镇肝息风汤、羚角钩藤汤、柴胡加龙骨牡蛎汤、风引汤等1年余，曾有缓解，终未能控制，转请郑老师诊治。

刻诊：患儿体瘦，面色萎黄，上腹部肌肉不自主快速上下抽动，每次抽动3~5秒，每次发作间隔10分钟、30分钟、1小时不等，而抽动部位不移，纳呆食少，大便干，2~3日一行。舌质紫暗、尖边有点，苔腻微黄，脉沉涩。

诊断：肝风证。西医诊断：多发性抽动症。辨证：痰瘀阻络，肝风内动。治法：化痰活瘀，平肝息风。方药：升降制动汤（郑启仲经验方）加减。

处方：炒僵蚕10g，蝉蜕10g，姜黄6g，酒大黄10g，全蝎6g，生白芍30g，炒桃仁10g，红花10g，鸡血藤15g，升麻6g，葛根15g，炙甘草15g。7剂，每日1剂，水煎服。

二诊（3月22日）：抽动次数明显减少，大便每日1次，饮食见增，舌苔薄白，脉较前缓。效不更方，上方酒大黄减为6g，白芍改为酒炒白芍15g。继服7剂。

三诊（3月29日）：抽动基本消失，舌紫、瘀点均有改善。上方去升麻、葛根，全蝎减为3g，加生白术30g，隔日1剂，水煎服。连服2个月，未见抽动，停药观察，随访1年未见复发。

郑老师特别重视中医学中的升降理论，肝脾左升，肺胃右降，心火下降，肾水上承，升降不违常度，即可保持正常的生理状态。正如《素问·六微旨大论》“非出入，则无以生长壮老已；非升降，则无以生长化收藏”，“生死之机，升降而已”。升降失常，气机失调，则百病丛生，如《中藏经》所云：诸病“皆由阴阳否格不通而生焉”。在该理论指导下，郑老师经过筛选和实践，选用清代杨栗山的《伤寒瘟疫条辨》所载之升降散［方由白僵蚕（酒炒）2钱，全蝉蜕（去土）1钱，广姜黄（去皮）3分，川大黄（生）4钱］化裁应用于临床，治疗儿科多系统疾病，大多获得了良好疗效。由上可见，郑老师对药物运用之娴熟，虽未窥得全貌，亦可见一斑了。

（李志恒　郑　攀）

五、白　芍

白芍，苦、酸，微寒，归肝、脾经。功效：养血和营，缓急止痛，敛阴平肝。主治：月经不调，经行腹痛，崩漏，自汗，盗汗，胁肋脘腹疼痛，四肢挛痛，头痛，眩晕。《神农本草经》云：“主邪气腹痛，除血痹，破坚积，治寒热疝瘕，止痛，利小便，益气。”《滇南本草》：“泻脾热，止腹疼，止水泻，收肝气逆疼，调养心肝脾经血，舒经降气，止肝气疼痛。”

郑启仲教授运用《素问·咳论》“肝咳之状，咳则两胁下痛……肝咳不已，则胆受之，胆咳之状，咳呕胆汁”及《黄帝内经》理论，结合自己的临床实践，提出了“顿咳从肝论治”的见解，创镇肝止咳法及镇肝止咳汤，治疗顿咳痉挛性咳嗽疗效满意，取白芍柔肝缓急之功。除治顿咳外，在临证中，凡咳嗽剧烈而伴有胁腹作痛者，郑老师均在辨证遣方基础上加白芍而收效，且用量加大。

【病案举例】

张某，女，4岁，2013年6月17日以“阵发性痉挛性咳嗽3个月”为主诉初诊。

患儿3个月前，受凉感冒后出现咳嗽，曾给予西药类抗生素、急支糖浆等药物治疗，初有好转，而后咳嗽时间逐渐延长，反复发作，夜晚加重，经多家医院确诊为“类百日咳综合征”，治疗2个月余不见好转而请郑老师诊治。

刻诊：舌尖红、苔白厚，脉弦滑。夜晚咳剧，咳伴呕吐，胁痛。查胸片示支气管炎。

诊断：顿咳。西医诊断：百日咳（痉咳期）。辨证：木火刑金，风痰相搏。治法：疏肝宣肺，镇肝止咳。方药：镇肝止咳汤加减。

处方：柴胡6g，白芍10g，青黛1g，代赭石10g，炒僵蚕6g，胆南星3g，蛤壳10g，陈皮6g，生姜5g，炙甘草6g。中药配方颗粒，3剂，每日1剂，分3次冲服。

二诊（6月21日）：咳嗽症状明显减轻，咳嗽未见呕吐，效不更方，守方继服3剂，每日1剂，分3次冲服。

三诊（6月25日）：阵咳次数减少，程度减轻，胁痛未现，食纳减少，时而伴呕，此肝火已平，胃气未和之象。

处方：姜半夏6g，茯苓10g，白术10g，代赭石10g，炒僵蚕6g，旋覆花6g，砂仁3g，陈皮6g，生姜5g，炙甘草6g。中药配方颗粒，3剂，每日1剂，分3次冲服，药尽咳止而愈。

（张建奎　郑　宏）

六、灵　芝

灵芝，甘、平，归心、肺、肝、肾经。功效：补气安神，止咳平喘。主治：心神不宁，失眠，惊悸，虚劳等。《神农本草经》把灵芝列为上品，谓灵芝“主耳聋，利关节，保神益精，坚筋骨，好颜色，久服轻身不老延年”。《本草纲目》曰：“灵芝，无毒，主治胸中结，益心气，补中，增智慧，不忘，久食轻身不老，延年神仙。”

郑启仲教授认为，该药味甘能补，性平偏温，入肺经，补益肺气，温肺化痰，止咳平喘。小儿肾常虚，肺常不足，患病急易损伤正气，而出现正虚邪恋之症，扶正祛邪是儿科常用的重要治法，灵芝乃补益肺肾之上品。常用于治疗肺肾亏虚，肾不纳气之哮喘而收佳效。

【病案举例】

刘某，女，5岁，2010年10月8日以“遇冷哮喘发作3年余”为主诉初诊。

患儿1岁时因受凉而发哮喘，每遇冷即发已3年余。经西药解痉平喘、中药定喘汤、射干麻黄汤等多方治疗未能控制复发，此次发病已4天。

刻诊：咳嗽喘促，喉中痰鸣，时自汗出，大便稀，小便清，体温37.2℃。两肺满布哮鸣音。特禀体质。舌淡、苔白，脉浮缓。

诊断：哮证。西医诊断：支气管哮喘。辨证：营卫不和，肺失宣降。治法：调和营卫，降逆平喘。方药：桂枝加厚朴杏子汤加减。

处方：桂枝9g，白芍9g，厚朴6g，杏仁6g，苏子6g，白果仁6g，炙甘草6g，生姜6g，大枣10g。2剂，每日1剂，遵桂枝汤煎服法。

二诊（10月10日）：2剂后哮止痰消，脉静身凉，唯活动时喘促汗出。上方去厚朴、杏仁、苏子，加灵芝3g。5剂，每日1剂，水煎服，诸症悉平。

为防复发，拟善后之方。

处方：黄芪10g，人参6g，白果仁6g，白术6g，五味子3g，陈皮6g，砂仁3g，灵芝3g，炙甘草3g，冬虫夏草3g。共为细末，每服3g，每日2次，连服4个月，停药观察。以后每年冬夏各服预防方2个月，经3年未再复发。

（张建奎　张　璠）

七、蛤　蚧

蛤蚧，咸，平，归肺、肾经。功效：补肾益肺，纳气定喘，温阳补肾。主治：肺肾两虚气喘咳嗽，虚劳咳嗽，咯血，肾虚阳痿，遗精，小便频数，消渴。《海药本草》言其"疗折伤，主肺萎上气，咯血，咳嗽"。《本草纲目》言其"补肺气，益精血，定喘止嗽，疗肺痈，消渴，助阳道"。《本草再新》云："蛤蚧温中益肾，固精助阳。"

郑启仲教授认为，蛤蚧长于补肺气、助肾阳、定喘咳。肺肾两虚，肺气不能入于肾中，肾亦不纳肺中之气，便上犯而作喘咳。蛤蚧能使肺中的气足，助肾以纳肺中之气，肺气得纳，上下相济，而喘咳自消。

【病案举例】

任某，男，3岁，1978年4月4日以"咳嗽3个月"为主诉初诊。

患儿平素脾胃不健，营养欠佳，于3个月前因感冒咳嗽，继之出现阵发性痉挛性咳嗽，伴以呕吐。昼轻夜重，严重时每日发作20余次。先后经中西药治疗，虽痉挛性咳嗽已基本停止，呕吐减轻，但仍有咳嗽，每日3～5次，咳嗽程度亦较轻，眼睑浮肿不消，食少便溏，时自汗出而来诊。

刻诊：面色㿠白无华，精神疲倦，气短懒言，食少纳差，大便溏薄，时而咳嗽，眼睑水肿，两下肢轻度水肿。舌质淡、苔薄白，指纹色淡，脉浮无力。体温正常。X线检查：心肺未见异常。实验室检查：血红蛋白110g/L，红细胞2.2×10^{12}/L，白细胞6.8×10^{9}/L，中性粒细胞百分比64%、淋巴细胞百分比35%、嗜酸性粒细胞百分比1%。

诊断：顿咳。西医诊断：百日咳（恢复期）。辨证：脾肺气虚，正虚邪恋。治法：益气健脾，培土生金。方药：黄芪建中汤加减。

处方：炙黄芪9g，白芍6g，桂枝3g，白术6g，茯苓6g，蛤蚧3g，砂仁1.5g，人参6g，炙甘草3g，生姜2片，大枣3枚。3剂，每日1剂，水煎服。

二诊（4月8日）：患儿精神好转，自汗减少，水肿见消，咳嗽基本停止，其父大悦。前方继服3剂。

三诊（4月11日）：咳嗽停止，精神大振，眼睑及下肢水肿基本消失，饮食增加，大便每日1次成形，舌质淡红、苔薄白，脉缓有力。查血常规：血红蛋白升至86%。

处方：黄芪12g，人参6g，炒白术6g，茯苓6g，当归6g，蛤蚧2g，阿胶珠6g，砂仁3g，炙甘草3g，生姜2片，大枣3枚。7剂，每日1剂，水煎服。嘱其饮食调养，避受风寒。

四诊（4月20日）：水肿全消，饮食、精神如常，血常规基本正常。改服归脾丸，每日1丸，分2次服，善后而愈。随访1年，健康如常。

（张　璠　张建奎）

八、虎　杖

虎杖，微苦，微寒，归肝、胆、肺经。功效：活血散瘀，祛风通络，清热利湿，解毒。主治：妇女经闭，痛经，产后恶露不下，跌仆损伤，风湿痹痛，湿热黄疸，淋浊带下，疮疡肿毒等。《药性论》云："治大热烦躁，止渴，利小便，压一切热毒。"《本草拾遗》云："主风在骨节间及血瘀。"

郑启仲教授认为，此药微辛，可以透邪外出；苦寒则能清热利湿，但不甚苦，而不致败胃伤中；既入气分，又可入血分，兼有清气凉血活血之长；既能利小便，又可以通腑，具疏通之性，导湿热痰火下趋。如此，则对外邪与痰、热、瘀皆可调之，一药而兼数长，皆深合肺炎喘嗽之病机。临床多用来治疗咳喘、痰热。并自拟龙虎平喘汤（见《郑启仲儿科经验撷粹》，人民军医出版社2013年第1版，第235页）治疗小儿哮喘急性发作。药物组成：炒地龙10g，虎杖12g，炙麻黄3g，杏仁6g，莱菔子10g，满山红10g，炒白果仁6g，生姜6g，甘草6g。此方为3～5岁用量，可随年龄而增减。

【病案举例】

袁某，男，5岁，2012年3月14日以"反复咳喘3年，再发3天"为主诉就诊。

患儿哮喘病史3年，每年冬春季易发病，经西医抗炎平喘等对症治疗后可缓解。3天前因受凉后出现发热、咳喘、喉中哮鸣，用抗生素、氨茶碱及地塞米松治疗后症状缓解不著，遂携患儿至我院儿科门诊就诊。

刻诊：患儿发热，咳嗽气喘，以喘为重，胸闷憋气，喉间痰多，色黄质黏难咯，口干，小便量少色黄，大便干结，3日未行。舌红、苔黄腻，脉滑数。查体：三凹征（+），双肺听诊满布哮鸣音，两肺底可闻及散在湿啰音，全胸片示：两肺纹理增多。

诊断：哮证。西医诊断：支气管哮喘。辨证：痰热阻肺，肺失宣肃。治法：宣肺止咳，降气平喘。方药：龙虎平喘汤加减。

处方：炒地龙10g，虎杖12g，炙麻黄3g，杏仁6g，莱菔子10g，满山红10g，炒白果6g，生大黄（后下）3g，甘草6g，桃仁10g，瓜蒌皮10g，鱼腥草10g。3剂，每日1剂，水煎服。

二诊（3月17日）：3剂药后，大便偏稀，每日行2次，热退，咳喘均减轻。原方生大黄改为制大黄，续服7剂，诸症悉平，肺部听诊：哮鸣音及湿啰音均消失。

（张　璠　张建奎）

九、竹　沥

竹沥，甘、苦，寒，归心、肝、肺经。功效：清热降火，滑痰利窍。主治：中风痰迷，肺热痰壅，惊风，癫痫，热病痰多，壮热烦渴，子烦，破伤风。《本草再新》云："清心火，降肝火，化痰止渴，解热除烦，治牙痛，明眼目。"《本草衍义》称其为"痰家之圣剂"。临床多用来治疗肺热痰壅、中风痰迷心窍、心胸烦闷等症。《本草纲目》云："竹沥性寒而滑，大抵因风火燥热而有痰者宜之，若寒湿胃虚肠滑之人服之，则反伤脾胃。"

"肺与大肠为表里"，竹沥清热润燥，滑痰利窍，正治燥热之便秘，且味甘尤宜于小儿服用。郑老师除用于小儿痰热咳嗽外，常用于小儿风火燥热之便秘。

【病案举例】

郑某，男，6岁，2000年9月24日以"大便秘结半年"为主诉初诊。

患儿半年前出现大便干结，坚如羊屎，便时肛痛哭闹。初服果导片、麻仁丸等润肠通便药有效，但停药则复秘。家中常备开塞露，但通便之效越来越差。患儿因久服汤药乏效而生厌，恶闻药味。家长遂请郑老师诊治。

刻诊：形体消瘦，面色青黄，口干，舌质红、苔薄黄欠润，脉沉。

诊断：便秘。辨证：脾阴不足，肠燥津乏。治法：清热润燥，降浊通便。

方药：鲜竹沥500mL。用法：每次30mL，每日3次，口服。

二诊（9月30日）：家长诉患儿回家后边喝边说："好喝!"未及2日，大便已通。乃改为每次15mL，每日2次，竟剂而安。尔后偶尔便秘，便自购本品，服之皆效。

（张建奎）

十、地　榆

地榆，苦、酸、涩，微寒，入肝、大肠经。功效：凉血止血，解毒敛疮。主治：便血，痔血，崩漏下血，湿热血痢，外用可治疗水火烫伤，疮痈肿毒，湿疹等。《本草正义》载该药："味苦微涩，性寒而降，既消且涩，故能止吐血、衄血……除恶臭，止疮毒疼痛，凡血热者当用之，虚寒者不相宜也。"《本草求真》中亦说：“地榆……因其苦寒，则能入于下焦血分除热，俾热悉从下解，且其性收敛，既能清降，又能收涩，实为解热止血药也。”

郑启仲教授认为，地榆解毒敛疮，凉血止血，且可活血，治疗便血、痔血、崩漏为医家共识。前后二阴同属下焦，皆为肾所主，治疗小便血症亦当有效。故治疗过敏性紫癜性肾炎、IgA肾病等，辨证属血热尿血者投之，多获良效。

【病案举例】

宋某，女，11岁，2010年4月2日以“患过敏性紫癜性肾炎3年余”为主诉初诊。

3年前出现双下肢皮肤紫癜，在当地医院诊断为过敏性紫癜，住院治疗10余天，紫癜消失后出院。2个月后复发，查尿常规：隐血（++），尿蛋白（+），诊为过敏性紫癜性肾炎，经中西医多方治疗后紫癜消退，但血尿不消，而请郑老师诊治。

刻诊：形体偏瘦，面色黄而黯，咽略红，扁桃体Ⅱ度肿大。舌质红、苔薄黄，脉弦滑。尿检：隐血（++），肝、肾功能未见异常。

诊断：紫癜。西医诊断：过敏性紫癜性肾炎。辨证：湿热夹瘀，阻伤肾络。治法：清热利湿，化瘀通络。方药：四妙散加减。

处方：炒苍术10g，黄柏10g，生薏苡仁15g，川牛膝10g，赤芍10g，牡丹皮10g，炒地榆15g，白茅根30g，甘草6g。14剂，每日1剂，水煎分早晚2次温服。

二诊（4月18日）：尿检：隐血（+）。舌质淡红、黄苔转薄白。患儿精神较前振作。守上方再服21剂。

三诊（5月12日）：1周前当地尿检，隐血消失。其父甚喜，要求复查尿检，结果隐血（-）。上方去苍术、牡丹皮，加黄芪15g，当归10g；地榆减为10g，白茅根减为15g。改隔日1剂，嘱每周查尿常规一次，如有异常，随时复诊。

四诊（6月15日）：血尿未再出现，诸症悉平。家长不敢停药，唯恐复发。上方去黄柏，改中药配方颗粒巩固疗效而愈。随访2年，未见复发。

（李志恒　郑　攀）

十一、艾 叶

艾叶，苦、辛，温，归肝、脾、肾经。功效：温经止血，散寒调经，安胎。主治：崩漏下血，胎动，胎漏，吐血咯血，月经不调，脘腹冷痛，湿疹瘙痒等。艾叶辛香，暖气血而温经脉，为温经止血之要药。《药性本草》对其描述较为全面："止崩血，安胎，止腹痛，止赤白痢及五脏痔泻血。""长服止冷痢，又心腹恶气……治一切冷气，鬼邪毒气，最去恶气。"对于因冲任不固，血不养胎所致妇人漏下，或半产后下血不绝，或月水过多，淋漓不断，常与阿胶、川芎、甘草、当归、芍药、干地黄配伍，即为《金匮要略》之芎归胶艾汤；《名医别录》载艾叶"生寒熟热"，非其生用即寒凉之性，而是反佐意也，如《校注妇人良方》所载方"四生丸"（鲜生地黄、鲜荷叶、鲜侧柏叶、鲜艾叶）治疗血热妄行之吐血咯血等症。《世医得效方》将其与白姜研末为丸，即"艾姜丸"，为治疗虚寒性脘腹冷痛的常用方。此外，艾叶又是灸法的主要材料，《本草经集注》载："捣以灸百病，亦止伤血。"将本品"捣令细"制成艾条、艾炷，用于熏灸体表穴位，可达温经散寒，行气通络，防病保健，延年益寿的作用。民间至今还流传着"家有三年艾，郎中不用来"的谚语。

郑老师认为，艾叶温经止血，散寒调经，是治疗寒性疼痛之良药。据临床观察，本品尚有温肺肾，止咳喘之用，对小儿寒咳、寒哮，症见面色㿠白，咳喘无力，声音低弱，易于感冒，畏寒肢冷，舌淡、苔白，在处方中加入艾叶，有增强平喘止咳之功。郑老师对农村家庭经济困难的患者常用于治疗小儿咳嗽、哮喘等，每收良效。

【病案举例】

周某，男，8岁，1992年4月7日以"咳嗽半年余"为主诉初诊。

患儿半年前因受凉而致咳嗽，经当地医院诊断为支气管炎，给予抗生素、止咳化痰药、中成药及中药止嗽散、小青龙汤、玉屏风散、二陈汤等，咳嗽终未能止，而请郑老师诊治。

刻诊：体略胖，面白少华，咳嗽多在夜间加重，咯少量白色稀痰，遇冷咳嗽加重。舌质淡、苔白，脉沉迟无力。听诊：两肺未闻及异常呼吸音，咳嗽时偶闻痰鸣音。

前医所处方药当有良效，为何不效？郑老师思忖良久。与患儿父母曰：家中有艾叶吗？答曰：有，去年、前年的都有。嘱：回家取艾叶（肥大者洗净）3片，生姜（洗净，带皮）3片，红糖适量（约6克），芝麻油少许。

制法：置一陶瓷茶碗，先放生姜片，次入艾叶，再加红糖，最后滴芝麻油于红糖之上。将药碗放不锈钢锅内蒸10分钟。然后取出药碗，即加沸水100~150mL，加盖，待温后饮汤，弃艾、姜，每日早晚各1次。咳止药停。

二诊（4月16日）：其父自来，喜告，上方服1次，当晚咳嗽未发，又服2天，咳嗽全止，停药已8天，未见咳嗽。

该患儿家长系一位中学教师，来时含泪向郑老师赠锦旗一面，上书“小方效神奇，大家真良医”十个大字，感谢郑启仲教授。

此方命曰：艾姜饮（郑启仲经验方），用于治疗久咳、久喘而证属寒痰内蕴，肺失宣肃，肾不纳气者，每收良效。

（李志恒　郑　攀）

十二、硼　砂

硼砂，甘、咸，凉，无毒，归肺、胃经。功效：清热消痰，解毒防腐。主治：咽喉肿痛，口舌生疮，目赤翳障胬肉，阴部溃疡，骨鲠，噎膈，咳嗽痰稠。《本草纲目》云：“治上焦痰热，生津液，去口气，消障翳，除噎膈反胃，积块结瘀肉，阴溃，骨鲠，恶疮及口齿诸病。”《本草经疏》云：“硼砂，色白而体轻，能解上焦胸膈肺分之痰热。辛能散，苦能泄，咸能软，故主消痰，止嗽，喉痹及破症结也。”

硼砂止咳，为郑启仲教授的导师王志成先生经验。郑启仲教授认为，“咳因于痰，痰化而咳止”，故化痰即是止咳。临床对于痰热咳嗽、顿咳他药无效时加用硼砂可化顽痰而止咳。

【病案举例】

王某，男，11岁，2007年10月11日以“咳嗽痰多1个月”为主诉初诊。

患儿1个月前出现发热咳嗽，胸部X线片提示“支气管炎”，应用头孢类及痰热清等治疗，发热缓解，咳嗽减轻，但痰多，常喉间痰鸣漉漉，吐痰后稍缓，片刻则痰多涌喉，终日吐痰不休，以至于暂时停课休息。曾用西药沐舒坦等，以及二陈汤、清气化痰丸等，稍有好转，未能痊愈。慕名至郑老师门诊。

刻诊：痰多质黏，喉间痰鸣，吐痰不休，就诊期间吐痰10余次，量大质黏色白，胸胁满闷，形体偏胖，大便黏滞不爽。舌稍红、苔黄厚腻，脉滑数有力。

诊断：咳嗽。西医诊断：支气管炎。辨证：痰热蕴肺，肺失宣肃。治法：升清降浊，宣肺化痰。方药：升降散合葶苈大枣泻肺汤加减。

处方：蝉蜕6g，炒僵蚕10g，姜黄6g，生大黄6g，葶苈子10g，清半夏9g，海浮石10g，硼砂（另化，兑服）2g。3剂，每日1剂，水煎分2次服。

二诊（10月14日）：患儿服用1剂后，大便排出较多黏液，自觉喉间清爽，仍有痰，服用3剂后患儿曾间断呕吐3次，均为大量痰涎。胸胁满闷缓解，大便质稀，舌稍红、苔厚腻较前轻，脉略滑数。调方以升降散合二陈汤加减。

处方：蝉蜕6g，炒僵蚕10g，姜黄6g，生大黄3g，姜半夏6g，陈皮9g，茯苓15g，硼砂（另化，兑服）2g，甘草6g，生姜6g。3剂，每日1剂，水煎分2次服。

三诊（10月17日）：患儿偶有喉间痰鸣，晨起吐清稀痰涎，舌淡红、苔白稍腻，脉缓。方用苓桂术甘汤加减。

处方：茯苓15g，桂枝9g，炒白术15g，党参10g，姜半夏6g，炙甘草6g。5剂，每日1剂，水煎分2次服。痰消咳止，诸症悉平。

（张建奎　郑　宏）

十三、白　及

白及，苦、甘、涩，微寒，归肺、肝、胃经。功效：收敛止血，消肿生肌。主治：内外伤出血，用于咳血吐血，外伤出血，疮疡肿毒，皮肤皲裂。前人均谓其能收敛止血，消肿生肌，《本草纲目》云：“白及，性涩而收，故能入肺止血，生肌治疮也。”《滇南本草》云：“治痨伤肺气，补肺虚，止咳嗽，消肺痨咳血，收敛肺气。”

郑启仲教授认为，白及味苦甘而性凉，颜色白而入肺，故白及又善止咳，尤其对于阴虚咳嗽、肺热咳嗽、百日咳、肺痨有良效，唯其味涩，故有表证初咳者慎用。

【病案举例】

韩某，男，5岁，2013年5月15日以“反复咳嗽2个月”为主诉初诊。

患儿2个月前开始剧烈咳嗽，服多种中西药物效差，查病原学及肺部CT无异常。请郑老师诊治。

刻诊：形体消瘦，面色潮红，咳嗽无痰，手足心热，夜卧不安，烦躁盗汗，舌红、苔薄黄，脉细数无力。

诊断：咳嗽。西医诊断：支气管炎。辨证：肺阴亏虚，肺失濡养。治法：养阴清热，润肺止咳。处方：生脉散加减。

方药：麦冬6g，天冬6g，沙参6g，地骨皮10g，白芍10g，石斛6g，枇杷叶6g，炙甘草6g。3剂，每日1剂，水煎分2次服。

二诊（5月18日）：患儿服上方3剂后面潮红、盗汗减轻，咳嗽不见好转，遂于原方中加白及6g。3剂，每日1剂，水煎服。服后咳嗽大减，再服3剂而愈。

（张建奎　郑　宏）

十四、鸡内金

鸡内金，甘，性平，归脾、胃、小肠、膀胱经。功效：健胃消食，涩精止遗。主治：食积胀满，呕吐反胃，泻痢，疳积，消渴，遗溺，喉痹乳蛾，牙疳口疮。《本草纲目》云：“治小儿食疟，疗大人（小便）淋漓、反胃，消酒积，主喉闭、乳蛾，一切口疮，牙疳诸疮。”《名医别录》云：“主小便利，遗溺，除热止烦。”《日华子本草》云：“止泄精，并尿血、崩中、带下、肠风、泻痢。”

遗尿主要发生于3～12岁的儿童，常发生在睡眠中，每夜或数夜一次，甚则一夜数次。本病在临床上没有排尿困难或剩余尿，小便检查正常。古代医籍对本病记载颇多，如《灵枢·九针论》云“膀胱不约为遗溺”。说明遗尿是因为膀胱不能固摄所致。《诸病源候论·遗尿候》云：“遗尿者，此由膀胱虚冷，不能约于水故也。”后世医家对小儿遗尿大多认为是肾与膀胱虚冷所致。《本草经疏》

曰："肫是鸡之脾，乃消化水谷之所，其气通达大肠、膀胱二经。"

郑启仲教授临证发现鸡内金健脾助运，统摄下焦气化而用于遗尿、尿频的治疗，疗效明显。

【病案举例】

黄某，女，10岁，2009年11月2日以"遗尿2个月"为主诉初诊。

患儿近2个月来每天入睡后遗尿，每晚1～3次，尿清而长，曾查尿常规、腰骶平片无异常，服中西药物效差而来诊。

刻诊：神疲乏力，面白少华，肢凉怕冷，腰腿酸软，平时小便清长，舌质淡、苔薄白，脉细。

诊断：遗尿。辨证：肾气不固。治法：温补肾阳，固脬止遗。

处方：菟丝子10g，益智仁10g，制龟板15g，熟地黄12g，山茱萸10g，山药20g，党参15g，白术10g，鸡内金10g，炒谷芽10g，砂仁2g，生甘草3g。6剂，每日1剂，水煎服。嘱服药期间少吃油腻、辛辣、厚味饮食，避免寒冷和疲劳。

二诊（11月9日）：患儿服6剂后，面色转红润，精神好转，腰腿酸软消失，入睡后不再发生遗尿，继服6剂以巩固疗效。随访半年，遗尿未再复发。

（张建奎　郑　宏）

十五、肉苁蓉

肉苁蓉，甘、咸，温，归肾、大肠经。功效：补肾阳，益精血，润肠道。主治：肾阳虚衰、精血不足之阳痿，遗精，白浊，尿频余沥，腰痛脚弱，耳鸣目花，月经衍期，宫寒不孕，肠燥便秘。《日华子本草》云："治男绝阳不兴，女绝阴不产，润五脏，长肌肉，暖腰膝，男子泄精，尿血，遗沥，带下阴痛。"《本草经疏》曰："白酒煮烂顿食，治老人便燥闭结。"

郑启仲教授认为，小儿肾常虚，若先天不足，喂养失宜，肾失温养，脾失健运之大便秘结者，用之甚效，非老人之专用。

【病案举例】

宋某，女，6岁，2009年3月6日以"大便秘结兼咳喘已3年余"为主诉初诊。

近3年多来，患儿大便五六天1次，干如羊屎，排便困难，遇冷咳喘即发，几乎每个月必发，不发热，缠绵难愈。

刻诊：大便已5天未行，气促咳喘，畏寒怕冷。舌质淡、苔白水滑，脉沉迟。

诊断：冷秘、咳喘。西医诊断：①支气管哮喘；②功能性便秘。辨证：肺肾亏虚。治法：肺肾亏虚。方药：麻黄细辛附子汤加减。

处方：炙麻黄3g，制附子3g，细辛1g，艾叶3g，苏子6g，枇杷叶6g，肉苁蓉10g，炙甘草3g。3剂，每日1剂，水煎服。

二诊（3月9日）：服上药1剂大便行，3剂而咳喘明显减轻，上方再服3剂，大便已为软便，咳喘已止，舌质淡红、苔变薄白。调方如下。

处方：炙枇杷叶6g，制附子3g，桂枝6g，白芍6g，杏仁6g，生姜6g，肉苁蓉10g，炙甘草3g。5剂，每日1剂，水煎服。

三诊（3月14日）：大便1～2天1次，咳喘已止。守上方调理月余停药，嘱其禁食冷凉，避受风寒。随访1年，不但大便未再秘结，咳喘发作已显著减少，体质明显改善。

（张建奎　张　璠）

十六、车前子

车前子，甘，微寒，归肝、肾、肺、小肠经。功效：清热利尿，渗湿通淋，明目，祛痰。主治：水肿胀满，热淋涩痛，暑湿泄泻，目赤肿痛，痰热咳嗽。《神农本草经》曰："主气癃、止痛，利水道小便，除湿痹。"《雷公炮制药性解》说："主淋沥癃闭，阴茎肿痛，湿疮，泄泻，赤白带浊，血闭难产。""车前子性滑利，利湿消痰而止咳。"

郑启仲教授说车前子止咳是他导师王志成先生的经验，为王老家传不宣之秘。配方可提高疗效，单用有明显化痰、止咳、平喘功效。《科学的民间药草》云："镇咳，祛痰，利尿。"郑老师认为车前子味甘性微寒，甘则升，寒则降，甘升有利于宣散肺气，寒降又有助于敛收肺气之耗散，如此一升一降，宣中有降，和谐肺气出纳，诚为止咳良药。

【病案举例】

肖某，女，5岁，2005年2月8日以“咳嗽半个月余”为主诉初诊。

患儿半个月来反复咳嗽，早晚咳剧，曾服用阿奇霉素、顺尔宁、易坦静等，症状稍缓解，一周后上症均加重，来我院就诊。

刻诊：患儿咳嗽、气促，喉间痰鸣，食少，大便3天1次。舌质红、苔腻、中心薄黄，脉滑数。听诊双肺呼吸音粗糙和少量的痰鸣音。

诊断：咳嗽。西医诊断：支气管炎。辨证：痰热阻肺，肺失宣肃。治法：清热肃肺，化痰止咳。方药：三拗汤合三子养亲汤加减。

处方：车前子10g，炙麻黄6g，杏仁6g，浙贝母6g，天竺黄6g，苏子6g，僵蚕6g，橘红6g，瓜蒌仁10g，炒莱菔子10g，甘草3g。3剂，每日1剂，水煎服。

二诊（2月11日）：咳嗽减轻，大便每日1次，继服上方3剂咳嗽消失，喉间无痰声，双肺听诊呼吸音清晰。

（张建奎　郑　宏）

十七、红景天

红景天，甘，寒，归脾、肺经。功效：清肺止咳，健脾益气。主治：气虚血瘀，胸痹心痛，中风偏瘫，倦怠气喘。藏《四部医典》言其“性平，味涩，善润肺，能补肾、理气养血。主治：周身乏力，胸闷，恶心，体虚等症”。《本草纲目》记载“红景天，本经上品，祛邪恶气，补诸不足”。《千金翼方》言：“景天味苦酸平，无毒。主大热大疮，身热烦，邪恶气，诸蛊毒痂疕，寒热风痹，诸不足，花主女人漏下赤白，清身明目，久服通神不老。”

郑启仲教授认为，红景天健脾益气，活血化瘀，多年来用于治疗肺虚之喘咳有效。哮喘休止期郑老师常投固本定喘膏，疗效满意。基本方：红景天300g，黄芪200g，白术200g，当归100g，蛤蚧2对，金樱子100g，阿胶100g，五味子100g，橘红100g，炙远志100g，生姜100g，细辛50g，炙甘草100g。制膏，分60天服完（3～5岁量）。体胖湿盛者加茯苓200g，气虚者加红参100g，过敏体质明显者加乌梅100g、石菖蒲50g，反复感冒而见营卫失和者合桂枝汤。

【病案举例】

孙某，男，5岁，2014年6月20日以“反复喘咳3年余”为主诉初诊。

患儿2岁时因受凉而发哮喘，反复发作已3年。经西药解痉平喘、中药多方治疗终未能愈，仍反复喘息发作，而请郑老师诊治。

刻诊：患儿声低懒言，倦怠乏力，自汗盗汗，纳少便干，舌淡红、苔薄白，脉细弱。

诊断：哮证。西医诊断：支气管哮喘。辨证：肺脾气虚，肺失宣肃。治法：补肺益气，固本定喘。方药：固本定喘膏（郑启仲经验方）加减。

处方：固本定喘膏基础方加红参100g，制膏。每次8g，每日2～3次，连服2个月。

二诊（9月22日）：患儿连服2个月，气虚乏力症状好转，纳食增加。3个月未见哮喘发作。应家长要求再用1个疗程。随访1年未见复发。

（张建奎　郑　宏）

十八、凌霄花

凌霄花，花朵为漏斗形，大红或金黄色，色彩鲜艳，是著名的园林花卉之一。该药始载于《神农本草经》，列为中品，《诗经》里亦有记载“苕之华，芸其贵矣”，“苕”即为凌霄花。本品味酸、甘，寒，入肝、心包经。功效：活血通经，凉血祛风。主治：月经不调，经闭，症瘕，产后乳肿，跌打损伤，风疹瘙痒等。《神农本草经》载该药：“主妇人产乳余疾，崩中，症瘕，血闭，寒热羸瘦，养胎。”《本草图经》总结其能“入妇人血崩风毒药，又治少女血热风毒，四肢皮肤生瘾疹，并行静脉”。治疗血瘀经闭，即与桃仁、红花、赤芍等同用；治疗症瘕积聚，如常用的鳖甲煎丸；治疗风湿挟热之皮癣，常用《杨氏家藏方》凌霄花散等。

郑老师认为，凌霄花既可破血通经，又是凉血祛风之佳品。临证中治疗瘾疹（荨麻疹）、湿疹、痤疮、皮肤瘙痒症、过敏性紫癜等属血热风燥者，常配伍白蒺藜、生地黄、蝉蜕、栀子、徐长卿等，用之效佳。

【病案举例】

王某，女，14岁，2013年5月11日以“反复皮疹、瘙痒2年余”为主诉初诊。

2年前月经初潮后，每至经期即全身瘙痒，伴有皮疹累累，皮肤科诊为“丘疹性荨麻疹”。用抗过敏药可以缓解症状，经期过后症状消失。下个月再发同前。经多处治疗未能控制而请郑老师诊治，就诊时正值经期。

刻下：表情痛苦，心烦易怒，全身皮肤散在丘疹，色红兼紫，奇痒难忍，自觉痒处有灼热感，大便干，舌红、苔黄。

诊断：瘾疹。西医诊断：荨麻疹。辨证：肝郁血热，风燥遏表。治法：疏肝解郁，凉血消风。方药：丹栀逍遥散加减。

处方：醋柴胡10g，当归10g，生白芍10g，生白术15g，土茯苓15g，牡丹皮10g，炒栀子10g，薄荷（后下）6g，凌霄花10g，蝉蜕10g，甘草10g。3剂，每日1剂，水煎分2次温服。

二诊（5月14日）：经期已过，疹消痒止，诸症悉平。嘱其下次月经来潮前7天开始服药，至月经来后停药，观察疗效。守上方出入，凌霄花贯用始终，连用3个月经周期，症状消失而愈。随访2年未见复发。

（李志恒　郑　攀）

十九、代赭石

代赭石为氧化物类刚玉族赤铁矿的矿石，主含三氧化二铁，开采后除去泥土、杂石，以表面有乳头状突出的石块为佳，称为“钉赭石”。关于代赭石的功效，历代医家多有阐述，《神农本草经》云：“主贼风，蛊毒，腹中毒邪气，女子赤沃漏下。”《名医别录》载其：“主带下百病，难产，胞衣不下，堕胎；养血气，除五脏血脉中热，血痹，血瘀，大人小儿惊气入腹，及阴萎不起。”近代张锡纯在总结前人经验基础上，尤有发挥，在其集毕生心血所著《医学衷中参西录》173首方剂中，含有代赭石的处方高达32首，足见其对该药应用得心应手。

代赭石为重镇潜阳常用之品。郑老师指出，其平肝潜阳、降逆平喘的作用，同于磁石，但磁石主入肾经，多用于水不涵木，肾虚肝旺所致之头晕目眩，惊悸失眠，虚喘等；代赭石主入肝经，平肝潜阳，凉血止血之功胜，如张锡纯镇肝息风汤即以此味配伍生龙骨、生牡蛎、生白芍等，治疗肝阳偏亢，气血逆乱所致头痛眩晕，目胀耳鸣效佳。入胃经，治疗“心下痞硬，噫气不除”之呕吐、呃逆，常配伍半夏、旋覆花、生姜、人参，如《伤寒论》中旋覆代赭汤；入肺经，降肺逆而平喘息，如参赭镇气汤即为肺肾不足，阴阳两虚之虚喘而设。此外，本品入心肝血分，有凉血止血之效，治疗气火上逆之吐血、衄血，单用本品醋淬研末服即有效。以上均为代赭石的传统用法。

郑启仲教授在《素问·咳论》“五脏六腑皆令人咳”的理论指导下，提出了“顿咳从肝论治”的学术观点，立“镇肝止咳”法，拟“镇肝止咳汤”一方，治疗百日咳因木火刑金引起的痉挛性咳嗽，效果显著，药用柴胡6g，生白芍10g，代赭石（先煎）10g，青黛1g，炒僵蚕6g，胆南星3g，甘草3g。此方为3~7岁用量，可随年龄增减（见《郑启仲儿科经验撷粹》，人民军医出版社2013年第1版，第235页）。每日1剂，水煎分2~3次服。咳而呕吐者，加姜半夏、生姜；目睛充血者，加炒栀子、牡丹皮；痉咳而伴肺胃阴虚者，加沙参、麦冬；面目水肿者，加白术、茯苓。

【病案举例】

张某，女，7岁，2009年5月18日以“咳嗽1个月余”为主诉初诊。

患儿1个月前始有咳嗽，当地医生按支气管炎给予头孢克肟颗粒、急支糖浆等药治疗，咳不减反而加重，呈阵发性痉挛性咳嗽，昼轻夜重，痉咳后吐出黏痰及胃内容物。改服中药麻杏石甘汤加减治疗，亦未见减轻而来诊。

刻诊：阵发性痉挛性咳嗽，咳时伴两胁疼痛，咳后呕吐。舌质尖边红、苔黄腻，脉滑数。听诊两肺未闻及异常。

诊断：顿咳。西医诊断：百日咳。辨证：木火刑金，痰热壅肺。治法：清肺化痰，镇肝止咳。方药：镇肝止咳汤加减。

处方：柴胡6g，黄芩6g，姜半夏3g，炒僵蚕9g，蝉蜕5g，代赭石12g，青黛3g，栀子6g，生白芍10g，甘草3g 。3剂，每日1剂，水煎服。

二诊（5月21日）：痉咳次数减少，舌红减轻，黄腻苔见退，上方去青黛、黄芩，再服4剂而愈。

（李志恒　郑　攀）

二十、刘寄奴

刘寄奴是南北朝时期宋国开国皇帝刘裕之乳名。该仙草为其外出打猎时偶得，后在南征北战过程中治疗受伤将士，甚为灵验，官兵皆不知仙草之名，知是刘寄奴偶得，所以就亲切地称仙草为“刘寄奴”。据史书记载，刘裕嗜医药，曾将广泛收集的民间验效方辑为《杂戎狄方》一卷，惜已散佚。刘寄奴，苦，温，入心、肝、脾经。功效：散瘀止痛，疗伤止血，破血通经，消食化积。因其苦泄温通，散瘀止痛，故古人谓其为“金疮要药”，《千金方》中即用此味配伍骨碎补、延胡索煎服治疗外伤，腹中有瘀血；产后血瘀疼痛用之效亦佳，如《圣济总录》中的刘寄奴汤。另外，民间常用该药花穗研末冲服治疗小儿食积之证，疗效肯定。

郑启仲教授认为，刘寄奴性温善走，活血散瘀无寒凉之弊，且气味芳香，能醒脾开胃，消食化积，久服无碍胃之虑。在治疗肾病综合征、肾炎，辨证属痰瘀互结兼脾肾气虚者用之，疗效满意。如他在多年临证中总结拟定的“清漾汤”（见《郑启仲儿科经验撷粹》，人民军医出版社2013年6月第1版，第247页）：猫爪草15g，炒僵蚕10g，刘寄奴10g，益母草15g，炒地龙10g，生黄芪15g，菟丝子15g，金樱子10g。即为临床常用方。郑老师在带教中常讲：“此类疾病，不宜急切求功，有攻有守，自可获益。”

【病案举例】

周某，女，8岁，1997年9月26日以“水肿时轻时重，伴尿检异常2年余”为主诉初诊。

患儿于1995年4月发现全身水肿，经北京某医院诊为“肾病综合征”，用激素、环磷酰胺等治疗已2年余，属激素不敏感型。

刻诊：轻度水肿，精神不振，心烦易怒，面部褐斑，咽色红，扁桃体Ⅱ度肿大，色紫暗，大便色深不畅，小便黄。舌质暗、有瘀点，苔薄黄，脉沉弦。查：尿蛋白（++），肝、肾功能未见异常。时正服泼尼松30mg，隔日1次。

诊断：水肿。西医诊断：肾病综合征。辨证：痰瘀互结，阻于肾络。治法：化痰活瘀，通络理肾。方药：清漾汤（郑启仲经验方）合桃红四物汤加减。

处方：猫爪草15g，炒僵蚕10g，刘寄奴10g，益母草30g，地龙10g，黄芪30g，当归10g，赤芍10g，川芎10g，炒桃仁6g，红花6g，制水蛭3g。14剂，每日1剂，水煎服。服药期间忌食辛辣之物。

二诊（10月11日）：尿蛋白（+），水肿消退，舌苔仍薄黄。上方加黄柏10g，土茯苓15g。每日1剂，水煎服，连服30剂。

三诊（11月10日）：尿蛋白（±），舌紫减轻，黄苔已退，面部褐斑减少。泼尼松已减至20mg，隔日1次。中药守法再服60剂，尿蛋白（-），激素已减至10mg，隔日1次。中药守法出入再服90剂，诸症悉平。随访10年未再复发。

（李志恒 郑 攀）

二十一、石菖蒲

石菖蒲，辛、苦，微温，归心、肝、脾经。功效：化痰开窍，化湿行气，祛风利痹，消肿止痛。主治：热病神昏，痰厥，健忘，耳鸣，耳聋，脘腹胀痛，噤口痢，风湿痹痛，跌打损伤等。《本草备要》云："补肝益心，去湿逐风，除痰消积，开胃宽中。疗噤口毒痢，风痹惊痫。"

"诸痛痒疮皆属于心"，郑启仲教授深谙《黄帝内经》之旨，认为石菖蒲可以通心气而止痒，临床可治疗以痒为主症的小儿过敏性疾病；郑老师常用来治疗营卫不和之荨麻疹（瘾疹），用桂枝汤加石菖蒲为主方，疗效显著。

【病案举例】

张某，女，13岁，2009年3月7日以"发作性皮肤风团3年余"为主诉初诊。

3年来荨麻疹遇风即起时轻时重，经几家医院中西药多种方法治疗，时轻时重，缠绵不愈而请郑老师诊治。

刻诊：遇冷即起，奇痒难忍，得暖则消，每日二三发，动则易汗，皮肤风团累累，色淡红，面颈部较多，躯干较少，食纳尚可，大便调，小便清。舌淡、苔薄白，脉浮弱无力。

诊断：瘾疹。西医诊断：荨麻疹。辨证：营卫不和，风遏于表。治法：调和营卫，祛风止痒。方药：桂枝汤加减。

处方：桂枝12g，白芍12g，炙甘草6g，何首乌10g，防风6g，石菖蒲10g，生姜

3片，大枣5枚。3剂，每日1剂，水煎服。

二诊（3月10日）：3日共发2次，且症状明显减轻。患者甚喜，请求原方再服。上方再服5剂。

三诊（3月15日）：服上药期间只有1次发作。前方去防风，加黄芪15g，再服5剂，诸症消失。随访3年未见复发。

（张建奎　张　璠）

二十二、金樱子

金樱子始载于《雷公炮炙论》，因其形似马缨，色黄红，故名金樱子。其以个大，色红黄，有光泽者为佳。金樱子，酸、涩，平，归肾、膀胱、大肠经。功效：固精缩尿，涩肠止泻。常用于治疗因肾气不足所致诸症，如精关不固所致之遗精、滑精；膀胱失约之遗尿、尿频；带脉失约之带下清稀；肾气不固，清浊不分之小便白浊。此外，本品味涩固脱，善能涩肠止泻，亦可与党参、黄芪、柴胡、升麻等益气升陷之品同用治疗脱肛及阴挺等。

郑老师指出，金樱子不仅用于治疗上述诸症，治疗久咳亦有明显效果。金樱子止咳是其导师王瑞五先生之经验，且有“久咳不止金樱子”之训。历代本草论及金樱子入肾、膀胱、大肠经者多，鲜有载其入肺者。唯《雷公炮制药性解》载：“金樱子，味酸涩，性温无毒，入脾肺肾三经。主脾泄下痢，血崩带下，涩精气，止遗泄，除咳嗽，止小便，助真气，润颜色，久服延年。”《医林纂要·药性》盛赞其：“补肺生水，和脾泻肝，固精，敛气。”《本草药性大全》更直接说“善止咳嗽”。经40余年临床应用，本品确有止咳之效，且不论阳虚或阴虚，凡久咳不止，辨证属肺肾亏虚，金水同病者，皆可用之。

郑老师经验方六子定喘汤（见《郑启仲儿科经验撷粹》，人民军医出版社2013年第1版，第237页），药物组成：葶苈子6g，紫苏子6g，车前子（包煎）10g，炒莱菔子10g，五味子6g，金樱子6g，海浮石10g，生姜6g。此方为5~7岁用量，可随年龄增减，坚持服用，多获良效。咳重者，加炙桑白皮；喘重者，加白果仁；大便溏者，去葶苈子加茯苓；大便干者，加瓜蒌仁；痰湿重者，加白术、茯苓。

此外，在辨证用药基础上加入本品或单用本品研末冲服（每岁每次1~2g，每日2~3次）均可取效。如营卫不和，肺失宣降之哮喘，用桂枝加厚朴杏子汤加金樱子；属肺脾气虚轻者，用玉屏风散加金樱子、五味子；肺脾气虚之久咳，可选香砂六君子汤加金樱子、五味子。

【病案举例】

韩某，男，15岁，2013年7月20日以“反复咳嗽1个月”为主诉初诊。

患儿1个月前出现咳嗽、咽痛、鼻塞等症状，当地医院给予小儿清热宁颗粒、橘红颗粒、头孢克肟等多种清热化痰及抗感染药物，咽痛、鼻塞症状缓解，但咳嗽未减，反而加剧，而请郑老师诊治。

刻诊：面色㿠白，气池色黄，咳嗽，痰多，纳呆，肢体困倦，大便稀溏。舌质淡，舌苔白，脉滑。双肺听诊呼吸音粗，可闻及少量痰鸣音。血常规检查、胸部正位片检查未见异常。

诊断：咳嗽。西医诊断：支气管炎。辨证：肺脾气虚，痰浊蕴肺。治法：培土生金，化痰止咳。方药：香砂六君子汤加减。

处方：党参15g，炒白术15g，茯苓30g，陈皮10g，姜半夏10g，五味子10g，砂仁6g，木香3g，金樱子15g，炙甘草6g。中药配方颗粒，3剂，每日1剂，分2次水冲服。

二诊（7月23日）：咳嗽减轻，纳食改善，大便成形，舌质淡、苔转薄白，脉滑，药已中的，病情好转，守法再调。

处方：党参15g，炒白术15g，茯苓15g，陈皮10g，姜半夏10g，五味子6g，金樱子10g，炙甘草6g。中药配方颗粒，7剂，每日1剂，调理而愈。

对于辨证属营卫不和、肺脾气虚之久咳，症状稳定后，为防复发，郑老师常用益气止咳膏：黄芪30g，白术30g，防风6g，桂枝15g，白芍30g，五味子15g，陈皮15g，炒麦芽15g，谷芽15g，生姜15g，大枣30g，蛤蚧1对，阿胶15g，枸杞子30g，金樱子30g，甘草10g。制膏，每日早晚各1次服。临床观察，效果肯定。

（李志恒　郑　攀）

二十三、猫爪草

猫爪草为毛茛科植物小毛茛的块根，呈纺锤形，多5～6个簇生，外皮黄褐色，因形似猫爪，又称猫爪儿草。猫爪草辛温，味厚气锐，内可温化寒痰，治寒饮咳嗽；外达经络，散郁结，治疗瘰疬痰核。现代用其治疗多耐药肺结核患者效果明显，此外，该药还有抗肿瘤、抗急性炎症等作用。

郑启仲教授指出，猫爪草既能化痰散结，又善解毒消肿，除作为辛温化痰药治疗痰火郁结之瘰疬、乳蛾、腺样体增生等，同时用于水肿（肾病综合征、慢性肾炎等）的治疗，有较好疗效，在其自拟方清漾汤中为主药之一。

肾病综合征是一组由多种病因引起的症候群，临床以大量蛋白尿、低白蛋白血症、高脂血症、不同程度水肿为特征，该病常被视为慢性肾病中最为棘手的病变之一。

郑老师认为，痰浊瘀血阻滞肾络是致病因素；肺脾肾三脏亏虚是发病基础；“虚生痰瘀，痰瘀致虚，痰瘀虚互为因果”是主要病机，应以化痰、活瘀、补虚为治。并发现猫爪草有消除蛋白尿的作用，自拟治疗小儿肾病综合征的清漾汤：猫爪草15g，炒僵蚕10g，刘寄奴10g，益母草15g，炒地龙10g，生黄芪15g，菟丝子15g，金樱子10g。每日1剂，水煎分2次服。此方为7～10岁用量，可随年龄增减（见《郑启仲儿科经验撷粹》，人民军医出版社2013年第1版，第247页）。郑老师指出，猫爪草为本方的主药之一，凡有蛋白尿者必用之，其疗效与用量成正比，大剂量一日可用至30g，经临床观察，猫爪草确有消除蛋白尿的功效。

【病案举例】

张某，男，7岁，1993年4月6日以“水肿时轻时重，伴尿检异常3年”为主诉初诊。

患儿3年前出现浮肿，经当地医院诊为“肾病综合征”，经用激素治疗尿蛋白消失，当减量至泼尼松隔日15mg时，尿蛋白即又出现，如此反复已2年余。某大学医院用泼尼松龙、环磷酰胺冲击治疗，仍未能控制病情，而请郑老师诊治。

刻诊：满月脸、水牛背等库欣综合征明显，全身水肿（中度），鼻塞，流涕，咳嗽，咽痛，咽红赤，双扁桃体Ⅱ度肿大，色暗红，大便每日1次，小便黄。舌边尖红、苔白腻微黄，脉滑数。尿蛋白（++），肝、肾功能未见异常。时正服泼尼松10mg，隔日1次。

诊断：水肿。西医诊断：肾病综合征。辨证：痰湿内阻，时邪袭肺。治法：化痰除湿，宣肺止咳。方药：清漾汤（郑启仲经验方）合桑菊饮加减。

处方：猫爪草15g，蝉蜕10g，炒僵蚕10g，刘寄奴10g，柴胡10g，炙桑皮10g，桔梗6g，牛蒡子6g，金银花15g，金果榄6g，益母草15g，甘草6g。3剂，每日1剂，水煎服。

二诊（4月10日）：咽痛、咳嗽消失，舌淡红、苔白腻。表邪已解，调方如下。

处方：猫爪草15g，蝉蜕10g，炒僵蚕10g，刘寄奴10g，益母草15g，地龙10g，黄芪30g，生薏苡仁15g，茯苓皮15g，车前子（包）10g，甘草6g。7剂，每日1剂，水煎服。

三诊（4月17日）：水肿见消，查尿蛋白（+），舌淡、苔白变薄，脉见缓象。守法再服28剂，水肿消，饮食增，查尿蛋白（±）。泼尼松已减至5mg，隔日1次。改清漾汤合香砂六君子汤加淫羊藿，每日1剂，水煎服。

守上方连服60剂，尿蛋白（-），泼尼松已减至2.5mg，隔日1次。清漾汤去刘寄奴、益母草，合香砂六君子汤，每日1剂。连用6个月，查尿蛋白（-），肾功能正常。停泼尼松，中药改隔日1剂，巩固疗效，服半年，至1994年9月停药，随访16年未见复发。

（李志恒　郑　攀）

二十四、仙鹤草

仙鹤草，苦、涩，平，归心、肝经。功效：收敛止血，截疟，止痢，解毒，补虚。主治：咯血，吐血，崩漏下血，疟疾寒热，血痢，久泻久痢，阴痒带下，痈肿疮毒，脱力劳伤等。

仙鹤草立夏时出苗，寒露时开花成穗，色黄而细小，根有白芽，尖圆似龙牙，顶开黄花，故又名“金顶龙芽”。《药镜拾遗赋》中对其有生动描述：“秋发黄花细瓣五，结实匾小针刺攒……大叶中间夹小叶，层层对比相新鲜。”本品始见于宋《本草图经》，其功效如上所述，后代医家多有发现，寥见言及仙鹤草治咳喘者。唯《纲目拾遗》载："葛祖方中：消宿食，散中满，下气。"

郑启仲教授曰："仙鹤草一味可定喘。"他在治疗一例小儿久痢时，用真人养脏汤加入仙鹤草一味，不但久痢获愈，其母喜告郑老师说，郑大夫您的这个方子不但治好了我儿子的痢疾，他的哮喘病也明显减轻了。继用仙鹤草一味治哮喘而获愈。所以，治疗哮喘时，在辨证应用小青龙汤、射干麻黄汤、桂枝加厚朴杏子汤等方中加入本品，有明显增强定喘作用。曾用本品一味15~30g（小儿），水煎分2次温服，治哮喘。在小儿哮喘缓解期，常用玉屏风散、桂枝汤加仙鹤草预防小儿哮喘效果显著。

【病案举例】

案1　常某，男，6岁，2013年6月12日以"反复咳喘3年，再发月余"为主诉初诊。

患儿患哮喘已3年，1个月前因感风寒后出现咳嗽，咳吐少量白痰，甚时喘鸣，张口呼吸，在当地医院诊断为支气管哮喘，经中西药治疗症状稍有缓解。

刻诊：咳嗽，咳声重浊，时有喘息，清涕，纳差，面色萎黄，气池色青，大便干。其母诉患儿夜间打鼾已半年余，其父亲有30年哮喘史。查扁桃体Ⅱ度肿大，舌边尖红、苔黄腻，脉细数。双肺听诊呼吸音粗，未闻及明显干、湿啰音，血常规检查无异常，胸部X线片提示肺纹理增粗。

诊断：哮证。西医诊断：支气管哮喘。辨证：脾虚痰瘀，肺失宣肃。治法：调和营卫，补脾益肺。方药：桂枝汤合小柴胡汤加减。

处方：桂枝6g，生白芍6g，生姜6g，甘草3g，柴胡6g，黄芩6g，党参6g，姜半夏6g，细辛2g，五味子6g，辛夷花（包煎）6g，仙鹤草15g。中药配方颗粒，6剂，每日1剂，分3次温服。嘱其停用其他药物。

二诊（6月19日）：精神好转，咳喘减轻，大便畅，舌质淡红、苔薄黄，脉细。拟上方加乌药8g。6剂，每日1剂，分3次温服。

三诊（6月26日）：服药期间未咳，饮食增加，大便正常，舌质红、苔薄黄。扁桃体仍有肿大。以调和营卫，固护肌表为主，化痰散结为辅。

处方：桂枝6g，生白芍6g，生姜6g，大枣6g，炙甘草3g，熟地黄15g，乌梅10g，辛夷花6g，乌药6g，仙鹤草15g，猫爪草10g，夏枯草10g。中药配方颗粒，6剂，每日1剂，分3次温服。后以玉屏风散加味调理2个月余，随访2年，未见复发。

案2　宋某，女，7岁，2006年9月26日以"哮喘反复发作4年余"为主诉初诊。

患儿哮喘反复发作4年，经中西医多方治疗一直未能控制发作而请郑老师诊治。时值哮喘缓解期。

刻诊：形体略胖，面白无华，神疲少语，语声低怯，动则气促，纳少便溏，舌质淡体胖、苔白薄，脉弱无力。其母拟带其外出，唯恐哮喘复发，请求带药防患于未然。

处方：仙鹤草（中药配方颗粒）15g。每次1包，每日早晚各1次。

二诊（10月30日）：患儿服上方1个月，不但哮喘未发，且精神明显好转，面色增华，语言增多，其母要求根治之方。自此，郑老师选仙鹤草一味，美其名曰："独仙汤"。

处方：独仙汤合玉屏风散加减：仙鹤草15g，黄芪10g，白术10g，防风6g，炙甘草3g。中药配方颗粒，每日1剂，连用1个月，停药观察。

2007年5月2日哮喘发作，患儿父母正在旅游路上，自购仙鹤草颗粒服用2日缓解。后每年五月、十月各服仙鹤草1个月预防，至2010年停药，随访5年未复发。

笔者曾问郑老师，仙鹤草为何能治哮喘？郑老师曰：尚未明了，很多科学都是先有实践后有理论的。

（李志恒　郑　攀）

二十五、马钱子

马钱子原名番木鳖，始载于《本草纲目》并谓其："治伤寒热病，咽喉痹痛，消痞块。"《串雅补》论述较为全面："能钻筋透骨，活络搜风。治风痹瘫痪，湿痰走注，遍身骨节酸痛，类风不仁等症。""治痈疽疔毒，顽疮瘰疬，管漏腐骨，跌打损伤，金疮破伤风，禽兽蛇虫咬伤。"近人张锡纯对其评价甚高，认为本品"开通经络，透达关节之力，远胜于他药也"，如他创制的"振颓汤""起痿汤""补脑振痿汤""养脑利肢汤"，方中皆有马钱子，用于治疗不同病因所致的肢体瘫痪。

马钱子因有剧毒，故素为医家畏用，若炮制不当或过量服药、不遵饮食禁忌，严重者可出现神志昏迷，呼吸急促，瞳孔散大，心律不齐，最终因循环衰竭而死亡。现代研究其主要化学成分为番木鳖碱（士的宁）、伪番木鳖碱、马钱子碱等。其中，士的宁对整个中枢神经系统有兴奋作用，其首先兴奋脊髓的反射功能，其次兴奋延髓的呼吸中枢及血管运动中枢，并能提高大脑皮质的感觉中枢功能（《中药学》，第334页）。

郑老师在多年临床实践中运用本药治疗痿证（小儿重症肌无力）属脾肾亏虚，阳气虚弱，中气下陷者多例，用补中益气汤加少量马钱子，疗效迅速显现。内服必制用，一般用量为0.03～0.05g，切不可多服，不可久服，中病即止。

【病案举例】

宋某，男，9岁，2009年3月26日以“右上眼睑下垂9个月”为主诉初诊。

患儿系一早产儿，人工喂养，自幼多病，时常患感冒、泄泻。2008 年7月患儿患泄泻后出现右上眼睑下垂，始以过敏论治，后经某医院诊为“重症肌无力（眼肌型）”，给予泼尼松等治疗，症状明显减轻，2个月后复垂如初。又请中医给予补中益气汤治疗3个月余，仍未能还复，转来郑老师门诊。

刻诊：右侧上眼睑重度下垂，面色浮白无华，双风池、气池色青，神疲少语，腰膝酸软，畏寒怕冷，食少便溏。舌体略胖，质淡、苔白滑，脉弱无力。

诊断：痿证。西医诊断：重症肌无力（眼肌型）。辨证：脾肾亏虚，中气下陷。治法：温补脾肾，升阳举陷。方药：补中益气汤合金匮肾气丸加减。

处方：黄芪30g，人参10g，炒白术15g，熟地黄15g，山药15g，山萸肉10g，茯苓10g，柴胡3g，升麻3g，制马钱子（研冲）0.1g，鹿茸（研末冲）1g，制附子（先煎）6g。7剂，每日1剂，水煎分3次服。

二诊（4月2日）：服上方后渐见精神好转，说话声音增大，舌苔变薄白，脉较前有神，唯眼睑下垂尚无变化，亦未见口干、头晕等马钱子的不良反应。上方将黄芪加至60g，鹿茸加至2g，制马钱子加至0.2g，再服14剂，每日1剂。

三诊（4月18日）：其父甚喜，“大夫，已见效了！”患儿右上眼睑下垂明显减轻，眼裂明显增宽，面色较前有华，精神振奋，语言增多，食纳增，二便调。脉见缓象。药正中的，效不更方，原方再服21剂，每日1剂。

四诊（5月8日）：患儿右眼睑下垂基本消失，但活动仍不如左侧灵活，原方再服14剂，每日1剂。

五诊（5月23日）：诸症消失，其父唯恐复发不敢停药，为慎重计，调善后方如下。

处方：生黄芪30g，人参6g，炒白术10g，鹿茸（研冲）1g，熟地黄10g，山萸肉10g，升麻3g，制马钱子（研冲）0.1g，砂仁6g，陈皮6g，炙甘草6g。15剂，隔日1剂，水煎服。

六诊（6月25日）：未见病情反复，面色有华，精神振奋，畏寒消失，食纳好，二便调，且服药3个月来未见感冒、泄泻等易发病症，按其父的话说："他的身体比得病前棒多了！"为防复发，嘱补中益气丸、六味地黄丸连服3个月，随访5年，未见复发。

（李志恒　郑　攀）

二十六、鹅不食草

鹅不食草，别名石胡荽、野园荽、鸡肠草、地芫荽等。辛，温，归肺、肝经。功效：祛风，散寒，胜湿，去翳，通鼻塞。主治：寒哮，喉痹，百日咳，痧气腹痛，痢泻，目翳涩痒，臁疮，疥癣，跌打等。《本草汇言》云："石胡荽，利九窍，通鼻气之药也。其味辛烈，其气辛熏，其性升散，能通肺经，上达头脑，故主齁蛤痰喘，气闭不通，鼻塞鼻痔，胀闷不利，去目中翳障，并头中寒邪、头风脑痛诸疾，皆取辛温升散之功也。"

郑启仲教授取其辛温发散之功，临床多用来治疗过敏性鼻炎、慢性鼻炎。自拟鹿天止鼽汤，主治鼻流清涕（见《郑启仲儿科经验撷粹》，人民军医出版社2013年第1版，第250页）。药物组成：鹿角10g，巴戟天6g，桂枝6g，鹅不食草3g，生姜6g，炙甘草3g。

【病案举例】

靳某，男，5岁，2013年11月25日以"反复鼻痒、流涕6个月余"为主诉初诊。

患儿过敏性鼻炎6个月余，既往反复喘息、湿疹病史。患儿早晚喷嚏较多，鼻塞，流清涕，鼻痒，平素畏寒怕冷，四肢不温，小便清长。

刻诊：早晚喷嚏较多，鼻塞，流清涕，鼻痒，舌淡红、苔白，脉沉细。鼻甲肥大色淡，鼻黏膜淡白。

诊断：鼻鼽。西医诊断：过敏性鼻炎。辨证：肾阳虚弱，肺气不利。治法：

温肾培元，宣通鼻窍。方药：鹿天止鼽汤加减。

处方：鹿角6g，巴戟天3g，桂枝3g，鹅不食草3g，生姜3g，炙甘草3g，苍耳子3g，辛夷3g。7剂，每日1剂，水煎服。

二诊（12月3日）：患儿鼻塞、流涕症状明显减轻，肢体较前变暖，守上方再服15剂，患儿鼻炎症状消失，嘱其口服金匮肾气丸2个月巩固疗效。

（张建奎　张　璠）

第五章 诊余随笔

一、钩藤过量可致嗜睡

齐某，男，6岁，2016年4月12日初诊。以眨眼、举眉、摇头半年余就诊。半年前发现上述症状，经当地眼科治疗不效，转某儿童医院诊为“儿童抽动障碍”，治疗3个月仍不见减轻而来诊。发育正常，胖瘦中等，神志清，精神可，面色萎黄，左腮微红，心烦易怒，饮食可，咽略红，扁桃体Ⅱ度肿大，大便偏干。舌尖边红、苔白腻兼黄，脉弦滑。诊为肝风证。证属心肝火旺，痰热动风。治宜平肝清心，化痰息风。方选黄连温胆汤合羚角钩藤汤加减。

处方：黄连3g，清半夏6g，茯神10g，橘络6g，枳实6g，羚羊角粉（冲服）1g，钩藤10g，桑叶10g，白芍10g，川贝粉（冲服）3g，炒栀子6g，甘草6g。7剂，每日1剂，水煎分2次服。4月15日，其母来讲，服上方后约半小时患儿即入睡，呼之有应而不醒，2小时后自醒如常。次日早饭后再服另一半亦如上述。连用3天均如上。故来相问是否正常。余细审药方，“不致如此！”打开剩余4剂未煎药验之，药房取药无误，亦未见有伪品出现。经与药学专家会商，将其中钩藤拣出，再服观察。4月19日二诊：抽动症状已减轻，去掉钩藤后未再见嗜睡出现。

为验证嗜睡与钩藤用量的关系，上方将钩藤减为3g，7剂，每日1剂，水煎分2次服。4月26日三诊：无上述嗜睡出现。病情稳定，未见反复。上方将钩藤加至6g，3剂，每日1剂，煎服方法同上。4月29日四诊：其母述，服药后有嗜睡，但较轻，大约半小时即醒来，余无不适。患儿心烦易怒已消，眨眼、举眉、摇头均明显减轻，舌尖边红转淡红、苔变薄白，脉趋缓。调方如下。

处方：钩藤4g，蝉蜕5g，炒僵蚕5g，清半夏5g，茯苓10g，陈皮5g，天麻5g，白芍10g，炒白术6g，炒栀子5g，甘草3g。14剂，每日1剂，水煎分2次服。5月16日五诊：患儿未再见嗜睡及其他不良反应，抽动症状基本消失。上方去钩藤、僵蚕，改隔日1剂。连服15剂，停药观察，随访1年未见复发。

钩藤，甘，凉，入肝、心经。清热平肝，息风定惊。治小儿惊痫，瘛疭，成人血压偏高，头晕、目眩，妇人子痫。用法与用量：内服：煎汤（不宜久煎），1.5～3钱；或入散剂（《中药大辞典》）。

《本草汇言》曰：“钩藤，祛风化痰，定惊痫，安客忤，攻痘瘄之药也。”钱仲阳先生曰：“钩藤，温、平、无毒，婴科珍之。其性捷利，祛风痰，开气闭，安惊痫于仓忙顷刻之际，同麻、桂发内伏之寒，同芩、连解酷烈之暑，同前、葛祛在表之邪，同楂、朴消久滞之食，同鼠黏、桔梗、羌、防、紫草茸发痘瘖之隐约不现也，祛风邪而不燥，至中至和之品。但久煎便无力，俟他药煎熟十余沸，投入即起，颇得力也。去梗纯用嫩钩，功力十倍。”

《常用中药现代研究与临床》论钩藤的毒副作用：给小鼠腹腔注射的半数致死量为：钩藤煎剂为29g/kg ± 0.8g/kg；钩藤嫩枝煎剂为35.2g/kg ± 5.4g/kg；钩藤总碱为144.2g/kg ± 3.1mg/kg；钩藤碱为162.3mg/kg。总碱给小鼠灌胃的半数致死量为514.6g/kg ± 29.1mg/kg。钩藤碱给小鼠皮下注射的半数致死量为165mg/kg。

钩藤煎剂给家兔灌胃每日2次，每次5g/kg（比治疗量大2.5倍），连服10天，未见中毒症状。钩藤总碱50mg/kg，连续给药14天，不引起大鼠内脏的病理改变；剂量加倍，虽肝脏有轻度炎症变化，但停药后即恢复正常；对饮食、体重及外观行为均无影响。断乳大鼠灌服钩藤总碱50~100mg/kg，每日1次，连续2个月，停药后再观察1周，小剂量（50mg/kg）对动物生长、发育，以及肝、肾功能及血象均无明显影响，病理检查仅见肾脏轻度营养性障碍；大剂量（100mg/kg）则可致动物死亡。死亡动物的心、肝、肾均有明显的病理改变。

本案提示：

（1）钩藤加入复方煎剂超量时对小儿有催眠作用，催眠作用强弱与用量成正比。

（2）6岁的小儿一般多用至6 ~ 10g，未见有嗜睡现象，本案出现明显嗜睡，考虑：①与不同儿童对钩藤的反应不同；②是否与钩藤的产地、药品质量、存放久新等因素有关；③从本案量的变化观察，6岁以下儿童钩藤用量以每岁每日不超过1g（年龄愈大比例愈小）和6岁不超过5g是比较安全的，且疗效也可以肯定。供同仁参考。

（3）催眠作用与煎煮时间长短是否有关，久煎作用降低的同时也使其催眠作用下降？有待临床进一步观察和科学研究。

（郑启仲　2016年4月26日）

二、鹅不食草的量效与反应

鹅不食草，出自《食性本草》，又名地胡椒等，为菊科植物石胡荽全草。其含多种三萜成分、蒲公英赛醇、蒲公英甾醇、山金车烯二醇等。性味辛、温。功效祛风，散寒，胜湿，通鼻窍。主治寒哮，喉痹，百日咳，鼻渊，鼻息肉，目翳涩痒，痢疾，泄泻，疥癣等。用量：内服煎剂：4.5～9g（《中药大辞典》），或6～9g（《中医大辞典》），或5～15g（《常用中药现代研究与临床》）。

《履巉岩本草》言："性温，无毒。"《四声本草》谓："通鼻气，利九窍，吐风痰。"《本草纲目》曰："解毒，明目，散目赤肿，云翳，耳聋，头痛脑酸，治痰疟齁蛤，鼻塞不通，塞鼻息自落，又散疮肿。"

我的中医经典启蒙老师佀怀章先生，善用鹅不食草治疗鼻窒、鼻鼽、鼻聋等症。常与桂枝汤、小柴胡汤、补中益气汤配伍应用。用量常为三钱（9g）、五钱（15g），亦有用至一两（30g）者，每收良效。余从事幼科五十余年，亦常仿师用之，唯鹅不食草性温，小儿病多热化，用量多为3～5g，亦多收佳效。近来发现1例患者出现不良反应，未见相关报道，整理于此，以就教于同道。

病案：鼻聋。

彭某，男，52岁，2006年11月2日初诊。

主诉：感冒后鼻塞不闻香臭1个月余。

病史：1个月前不慎受凉后出现鼻塞、喷嚏、恶寒、头痛，经服治感冒药（不详）症状消失，唯鼻塞、不闻香臭不消。经当地用苍耳子散等方不效请余诊之。

刻下：鼻塞不通，不闻香臭，面白少华，时感乏力，纳可，大便每日1次，小便清，舌淡红、苔白薄，脉缓无力。证属肺脾气虚，肺气不利。

治宜补中益气，宣肺通窍。方选补中益气汤加减。

处方：黄芪30g，党参15g，白术15g，当归10g，柴胡10g，升麻10g，橘络10g，炒苍耳子10g，辛夷6g，白芷6g，鹅不食草15g，炙甘草6g。3剂，每日1剂，水煎服。

二诊（11月5日）：鼻塞减轻，仍不闻香臭，舌脉无明显变化。上方黄芪加至60g，鹅不食草加至30g。3剂，每日1剂，水煎服。

三诊（11月8日）：患者诉曰："郑大夫，这3剂药有效了，鼻塞好转，也能闻到味了，只是这药太热了，服过半小时即觉胃中发热，逐渐加重，2小时最重，胃内像喝了辣椒水，喝些凉开水，4小时后才渐消去。”“当时还有什么不适？”“就是胃中烧灼，心烦意乱，只想吃冰糕。”“上次那3剂药有这样的反应吗？”“也有，很轻，只是像喝的水热了一点的感觉，很快就过去了。”再诊其脉见弦数，舌质较前变红、苔现中黄少津。询问其大便亦干，小便发黄。嘱其忌辛、辣、油腻之物，多饮绿豆水，停药3天后再诊。

四诊（11月12日）：不良反应消失，仍有鼻塞，嗅觉仍未恢复至正常。察其舌尖边仍红、苔薄白，脉弦略数。

处方：炙黄芪30g，生白术15g，当归15g，柴胡6g，升麻6g，橘络10g，辛夷6g，白芷6g，鹅不食草10g，石菖蒲10g，芦根30g，甘草6g。4剂，每日1剂，水煎服。

五诊（11月16日）：患者笑曰：“这次中啦，鼻不塞了，能闻到味了，吃药胃也不热了。”

显然，其不良反应与鹅不食草的用量成正比。之后在为小儿用鹅不食草时量降到1～3g，尚未发现不良反应。倡怀章老师常用30g为何未见上述不良反应？可能与患者体质、病情，或药品产地、处方配伍有关？有待观察。

（郑启仲　2006年12月18日）

三、鹅不食草可致心律失常

“经验和教训是相伴的，经验也是教训，教训也是经验。”这是郑启仲教授10年前讲到一例鹅不食草的毒副作用时说的一句话。我们选录郑老师亲笔整理的这个病案以供同道参考。

仝某，男，58岁，2007年3月8日初诊。

主诉：鼻塞不通2个月余。

病史：2个月前感冒后一直鼻塞未通，经耳鼻喉科诊为“鼻炎”，用消炎药、抗过敏药等治疗不效。中药苍耳散、参苏饮等多方治疗亦不见减轻而请余诊治。

诊见：面白无华，鼻塞不通，时有恶风，咽不红，双鼻甲色白水肿，舌淡红、苔白，脉弱无力。诊为鼻窒。证属营卫失和，肺失宣肃。治当调和营卫，宣肺通窍。方投桂枝汤合苍耳散加减。

处方：桂枝10g，白芍10g，炒苍耳子10g，辛夷6g，鹅不食草15g，白芷6g，炙甘草6g，生姜3片，大枣5枚，葱白3寸为引。4剂，每日1剂，水煎早晚分2次服。

二诊（3月9日）：患者当日未煎药，次日煎药时看药量甚小，自行拿2剂药合作1剂水煎，煎时稍长，留汁量少（约200mL），便一次服下。服下后即觉不适，始觉胃部灼热，随之全身烘热，心烦意乱，经社区医院输液治疗（用药不详）不效而来院。余见患者面目红赤如醉，全身红赤，扪之灼手，大汗出，烦躁不安，舌红芒刺少津，脉促而洪大。查体温37.8℃，血压160/95mmHg，心率122次/分，呼吸32次/分。心电图示：心动过速，频发性室性早搏。血常规：未见异常。急收急诊观察，同时急取中药配方颗粒：人参30g，生石膏60g，知母10g，麦冬20g，生地黄20g，玄参20g，炙甘草9g。1剂，水冲，频作茶饮。2小时后，患者逐渐平静，诸症减轻。要求再服上方。再取1剂，令分4次服。

次日（3月10日）：患者在16小时内服上方2剂。全身红赤已消，口渴亦止，二便可，舌质仍红而无苔、少津，促脉明显好转。要求出院。处方：西洋参10g，北沙参30g，生地黄15g，玄参15g，麦冬15g，生石膏30g，知母10g，甘草10g，粳米30g为引。3剂，每日1剂，水煎分2次服。

三诊（3月13日）：患者诸症消失，心电图正常而愈，鼻塞也明显减轻。嘱其治病服药一定要遵医嘱，不应自作主张，差点引来灾难。停药观察7日后再诊。

四诊（3月20日）：患者仍求再治鼻塞，视鼻甲仍肥厚，色淡红、舌质淡红，苔白而薄，脉弱。

处方：炙黄芪15g，北沙参15g，五味子10g，辛夷6g，苍耳子10g，乌梅10g，鹅不食草10g，生甘草、炙甘草各10g。7剂，每日1剂，水煎分早晚2次服。

五诊（3月28日）：鼻塞大减，诸症趋平。也未见上述之不良反应。上方再取7剂，改为隔日1剂善后而愈。

【按语】该患者人高马大，素笃大剂药治病，自作聪明，2剂合一，险成灾难一场。痛定思痛，30g鹅不食草何以在一日之内而成白虎加人参汤合增液汤证？或谓方中有桂枝20g，细查该患者以往治病处方，曾几次服过每剂用桂枝15g之方，未出现过任何不良反应。急救中大剂白虎加人参汤仍觉杯水车薪，故合增液汤相助，方感有望救之，果应其虑，可谓一剂知，余心亦安矣。经验，教训，如此而已。

（郑启仲　2007年4月16日）

四、灵芝草也致过敏

一老朋友孙子3岁，喜中时忧。近一年多来反复感冒，平均每个月1～2次。经当地医院用匹多莫德等治疗不见好转。又请中医儿科专家诊为肺脾气虚型复感儿，投以玉屏风散治疗2个月余，亦不见减轻，于2016年3月6日来郑州，见朋友令孙发育正常，面色萎黄兼白而少华，动则易汗，纳可，大便溏，小便清，咽不红，扁桃体Ⅱ度肿大、色不红，舌体有齿痕、质淡红苔白，脉弱无力。阅其正服之方：生黄芪10g，炒白术10g，防风3g，煅龙骨10g，煅牡蛎10g，炒山药10g，五味子5g，大枣10g，生姜3g，炙甘草3g。每日1剂，水煎分2次服。“此方开得很好，应该有效，怎么会无效呢？继续吃吧！”老朋友听此话，面现不悦，有失望之表情。“好，我再给你调整一下。”上方加桂枝6g，白芍6g，成玉屏风散合桂枝汤加减之方。连服15天，自汗已止，服药期间未感冒。再服半个月，诸症悉平，甚喜。4月6日复诊，请求根治之方。上方去煅龙骨、煅牡蛎，加灵芝草3g。嘱隔日1剂，连服1个月。满意而返。

4月9日突至门诊，讲：“服药后孩子皮肤发痒，停药1天即减轻，昨天服第二剂又痒如前！”察面部及全身皮肤散在淡红色荨麻疹，瘙痒明显。“可能是过敏了。”当地医院开有西替利嗪糖浆，令其口服1次，不愈明日再服1次。中药将加用的灵芝草去掉继服。去掉灵芝草后未再见上述不良反应。在其门诊病历的药物过敏栏填上“灵芝草”3个字，并嘱老朋友以后赴医院给孩子看病要填好《门诊病历》过敏栏，并及时告知医生；平时吃饭、零食凡含有灵芝成分的均忌用，以免再次发生。

“灵芝，甘，平，无毒。主治虚劳，咳嗽，气喘，失眠，消化不良”（《中药大辞典》）。“入肾、脾经。滋补强壮，安神，健胃，止咳平喘……内服：煎汤，1.5～3g；研末服，每次0.9～1.5g，日服2次；或制成糖浆、片剂及酒浸服”（《中医大辞典》）。日前有报道，灵芝草有提高人体免疫力、预防和治疗肿瘤的作用。服用者众多，而过敏反应也是值得关注的问题。2017年2月又有一患儿家长在《门诊病历》上填有“灵芝过敏”字样，经细询，与上述患儿的反应相仿。

（郑启仲　2017年3月6日）

五、一则交泰丸的故事

“夫道者，上知天文，下知地理，中知人事，可以长久”（《素问·气交变大论》）。日前在门诊坐诊，公安局一位副局长带来一位高级工程师看病，久问不中，差点出“丑”，思来想去，有点意思，整理一下，也好让同道参考。

患者张某，女，62岁，1992年4月20日初诊。一位干部风度的老年人，体魄健壮，面红如枣，声音洪亮。“郑大夫，您若能治好我的病，定重谢。”即把一只手放在了脉诊垫上。诊其寸关浮大有力、尺脉沉细而弦，望其舌质尖红、苔薄黄少津。问其：“头痛否？”笑而摇头；“口苦否？”再摇头；“是否失眠？”“不失眠！”“做过什么检查，都在什么地方看过？”“B超、心电图、胸部透视、血常规、尿常规、肝功能都做过，什么也查不出来，几家大医院都看过，中药、西药吃了无数，就是不见效。”“您怎么不舒服？”病家看我多问不中，笑而叙曰：“郑大夫，我这病很奇怪，已经7年了，每天早晨一醒即全身冒汗，汗出过后，擦干起床，不影响吃饭，也不误上班。”“先从什么地方出，能出多少？”“先从头上，而后颈部、胸背、下肢，汗出如洗，能把衬衣湿透。”“能出多长时间？”“醒来一睁眼，忽地一下就出来了，就这一下，以后就不再出了。”“汗后是否发冷，是否怕风？”“不发冷，也不怕风，除了出汗，别的什么痛苦也没有，就是每天需换衬衣，很烦人。”“你都用过什么药？”患者从口袋里摸出几家医院的诊疗手册及一些处方。一一阅读，大多为谷维素、维生素、知柏地黄丸、逍遥丸之类，汤剂多为桂枝汤、玉屏风散、当归六黄汤加减。“你开始怎么得的这种病？”“第一次是外出开会，早晨下雨打雷，惊醒后出了一身汗，以后每天如此。”你用了这么多药，当中是否治好过，用哪个方子有效？”“从未好过，这些方子都无效，有的医生让我用药敷脚心，还有医生给我配药粉在全身涂抹，都无济于事，您看怪不怪。我不知伤了哪家神仙，得这莫名其妙的病。”

自汗？盗汗？黄汗？战汗？绝汗？……都不像；调和营卫、固表止汗、滋阴清热、疏肝解郁……都不应？苦思良久，不得其解。

惊而汗泄不为怪，一惊七载而汗不止者何故？“五脏化液，心为汗”（《素问·宣明五气论》）。“阳加于阴，谓之汗”（《素问·阴阳别论》）。夜为阴，日为阳；寐为阴，寤为阳。由寐而寤，由阴转阳，病起于惊。“惊而夺精，汗出于心”（《素问·经脉别论》）。此际汗泄，非责心肾，沟通阴阳，恐失大法。随书交泰丸试之。

处方：川黄连30g，肉桂3g，1剂，水煎。嘱其定在子时（夜12点）服药，以取沟通阴阳之意。

次日，惊喜若狂：“大夫真神，今天汗没有出！”诊其寸脉见缓，舌红有减，黄苔变白而有津，嘱其停药观察，患者不从，求原方再进。前量减半，再予3剂。

处方：黄连15g，肉桂1.5g。3剂，每日1剂，水煎，子时服。3日后复诊：未再出汗，六脉和缓，舌淡红有津，诸症悉平，嘱其停药观察。

求问：“郑大夫，如不保密，请问我服的是什么方？”笑曰：“方名交泰丸，世医皆知，无须保密。”患者伸出拇指称奇，道谢而去。数月后患者携一匾额来谢，上书“七载奇汗，一交而泰”。何奇之有，阴阳而已！如果不是问到她开会雷惊，汗出寤寐之际，也未必开出交泰丸之方；黄连用一两（30g），可见也是3年学个“莽大夫”啊！

（郑启仲　1992年9月10日）

六、克咳敏的惊魂

2013年12月7日凌晨1时，出现咳嗽，咽部异物、痒感。喝杯温开水，不时又咳，且越来越频繁。老伴翻一下小药箱，拿出克咳敏小药瓶，如获至宝：“这里有克咳敏，你吃两片？”以前未用过此药，看看说明书，规格：每片5mg；每日2～3次，每次5～10mg，每日剂量不超过30mg。“先服1片（5mg）吧。”虽曾看到有两位大夫给儿童用克咳敏，据说镇咳作用很强，满以为服1片咳即可止。谁知“天有不测风云”，1小时后自觉昏昏然，如入梦境，乱梦纷纭；头晕，心悸，惊恐不安。测血压115/70mmHg，心率110次/分，早搏20次/分。家人紧张，要打“120”。“等等！”即掐内关穴，口服参麦口服液30mL。半小时后始觉有所缓解，再服参麦口服液20mL。心率降至98次/分。2小时后血压130/85mmHg，心率82次/分，早搏每分钟3～5次，除全身乏力，轻度头晕外，余症已消，入睡。

次日已无不适，回忆此事，仍余悸不安、惊魂未定。查心电图示：室性早搏。60多岁的成人服5mg即有如此不良反应，如不是凌晨，离医院又远，肯定是要打“120”的。好在自行处理后缓解，“有惊无险”。“一朝被蛇咬，十年怕井绳”，之后每在门诊看到小儿病例上有用克咳敏（二氧丙嗪）者，即感心悸不安，即告知家长：“警惕此药副作用！”并多次给学生们讲。奇怪的是查资料未见同类报道，可我作为一名医生又找不出其他任何原因，非克咳敏无二。此文一直未发，唯恐冤枉了克咳敏啊！

（郑启仲　2016年3月）

七、反腐与治病

《濮阳文化实业报》的两位特约记者晓芹、立群约我写几句关于党内反腐败问题的看法，我真的不懂政治，平时忙于业务，只知道管好自己别违纪犯法，对于国家的大事，虽然“位卑未敢忘忧国”，然而，要真讲治国，虽古有“治大国，若烹小鲜”之论，好像是老子《道德经》说的，大概意思是治理国家如烧菜，佐料要恰到好处，火候要掌握好，才能做出好菜。治国是大智慧、大艺术、大文章，我未做过研究。不过，关于党风问题，我不赞成把我们党的腐败现象说成不治之症。“良相医国，良医医人”，一个党好比一个人，世界上不得病的人是没有的，没有一点缺点和错误的党大概也是不存在的，问题是怎样对待它。比如一个人患了阑尾炎，轻者吃药打针，重者手术切除，治好了完全不影响健康长寿，总不能一患阑尾炎就把这个人杀掉吧？一个党有点毛病，就像一个人得病一样也是不足为怪的，关键有五：一是无病早防，严格要求自己，以防得病；二是要承认有病，不能自欺欺人，把病症掩盖起来；三是要敢于自我治疗，及早把病治好，以免养患成痈；四是不要讳疾忌医，自己治不了要请别人治，甚至动手术开刀；五是动了手术要引以为戒，加强锻炼，尽快恢复健康，以防旧病复发。

七十二年的历史证明，我们的党是一个伟大、光荣、正确的党，所以伟大，其中重要的一条就是我们党能自我纠正自己的错误。我们党所走过的道路实际上就是一部在不断总结经验，纠正错误，以利再战的发展壮大史。历史上每一次整风，每一次反腐斗争，都带来了我们党的发展和事业的兴旺，我坚信党中央提出的反腐败斗争，一定和我党历史上每一次反腐败斗争一样，铲除一切危害我党机体健康的病魔，换来一个健康强壮的机体，造就一个光辉灿烂的明天！

诚然，治党和治病有很大的不同，比如医学上有“医不自治”之说，确实医生自己有病自己开药往往效果不好，原因在于顾虑太多，自己的感觉和给别人看病，同样的病而判断不一，大概“旁观者清”是也；或许有病后思考判断能力下降，出现感觉和诊察的错位，有人说医生给自己看病是“不识庐山真面目，只缘身在此山中”，所以，看不清，疗效差。说实话，党内反腐败斗争能取得多大成效，还真是件关乎我们党的生死存亡和国家的长治久安的事，必要时还真得做大手术不可，比如人得了大病，吃药打针无效时，就得动大手术，切除病灶。相信我们的党中央有智慧、有能力、有决心把反腐斗争进行到底！

（郑启仲，原载《濮阳文化实业报》1993年11月1日）

八、献给护士的歌

“三分治疗七分护理”之说，似乎贬低了医生的价值，可能和自己也是一名医生有关。一场病住院之后，经过医生的正确诊断、完善的治疗方案等，再经过护士们的认真执行，精心操作，日夜守护，转危为安，才能真正认识护士，了解护士，“尊重护士，爱护护士”，要不然为什么毛泽东主席当年会给护士题词呢？一年一度的5月12日护士节来临，写这首似歌非歌的话，不知是否说出了患者对护士的感激与尊重。

你是云缝中透出的一束阳光
把温暖送进阴冷的病房
你那似火的热忱
复苏了我欲停的心脏

你是黑夜里升起的一轮皎月
把静谧的秋夜照亮

你那如玉的圣洁
抚平了我心中的忧伤

你是夏日里吹来的一阵凉风
轻飘过我满汗的胸膛
你那醉人的凉爽
把我窒息的肺腑慰畅

你是久旱中降下的一场春雨
滋润着干裂的大地
你那沁心的甘甜
给我这株枯草换上了翠绿的新装……

（郑启仲，原载《时代》1996年第3期）

九、可怜天下慈母心

有一本书讲了一则寓言故事，一直影响了我几十年。说是，“在很久以前，有一位母亲含辛茹苦地把儿子抚养成人。近几天她发现儿子闷闷不乐，心事重重，便问儿子怎么不高兴呢？在她的再三询问下儿子难为情地说，‘我爱上了一位少女，少女提出了一个条件说，如果我把母亲的心给她，她就嫁给我。’这位母亲高兴地说：‘这有何难！’顺手拿一把尖刀，剖开胸膛，挖出了自己的心，交给儿子说‘去吧’！儿子捧着母亲的心转身向外跑，不小心一下摔倒，把母亲的心也摔在了地上，这时母亲的心说：‘儿子呀，摔着了没有，疼不疼？’”故事讲完了，“可怜天下慈母心”这句话是否出自这则故事，我未做考证，但有一条是千真万确的，我的母亲和那位伟大的母亲的心一样——仁慈、善良、宽厚、无私！

1994年春节过后，一位好朋友专程到家告诉我一件事：“昨夜做了一个梦，梦见大娘（我母亲）站在床前，难为情地说，‘某某，阴间和阳间一样，求人办事得送礼，我的钱不够花，没钱送礼，到现在还没安在正位上。’说完转身就走了，如同真人真事一样，惊醒之后才知是梦。”这件事，让我久久不能平静。

阴阳两隔，音信难通，然而，母亲托梦给我朋友的事，我确信不疑。因为母亲一生勤俭持家，宽厚善良，与我祖母如同母女，是远近闻名的好婆媳。四邻乡亲，和睦礼让。对待子女，从不吵骂，到了晚年，有什么困难，想买点什么，给她的钱花完了也从不张口，如果儿女、儿媳不及时发现主动送上手，她从不给子女伸手。尽管每年清明节、母亲的生日与忌日都送上纸钱，满以为足够母亲用的。谁知一生不给别人找麻烦的母亲还是老性格，除非实在难以度日她是不会给我朋友托梦的。正巧清明即将来临，我破例通知全家：“有多少孝心，就带多少纸钱！”

1994年清明节，春和日丽，杨柳青青，麦田油绿，一望无际，金黄的油菜花片片如金。邻里乡亲，家家上坟，献上一片对古人的怀念之情。我家人多，在全国各地工作的人也都赶来，还上母亲那份期盼。几辆小车的后备厢都装得满满的，大包小包，大串小串，金树银树，排成了长龙。乡亲们个个惊讶，有的认为是过什么周年，有的关心地问有什么大事。不少人在路旁窃窃私语，“看人家这孩子多孝顺，送这么多钱，这都是祖上的积德……”听到“钱多”这句话，我心中顿起波澜，涌出了下面的话：

清明上坟祭先人，
一年一度总断魂。
人道儿孙纸钱多，
难报万一父母恩。

（郑启仲，原载《时代》1994年第3期）

巧在晚餐与一位作家朋友也延军相聚，谈及返乡扫墓事，朋友毕竟是作家，速用笔记下我那首顺口溜。一个月后这位作家朋友手拿一本《时代》杂志送到我的诊室，还谬称诗好云云，加“清明感怀”为题发表。那年正是我花甲之年，不觉老之已至，苦难经历，母子深情一下涌上心头，喷出了那样四句绝不敢称诗的话。转眼又是10年已过，年逾古稀了，然而怀念父母之情却有增无减！

附篇

弟子感悟

一、从患者死后送匾悟郑启仲老师的医患观

郑启仲老师有一句著名的“医生应感谢患者”的观点，他说，一个成功的作家能发自肺腑地说“感谢生活！”医生为什么不能从灵魂深处“感谢患者”呢？一个医生在为患者解除病患的同时，患者也惠予医生提高医术、积累经验的机会，在很大程度上医生的经验是患者的痛苦甚至生命换来的。医生应感谢患者，而不能把自己当作患者的“救命恩人”，甚至索求患者的报答。他经常给我们讲，怀着感谢患者之心服务患者，是医生高尚精神境界的升华。每谈及此，我的脑海常浮现出一位患者母亲在女儿死后给爸爸（郑启仲老师）送感谢匾的动人场景。

宋某，女，1976年生，1980年患肾病综合征，经河南、陕西、北京等多家医院治疗，时轻时重，蛋白尿一直未能控制，属激素依赖型肾病综合征。1988年4月再次复发，经人推荐至郑老师处就诊。

诊见：面色㿠白，全身高度水肿，畏寒怕冷，舌体胖、质淡，苔白腻水滑，纳呆，便溏，小便少，脉沉细无力。尿蛋白（+++）；高胆固醇，低血浆蛋白。时正服泼尼松片50mg/日，利尿剂，间断静滴低钠水解蛋白等，疗效不明显。郑老师诊为脾肾阳虚，气化不利。投真武汤合五苓散加减，3剂尿利肿减，7剂腹水减少，查尿常规示尿蛋白（+），舌质淡红、苔白，纳增，双下肢仍水肿。改为金匮肾气丸为主方化裁治疗，至1988年10月双下肢水肿、蛋白尿已消，守法调理，递减至停用激素，1989年春已入校学习，考入电视大学，全家终于走出了肾病综合征困扰9年的阴影，改为六味地黄丸、补中益气丸善后。由此，我也看到了中医药对小儿肾病的确切疗效，进一步坚定了学好中医的决心。

患者的父亲是一名干部，母亲是位勤劳的工人。几次追悔莫及，对郑老师说，孩子病了8年，如果早找中医治疗该多好啊！郑大夫你治好了我女儿的病，救了她的命，也救了我们全家，等她电大毕业后要向您学习中医。然而，“天有不测风云”，1990年冬因感冒高热，又患了心肌炎，在一家大医院住院治疗，高热退后出院回家。一天凌晨2时，病房值班医生电话打到我们家，说是新入院患者宋

某病危，要求请郑院长看一下，死而无憾！爸爸急冒雪赶往病房，并紧急组织会诊抢救，安排特护，一直到凌晨5时患者才稳定下来。在患者父母的催促下，爸爸才离开病房。早起7时多又去病房查看，发现抢救室竟是空的，问及值班医生情况才知道，患者再次出现心衰，父母不让再叫院长，终因抢救无效而于6时43分死亡。

一个月后一个周六的晚上7时，宋某的父母突然来到我们家。爸爸不知所故，还以为患者对医院有意见呢，患者的父亲抱着一块匾，母亲提着一个盒子。进门就说，郑大夫，孩子走那天没给你说，是我们不让护士再麻烦你。她患肾病10年，跑了8年也没治好，最后找到你用中药治好了她的病，使她读完了中学，考上了电大，这次发热患上心肌炎，要了她的命。孩子临走时给我们说，爸爸、妈妈，我的病不行了，我求你们一件事。我死后你们一定要去感谢郑大夫，是他治好了我的肾病，让我考上了大学。去时买两样东西，一是给郑大夫买块大玻璃匾写上字，二是买一双皮鞋给郑宏姐，让她穿上这双鞋，走她爸爸的路，当一名好医生。我知道咱家没钱，再穷也得买，否则我死不瞑目。

郑大夫，我们知道你不收礼，孩子这个要求我们不能不办，让她安心走吧，这么多年我们没给你送过一次礼，你看匾上的字是孩子要我们这样写的。去掉包装袋，上书："华佗般医术，菩萨般心肠"十个大字。我被感动得哭了，爸爸含泪接过了匾。送走了客人，爸爸久久不能平静，几次深情地在职工大会上讲这件事，讲他的"医生应感谢患者"的医患观。清丰县中医院一开始就坚持全院开展学雷锋活动，为患者洗头、洗脚、剪指甲，垫钱买药，拒收红包蔚然成风，1994年5月15日《健康报》以"让医院成为一方净土"为题做了报道。医生应感谢患者的观念只要存在心中，对患者有一种亲切感、同情心、尊重感，失败了有内疚，成功了不自傲，灵魂一次次净化，境界不断得到升华，这就是我对爸爸"医生应感谢患者"实践的一点体会。

（郑　宏）

二、郑启仲老师风池气池望诊研究的启示

郑启仲老师从事儿科临床五十余年，长期致力于小儿望诊研究，近十几年来深入挖掘整理研究小儿风池气池望诊，对儿科的常见病及疑难病进行临床验证，

取得了可喜的成果，笔者深受启发。

《素问·阴阳应象大论》："善诊者，察色按脉，先别阴阳，审清浊而知部分，视喘息、听声音，而知所苦，观权衡规矩而知病所主。"按此论虽通言诊法之大要，然尤以小儿最为适宜。其中望诊在儿科诊断中意义极大。《医宗金鉴·幼科心法要诀》曰："儿科自古最为难，毫厘之差千里衍，气血为充难据脉，神识未发不知言，惟凭面色识因病，再向三关诊寒热……"小儿发育尚未成熟，气血未充，加之就诊时常啼哭叫扰，影响气血和色脉，难以问诊和脉诊；又因精神意识发育未完善，不能准确表达病情，望诊尤显重要。

风池、气池望诊属小儿面部望诊范畴，理论记载少，虽有几处提及而未形成专篇论述。风池，小儿面部望诊的部位。见《奇效良方》，即眼平视，瞳孔直上，当眉毛上缘处，即鱼腰穴的稍上方。风池色红，主上焦风热、抽搐、痰涎。气池，推拿穴位名，又名坎下，见陈氏《小儿按摩经》。《幼科推拿秘书·穴象手法》："气池，在目下胞，一名坎下。"与目上胞（风池）同作望诊之处。《小儿推拿广意·上卷》："风气二池黄吐逆，若黄青色定为风，惊啼烦躁红为验。"《医宗金鉴·幼科心法要诀》有"风气青惊紫吐逆"之论。刘弼臣教授注释说：这里的风，是指风池，在眉毛下面；这里的气，是指气池，在眼睛下面（《医宗金鉴·幼科心法要诀白话解》）。也就是说，风池在上眼胞，气池在下眼胞。郑老师提出，按照眼科五轮学说，"白睛属肺，曰气轮；乌珠属肝，曰风轮；大小眦属心，曰火轮；上下胞属脾，曰肉轮；神瞳属肾，曰水轮"（明代蒋示吉的《望色启微》），对风池气池的部位应从五轮的理论探讨其临床意义。

郑老师在长期临床实践中发现风池、气池的变化不只"青惊紫吐逆"，而是可反映全身多病症的病位、病性、进退及预后，用以指导临床诊断和治疗。郑老师把风池、气池的色泽变化分为五种，即青、赤、黄、白、黑。对每种变化主症、病因、病机及治疗原则、宜选方药等均做了系统总结。以"风池气池色青"为例：小儿风池、气池色青，是儿科临床常见的一种异常变化，可同时出现，也可单独见于气池色青，常可伴见印堂色青。①主惊：风池、气池色青，同时伴见印堂色青者，多为小儿暴受惊恐，可见患儿惊啼不安，睡卧不宁，治宜镇静安神，常用朱砂安神丸、远志丸等。②主痛：多为木乘脾土，或脾胃中寒，可见脘腹疼痛，喜温喜按，舌淡、苔白，脉弦或沉迟等。木乘脾土者，治宜疏肝理脾，常用柴胡疏肝散、金铃子散等；脾胃虚寒者，治宜温中散寒止痛，常用理中汤、附子理中汤、小建中汤等。笔者跟师多年，开始并不十分重视风池、气池望诊，把它混入面部望诊之中，后从临床实践中发现风池、气池望诊确有特殊价值。其曾于2013年治一抽动症患儿，介绍如下。

李某，男，6岁，眨眼、举眉、面部肌肉抽动、喉发怪声相继出现已2年，经某医院诊为抽动障碍，给予硫必利等治疗，曾一度好转，后因胃肠道不良反应而停用，症状又见如前。当地中医给予天麻钩藤饮、羚羊钩藤汤、牵正散治疗，不见症减，来请笔者诊治。

诊见：眨眼，吸鼻，咧嘴，喉发怪声，坐不安，性情急躁，舌质红、苔略黄，脉弦数。思其病情日久，阴虚阳亢，投以镇肝息风汤加减：生地黄10g，玄参10g，白芍15g，天冬10g，生龙骨15g，生牡蛎15g，天麻10g，菊花10g，代赭石15g，甘草6g。7剂，每日1剂，水煎服。上方服35剂而不见缓解，遂请郑老师指导。

郑老师边诊边讲：患儿风池、气池色青且重，面黄，左腮色红兼紫，喉发怪声而声高，心烦易怒而坐立不安，大便干，小便黄，舌尖边红赤、苔黄腻而少津，脉弦数。此乃木火相煽，心肝火旺，痰热动风之证，治当清心泻肝，化痰息风。方投泻青丸、导赤散、升降散合大黄黄连泻心汤加减：龙胆草6g，青黛（包煎）3g，羌活6g，黄连6g，栀子10g，大黄3g，蝉蜕6g，僵蚕6g，姜黄6g，生地黄10g，滑石15g，白芍15g。另取牛黄清心丸，每次1丸，每日2次，与上方汤剂同下。7日后复诊，患儿安静很多，面部症状及怪声均有减轻，左腮赤消失，风池、气池青紫变淡，舌红减、苔变薄白，大便通畅，家长甚为高兴。守法调理4个月诸症消失而愈。我心豁然明亮，郑老师以风气色青、左腮色赤、舌尖边发红、苔黄、便干尿黄、心烦易怒为诊断要点，病位定肝心，治疗以清泻心肝火热为要，风池、气池望诊、诊断、治法井然，遣方伍入升降散真乃画龙点睛之笔。郑老师在总结风池、气池望诊优点时说："简单易行，便于观察，少有干扰。"至此有了深刻认识，后遵郑老师研究，以风池、气池望诊为主，四诊合参，明显地提高了自己的诊断和治疗儿科疾病的水平。郑老师对这一病例的诊治过程使我大有"一见胜读十年书之获"。

（郑　攀）

三、从少阳病辨证谈跟师学习经方心得

《伤寒论》第96条指出："伤寒五六日，中风，往来寒热，胸胁苦满，嘿嘿不欲饮食，心烦喜呕，或胸中烦而不呕，或渴，或腹中痛，或胁下痞硬，或心下悸，小便不利，或不渴，身有微热，或咳者，小柴胡汤主之。"郑老师认为，第96条是仲景对小柴胡汤适应证的集中叙述。第101条所指"但见一证便是"，就是所见证中的主要症状和体征能反映小柴胡汤证之病机者，即可用小柴胡汤，关键在于透过"一证"看病机，否则就不能用小柴胡汤。

郑老师认为，少阳病的辨证和临证运用小柴胡汤所遵循的原则，一方面不仅仅对整个少阳病篇具有极其重要的理论意义与实践指导价值，更重要的是借少阳病的发病特点及"柴胡汤证"的运用为例，在经方的学习应用中起着明示辨证论治的精神。由此笔者认识到，仲景虽然强调临证要抓住主症，但他治病求本、辨证施治的精神是贯穿《伤寒论》始终的。清代徐灵胎认为："医者之学问，全在明伤寒之理，则万病皆通。""但见一证便是"从书面上看是针对小柴胡汤而言的，然而这一原则也适用于其他各个方剂。因为任何一方证的典型病症都是比较少见的。在多数情况下都是根据"一证"或病机来决定其使用。所谓主症，就是这"一证"所独具的、有别于其他证的特征。综观《伤寒杂病论》全书，多数条文都是辨主症而立方，如麻黄汤的主症是"恶寒无汗"。这就是麻黄汤证有别于其他方证的特征。桂枝汤证有恶寒，但有自汗；白虎汤证也可见恶寒，但与麻黄汤证有截然不同的主症——烦渴饮冷。葛根汤证虽亦恶寒无汗，但它有更重要的特征——项背强几几；麻附细辛汤证也有恶寒无汗，但它的主症是发热脉沉；桂枝加附子汤证也恶寒，但汗漏不止才是它的主症，四逆汤证也恶寒，但脉微肢厥才是确据。在一定条件下，某个疾病发生在某个人身上，在某个阶段主要病机只有一个，表现该病机的必然就有一个主症。因此，抓住主症，审证求因，据因论治，对辨治疾病具有广泛的指导意义。

笔者初临证时，觉得临床症状错综复杂，临证游移，漫无定见，治病犹如按图索骥，刻舟求剑，"标本不得，邪气不服"，疗效不佳。跟郑老师学习之后我对"但见一证便是"理解不断加深，对于辨证施治的法则受益匪浅，总结出两条原则用之于临床，一是抓住主症，二是紧扣病机，不仅小柴胡汤，即使其他经方，抑或后世时方的运用亦皆如此，这样既可不为假象所惑，抓住和解决主要矛盾，又可做到药证相符，标本相得。笔者以此法行之，临床疗效显著。现举病案2例如下：

例1 患儿程某，男，4岁，2015年8月19日因“流口水2年余”初诊。

患儿系一早产儿，自幼体弱多病，2岁多时即有口水自口角溢出，浸渍口角而常见糜烂，虽经内服、外治等法治疗，一直未能控制，且日渐加重，口水越流越多。

刻诊：面白少华，双风池、气池色青，形体消瘦，涎水断续外淌，涎多清稀，口角糜烂，纳差，手足欠温。舌体胖色淡、苔白腻水滑，脉沉迟无力。

证属脾虚寒凝，饮停中焦。

治宜健脾温中，化饮制涎。方选附子理中汤加减。

处方：人参6g，炒白术10g，制附子6g，干姜6g，砂仁6g，公丁香3g，藿香6g，炙甘草3g。3剂，每日1剂，水煎分3次服。

二诊（8月22日）：精神见振，舌苔变薄，流涎有减少趋势。原方再服7剂。

三诊（8月30日）：流涎减少，四肢转温，食纳见增，父母大喜，要求原方再进，为防药过，调方如下。

处方：人参6g，炒白术10g，炮干姜3g，制附子3g，砂仁6g，藿香6g，吴茱萸1g，大枣3g，炙甘草3g。7剂，每日1剂，水煎服。

四诊（9月6日）：流涎止，舌淡红、苔薄白，大便每日1次，改参苓白术散善后而愈。随访1年未见复发。

【按语】“诸病水液，澄澈清冷，皆属于寒”（《素问·至真要大论》）。涎为脾之液，脾胃虚寒，寒凝中焦，脾失运化，津聚为涎而常溢口外致成是症。该患儿先天不足，后天失养，脾虚生寒，寒凝津聚而久治不愈者，乃中焦虚寒之故。理中丸原文“大病瘥后，喜唾，久不了了，胸上有寒”，故投附子理中汤补脾而温阳，加砂仁醒脾，加公丁香助理中以温中州，藿香化湿与诸药益彰。2年顽症10剂而效显。小儿易寒易热，为防药过病所，原方附子、干姜减为3g，且干姜易炮姜。

例2 患儿孙某，女，12岁，2013年12月13日因“荨麻疹反复发作3年”初诊。

患儿3年前全身出现皮疹，每逢冬季便发。1周前全身再次出现苍白色风团，以头面、颈部、双手为重，伴有瘙痒，冷风吹后或凉水洗手更明显，得暖减轻，曾口服多种抗过敏药物效果欠佳，反复发作。因咳嗽流涕找吾诊治。

刻诊：咳嗽无痰，鼻塞、流清涕，面部及双手苍白色皮疹，自觉恶寒怕风，口不渴，舌苔白，脉浮缓。

证属风寒袭表，引动内饮。

治宜祛风散寒，温阳化饮。方选小青龙汤加减。

处方：麻黄6g，桂枝6g，细辛3g，白芍10g，干姜3g，五味子6g，姜半夏6g，炙甘草。防风6g，白鲜皮10g，苍术10g。3剂，中药配方颗粒，每日1剂，水冲服。

二诊（12月16日）：家长喜极而报，服3剂后，不仅咳嗽鼻塞消失，风团也渐退，瘙痒减轻，原方继服5剂而愈。翌年冬天随访，病情稳定未见复发。

【按语】小青龙汤出自《伤寒杂病论》："伤寒，表不解，心下有水气，干呕、发热而咳，或渴，或利，或噎，或小便不利，少腹满，或喘者，小青龙汤主之"，主要治疗外感风寒，内有水饮的咳嗽、哮喘等病。本例荨麻疹患儿由素体阳虚，内伏蕴饮，复因感受外邪，引动内饮，风寒夹饮搏结于肌肤，以致皮肤出现苍白色风团，遇寒加剧。《伤寒论》小青龙汤证虽无治疗荨麻疹原文，但病机符合，故以祛寒化饮之小青龙汤。方中麻黄、桂枝祛寒解表，白芍配桂枝调和营卫，干姜、细辛、半夏温肺化饮，五味子敛肺，甘草和中。诸药配伍，紧扣病机，使风寒祛，水饮化，则顽症自除。

（张建奎）

四、从"顿咳从肝论治"学习郑启仲老师读经典做临床

《山东中医学院学报》1986年第1期发表了郑启仲老师"论顿咳从肝论治"的论文。郑老师运用《素问·咳论》"五脏六腑皆令人咳"等《黄帝内经》理论，结合自己的临床实践，提出了"顿咳从肝论治"的见解，对其病因病机、发病季节、临床特征、病愈规律进行了深入研究。转眼30年过去了，每每学习这篇论文和运用镇肝止咳汤时，都在脑海浮现出一幅《黄帝内经》理论与顿咳临床紧密结合的画面。

1. 从顿咳的发病季节看

顿咳多在春季农历三四月发病。《素问·咳论》曰："五脏六腑皆令人咳，非独肺也……五脏各以其时受病，非其时各传以与之……乘春则肝先受之。"（《素问·咳论》）发病季节正应肝气。

2. 从临床症状特点看

顿咳发作时，两手握拳随咳而挛动不止，弓背弯腰，满面红赤，颈静脉怒张，涕泪交迸，呕吐痰涎、胃内容物与胆汁，甚者抽风昏厥，窒息气闭。较大儿童自诉胁腹作痛。握拳挛动、弓背弯腰、抽风昏厥皆属风动之状，"诸风掉眩，皆属于肝"（《素问·至真要大论》）。"肝气通于目"（《灵枢·脉度》），"肝藏血"（《素问·调经论》）。《素问·咳论》曰："肝咳之状，咳则两胁下痛……肝咳不已，则胆受之，胆咳之状，咳呕胆汁。"其中均有经文的详细描述。

3. 从发作特点看

顿咳发作午后至半夜为重，子时后至午前发作明显减少，这与《素问·脏气法时论》中"肝病者，平旦慧，下晡甚，夜半静"相符。

4. 从病愈季节看

顿咳多在三四月起病，而痊愈则多在六七月，这也与"病在肝，愈于夏"（《素问·脏气法时论》）相一致。

5. 从学术观点的提出看

郑启仲老师运用《黄帝内经》理论对顿咳的几个特点和主症进行剖析后提出了自己对顿咳的学术见解。认为顿咳"其感在肺，其病在肝；木火刑金，风痰相搏；其咳在肺，其制在肝"，应"治从肝论，镇肝止咳"，并创拟了"镇肝止咳"治法及"镇肝止咳汤"一方，应用于临床取得了满意疗效。

6. 创制新方

"治病必求于本"（《素问·阴阳应象大论》）。郑老师在上述研究基础上创制了镇肝止咳汤新方：柴胡6g，白芍10g，代赭石10g，青黛1g，炒僵蚕6g，胆南星3g，甘草3g。此方为3～5岁用量，可随年龄增减。用法：每日1剂，水煎分2～3次服。热重，加黄芩；呕吐，加姜半夏；目睛充血，加焦栀子、赤芍、牡丹皮；鼻衄、咯血，加白茅根；咳久而出现阴虚，加北沙参、麦冬；面目水肿而出现脾虚，加白术、茯苓。为了验证镇肝止咳汤的疗效，郑老师于1977—1980年，用上方治疗百日咳210例，以7天为观察时限。结果：显效168例，占80.00%；有效37

例，占17.60%，总有效率为97.60%。

郑启仲教授论文“论顿咳从肝论治”在《山东中医学院学报》1986年第1期发表，同年被收入英国科技信息库。《山东中医杂志》编辑部丛林教授撰文称“论顿咳从肝论治”为“有真知灼见的文章”。江育仁、刘弼臣、张奇文、王琦等国内11位著名专家鉴定认为：“顿咳从肝论治的见解，独辟蹊径，别树一帜，在国内外尚未有人提出。它深刻、准确地揭示了百日咳的病理机制，对临床极有指导意义，是中医研究百日咳在理论上的新突破。镇肝止咳汤的临床疗效达国内领先水平。该研究运用我国中医药优势，开发出新的特效方剂，在理论和实践上取得了重要成果，系我国首创。”该研究1989年获河南省科技进步奖。

几点体会：①“读经典，做临床”，怎样读经典，怎样做临床？“顿咳从肝论治”为我们做了示范；②带着问题读经典，用经典理论指导解决临床问题，实践证明是有效方法；③读经典不空谈，做临床有指导，创新说不离宗，是我最宝贵的收获。

（郑　宏）

五、从“但见一证便是”谈跟师学习心得

“但见一证便是，不必悉具”出自《伤寒论·辨太阳病脉证并治》第101条：“伤寒中风，有柴胡证，但见一证便是，不必悉具。”对此条文的含义，历代注家见仁见智。宋代成无己为代表的认为指“或然诸证”，即原文第96条：“伤寒五六日中风，往来寒热，胸胁苦满，默默不欲饮食，心烦喜呕，或胸中烦而不呕，或渴，或腹中痛，或胁下痞硬，或心下悸，小便不利，或不渴身有微热，或咳者，小柴胡汤主之。”除前面往来寒热，胸胁苦满，默默不欲饮食，心烦喜呕之外的或然证之一。近代以恽铁焦为代表的医家认为指“往来寒热”一证。《伤寒论译释》认为：“此条说但见一证便是，应当是在往来寒热症候的基础上，再见到其他胸胁苦满，心烦喜呕，或有证之一的，便可确定它为柴胡汤证。”《伤寒论选读》的注释为：“往来寒热，胸胁苦满，心烦喜呕及口苦、咽干、目眩等，为小柴胡汤主症。”伤寒中风，有柴胡证，“但见一证便是”，说明少阳

病，只需见到一部分主症，即可用小柴胡汤，不必主症具备，然后用之。刘渡舟教授认为："所谓一证，当是指能反映少阳受邪，火郁气壅病机特点的一两个主证，本论'胸胁满不去者''胸满胁痛者''寒热发作有时者''呕而发热者'即是明证。故无须柴胡证皆备而始用柴胡汤。"

郑老师认为，对于"但见一证便是，不必悉具"的理解，是仲景借少阳病的发病特点以及"柴胡汤证"的运用为例探讨以揭示辨证论治的精神，是示人执简驭繁之活法也。其核心应该是强调临床要坚持辨证论治原则，抓主症，不要"头痛医头，脚痛医脚"。

症状是证的主要外部表现形式，每个证都是由一定的症状组合而成，对证的认识必须通过对症状的辨析才能识得病因、病性、病位、病势。主症的强与弱、多与少等量的改变可导致证的质变，主症往往是病机的重要提示。对主症的认识不同，直接导致辨证结果的差异，处方用药也因之大相径庭。因此，临证贵在谨审病机，见微知著，务求及时准确无误地抓住能反映出本质的主症，以便正确施治，药到病除。

清代俞东扶在《古今医案按》中指出："读书与治病，时合时离；古法与今方，有因有革。善读书斯善治病，非读死书之谓也；用古法须用今方，非执板方之谓也。"郑老师认为，《伤寒论》是一部以讨论外感病为主而阐发运用辨证施治方法的著作，不仅要知道其"常"，更应"知常达变"，正如其在自序中所说："虽未能尽愈诸病，庶可以见病知源，若能寻余所集，思过半矣。"

临床上由于疾病的发生发展是错综复杂的，"柴胡证"的临床表现也不可能那么呆板，因而，笔者认为对"一证"的理解，应该是能够反映少阳病的病机，揭示少阳病本质的"一证"，它既可以是《伤寒论》中所提及的适应小柴胡汤的任何"一证"，也可能是《伤寒论》中从未出现过的见症。因此，此"一证"不必界定在某症某脉上，而是要求我们应据临证复杂多变的实际情况去灵活把握。也就是说在病机病位符合的前提下，只要能真实反映少阳病的病机和本质的任何脉症，都应列入"一证"的范畴内，而不必所有当见症悉具。相反，如果病机不符，即使症状相同，也不可误投小柴胡汤。

【典型病例】

患儿宋某，女，17岁，2015年4月21日因"反复咳嗽半个月"就诊。

患儿为一高三学生，半个月前外感引发咳嗽，口服多种中西药物效果欠佳，夜咳明显，睡眠欠佳，影响学习，心情郁闷，话少纳差。

刻诊：咳嗽有痰，痰多，咯之易出，咽痒，无发热、头痛，二便正常，舌红、苔白腻，脉沉。

证属痰浊闭肺，枢机不利。

治宜和解少阳，清肺化痰。方选小柴胡汤加减。

处方：柴胡12g，黄芩10g，半夏12g，党参10g，炙甘草10g，前胡10g，苦杏仁10g，浙贝母10g，百部10g，枇杷叶 10g，橘红20g，紫菀10g，款冬花10g，佩兰10g，白术10g，芦根20g，桔梗 10g。3剂，每日1剂，水煎服。

二诊（4月24日）：3剂后患者咳嗽减轻，咯痰减少，睡眠好转，心情较前舒畅，饮食增加，原方再服4剂，咳嗽基本消失，诸症皆减轻，效果显著。

【按语】《素问·咳论》提出“五脏六腑皆令人咳，非独肺也”。在《伤寒论》中，仲景坚持以患者的脉证为依据，动态观察以判断疾病传变与否。该患儿脉沉，表明邪气已入里，从患儿无阳明之大热、大渴、大汗、脉洪大，无太阴之腹满自利，无少阴之脉微细，无厥阴之上热下寒，可以判断有传入少阳的可能；《伤寒论》指出：“伤寒五六日中风，往来寒热，胸胁苦满，默默不欲饮食，心烦喜呕，或胸中烦而不呕，或渴，或腹中痛，或胁下痞硬，或心下悸，或不渴，身有微热，或咳者，小柴胡汤主之。”其中咳是小柴胡汤的主治症之一。从抓主症上来分析，患儿心烦、话少、纳差，为典型柴胡证，此与“有柴胡证，但见一证便是”相合，所以从少阳治，处以小柴胡汤治咳而奏效。

（张建奎）

六、从经方辨治多寐谈跟师学习体会

发作性睡病是一种白天不可抗拒的短期发作性睡眠，伴猝倒、睡眠瘫痪、入睡前幻觉为主要症状，部分患者伴有夜间睡眠紊乱的一种睡眠障碍性疾病。属中医的“嗜睡”“嗜卧”“多寐”“善眠”“饭醉”“昏厥”等范畴。西医多选用利他林、苯丙胺、丙咪嗪、莫达芬尼、氟西汀、文拉法辛等药治疗，虽有一定疗效，但对于儿童患者均属于慎用或禁用药物，其副作用也常使成年患者无法忍受而中止治疗。郑启仲教授从中医辨证求本入手，运用经方治疗发作性睡病，取得了显著疗效。

1. 桂枝汤治多寐

《灵枢·大惑论》曰：“夫卫气者，昼日行于阳，夜行于阴，故阳气尽则卧，阴气尽则寤。”此即指出当卫气行于阳分已尽，由表入里，人便入睡；卫气行于阴分已尽，由里出表，人便觉醒。郑老师认为，若营卫失和，卫阳出入无序，卫气不能日出于阴而行于阳，则多寐。此类患者平素易患感冒，致营卫失调，日久易患发作性睡病。表现白天嗜睡时发，面色淡白，神倦乏力，易自汗出，夜间易惊，舌质淡红、苔白薄或白腻，脉多浮缓等。主张用调和营卫，燮理阴阳法治之。以桂枝汤为主方。

2. 小柴胡汤治多寐

唐容川曰：（少阳）居半表半里之间，界内阴外阳之际，故《黄帝内经》以枢机比之。郑老师认为，如果少阳枢机不利，气机壅滞，升降出入无序，则会出现白天阳气不能发于外而嗜睡；夜间阳气不能入于阴而失眠。若少阳枢机不利，肝气郁滞，日久化火，胆腑被扰，亦可导致发作性睡病的发生。正如赵佶《圣济总录》云：“胆热多睡者，胆府清净，决断所自出，今肝胆俱实，荣卫壅塞，则清净者浊而扰，故精神昏愦，常欲寝卧也。”此类患者多由反复发热，治不如法，少阳枢机不利；或情志抑郁，肝郁气滞，日久化火生痰，痰热内扰所致。表现为白天睡眠频发，与人争吵或发怒时易猝倒，头晕目眩，口苦纳差，大便滞而不畅，小便黄，舌尖边红、苔多白腻或黄腻，脉弦数等。主张用和解少阳，疏肝利胆法治之。以小柴胡汤为主方。

3. 半夏泻心汤治多寐

《灵枢·大惑论》曰：“黄帝曰：人之多卧者，何气使然？岐伯曰：此人肠胃大而皮肤涩，而分肉不解焉。肠胃大则卫气留久，皮肤涩则分肉不解，其行迟……留于阴也久，其气不精，则欲瞑，故多卧矣。”此指出阳明胃经气机不利，升降失常，卫气出入无序，则致多卧。郑老师发现此类患者或由积滞日久，中焦痞满，化热酿痰；或由寒热错杂、中焦痞塞，致升降失常，营卫失和，阴阳失调。表现白天嗜睡，体胖怠惰，心下痞满，厌食纳呆，口臭泛恶，夜卧不宁，睡中介齿，大便秘结，舌质红、苔黄腻，脉多弦滑等。主张用升清降浊，和胃醒脾法治之。以半夏泻心汤为主方。

4. 苓桂术甘汤治多寐

《脾胃论》云："病怠惰嗜卧……湿胜。"《丹溪心法》曰："脾胃受湿，沉困无力，怠惰好卧。"脾属土，喜燥恶湿，主运化，升清降浊。郑老师发现，此类患者多因冒雨涉水，坐卧湿地，或内湿素盛，或过食生冷，损伤脾胃，脾失健运，水湿内聚，湿困脾阳，清阳不升，浊阴不降，痰饮内停，上扰清窍，而致嗜睡发生。表现白天困倦多睡，面色萎黄，体多肥胖，心悸气短，四肢欠温，夜卧鼾眠，大便溏薄，小便不利，脉多濡细等。主张用利湿化饮、温阳醒脾法治之。以苓桂术甘汤为主方。

5. 麻黄细辛附子汤治多寐

《灵枢·寒热病》曰："阳气盛则瞋目，阴气盛则瞑目。"《类证治裁》云："多寐者，阳虚阴盛之病。"《伤寒论》曰："少阴之为病，脉微细，但欲寐也。"郑老师讲到，此类患者大多阴阳失调，阴盛阳虚，但阳虚并不仅仅是脾肾阳虚，也包括常被忽视的肝阳虚。肝为刚脏，内寄相火，相火是生命活动的原动力，外可温养皮毛，内可鼓动十二经气血，使之敷布全身。肝为少阳之脏，应阳升之方，行春升之令，其气以升发为用，能启迪诸脏之气，主人体一身阳气之升腾。若肾阳亏虚，不能温煦肝脉，或寒邪直中，损伤肝阳，致肝阳亏虚，形成肝肾阳虚，则可出现精神不振，嗜睡多寐，形寒肢冷，腰膝酸软，爪甲不荣，意志消沉，惊恐易惧，疑人将捕，夜间多梦易惊，大笑、生气等情绪会导致猝倒等发作性睡病的典型症状。主张用温肾暖肝、开窍醒脑法治之。以麻黄细辛附子汤为主方。

以上是郑老师研究经方辨治多寐（发作性睡病）的理法精要，笔者跟师过程中，看到患儿父母对孩子的睡病久治不效，愁容满面、一筹莫展的痛苦表情；看到郑老师用经方治疗睡病见效后患儿父母溢于言表的喜悦之情，心中充满了对患儿的同情和对经方所潜在的神奇疗效而惊叹。师郑老师之法，曾用桂枝汤为主方治一经北京某医院诊为"发作性睡病"的患儿，经3个月的调理，白天嗜睡基本控制，夜间多梦易惊消失，家长甚为满意。实践证明，郑老师治发作性睡病不在"兴奋"上做文章，重点是整体调节，平衡阴阳，审机论治，方证对应，而非对症堆药，给这一难治性疾病带来了希望，同时也使我们后学看到了经方的魅力，鉴赏了我们中医老前辈的经典功力。

（郑　攀）

年谱

1944年12月　出生于河南省清丰县一个普通农民家庭。

1951年9月至1956年7月　在本村小学读书。

1956年9月至1958年7月　在五里屯高级小学读书。

1958年9月至1960年3月　在清丰县第二中学读书。

1960年7月　在清丰县纸房公社卫生院参加工作（中药剂员兼中医学徒）。

1963年4月　在纸房公社卫生院加入共青团；1963年12月被评为清丰县先进工作者，县人民政府颁发奖状。

1964年5月　被河南省卫生厅选定为中医学徒，中医儿科专业，师从儿科名家王志成先生。

1965年3月　导师王志成先生逝世；1965年9月调入清丰县人民医院中医儿科临床工作。

1966年3月　赴安阳市中医院师从儿科名家王瑞五先生继续儿科专业学习。

1969年8月　经河南省卫生厅统一考核，成绩优秀，合格出师，并由河南省卫生厅颁发出师证书。回原单位清丰县人民医院继续从事中医儿科临床工作。

1974年9月至1975年8月　赴河南中医学院儿科进修，同时与李晏龄老师合作完成了中西医结合《临床儿科》专著。

1976年　《口疮》一文在《河南中医学院学报》1976年第3期发表；《苍倍散治疗口疮》一文在《新中医》杂志1976年第6期发表。

1977 年　出席安阳地区科学大会，获“安阳地区先进科技工作者”；《临床儿科》一书由河南人民出版社1977年11月出版发行；《三叉神经痛》一文在《河南中医学院学报》1977年第4期发表。

1978年5月　出席河南省科学大会，河南省委、省政府授予“河南省先进科技工作者”称号，获“河南省重大科学技术成果奖”。

1979年　《顿咳汤治疗百日咳疗效好》一文在《河南赤脚医生》杂志1979年第2期发表。

1980年5月　经河南省卫生厅评审批准破格晋升为主治中医师，系全省两名破格晋升技术职称者之一；《顿咳汤治疗百日咳180例疗效观察》一文在《浙江中医杂志》1980年第12期发表。

1981年　《舌诊在儿科临床的运用》一文在《河南中医》1981年第6期发表；《小儿肺结核病治疗四法》一文在《浙江中医杂志》1981年第8期发表；《小儿蛔虫性腹泻的初步探讨》一文在《新中医》1981年第12期发表。

1982年6月　光荣加入中国共产党；《眩晕治验》一文在《中医杂志》1982年第11期发表。

1983年12月　出席河南省科技界表彰先进暨科技成果奖励大会，河南省委、省政府授予"河南省科技先进工作者"称号，颁发证书与奖章。独著《新生儿疾病》一书由河南科学技术出版社1983年1月出版发行；《小儿泄泻证治八法》一文在《中医杂志》1983年第7期发表；《吴茱萸汤的临床扩大运用举例》一文在《中医杂志》1983年第9期发表；《诊后阳脱》一文被《河南省名老中医经验集锦》收录。

1984年8月　出任清丰县人民医院业务副院长；1984年9月至1985年8月赴中国中医研究院（现中国中医科学院）研究生部学习，获研究生班代培生结业证书；同时参加王琦老师主编的《伤寒论讲解》一书的编写工作；《黄芪建中汤在儿科临床的运用》一文在《上海中医药杂志》1984年第1期发表；《中药治疗复发性口腔溃疡》一文在1984年7月19日《健康报》发表。1984年4月出席河南省突出中医特色大会（河南·巩义）。

1985年10月　出席河南省中医儿科学术会议，当选河南省中医药学会儿科专业委员会第一届委员会委员兼秘书。

1986年　《论顿咳从肝论治》一文在《山东中医学院学报》1986年第1期发表，同年被收入英国科技信息库；《〈黄帝内经〉腹诊初探》一文在《浙江中医杂志》1986年第2期发表；与王琦老师合作点校的儿科珍籍《诚书》由中医古籍出版社1986年10月出版发行。

1987年12月　国家卫生部授予"全国卫生文明建设先进工作者"称号；1987年10月晋升副主任中医师。1987年任河南省中医药高级专业技术职务资格评审委员会妇儿专业组成员兼秘书；1987年2月《新生儿疾病》一书获濮阳市优秀科技著作奖。

1988年7月31日　新华通讯社以《医师郑启仲治疗百日咳有新方》为题发了通稿，全国30余家报纸转载；河南省科协授予"河南省优秀科技工作者"称号；1988年4月河南省总工会授予"河南省五一劳动奖章"；《创收莫忘医德》一文在1988年9月24日《健康报》发表；1988年12月河南省总工会授予“河南省职工自学成才奖”；《百日咳从肝论治的临床研究》1988年获濮阳市科技进步一等奖；《伤寒论讲解》（王琦主编，王琦、郑启仲、闫艳丽编著）一书由河南科学技术出版社1988年12月出版发行；《中医男科学》（王琦主编，郑启仲为编著者之一）一书由天津科学技术出版社1988年7月出版发行。1988年起任河南省中医药高级专业技术职务资格评审委员会委员兼妇儿组副组长或组长至2008年计20年。

1989年8月　出席河南省劳动模范表彰大会，获“河南省劳动模范”称号；1989年9月出席全国劳动模范和先进工作者表彰大会，国务院命名“全国先进工作者”称号，参加新中国成立40周年大庆。1989年12月河南省科委、科协授予“河南省优秀科技工作者”称号；《百日咳从肝论治的临床研究》1989年获河南省科技进步三等奖。《小儿腹泻“胃强脾弱”证初探》一文在《光明中医》1989年第1期发表；《略论小儿体质“三说”》一文在《中医药研究》1989年第2期发表；《百日咳从肝论治480例临床观察》一文在《中医杂志》1989年第10期发表；《医易关系新探》一文在《浙江中医杂志》1989年第11期发表；《从“但见一症便是”谈小柴胡汤的应用》一文在《四川中医》1989年第10期发表；清丰县委县政府决定不建政府办公楼筹建清丰县中医院，出任清丰县筹建中医院领导小组副组长兼办公室主任；《略论小儿体质三说》一文于1989年10月获全国中青年中医药优秀论文一等奖。

1990年11月　当选中共河南省第五次代表大会代表，出席中国共产党河南省第五次代表大会；中共濮阳市委授予“濮阳市优秀共产党员”称号。《中医男科名方选议》（编委）一书由华夏出版社出版发行；《中医药管理研究》（编委）一书由中医古籍出版社出版发行；《百日咳从肝论治的临床研究》被《中国技术成果大全》1990年第2期收录；《从八卦菱方阵看易与医》一文在《中华易医荟萃》1990年发表。1990年2月7日清丰县中医院成立，出任清丰县中医院首届院长兼党支部书记，简易门诊部开诊，揭开了清丰县中医院历史的第一页；中共清丰县委1990年1月授予“优秀共产党员”称号；1990年2月中共濮阳市委授予“优秀共产党员”称号。

1991年7月　享受国务院政府特殊津贴，国务院颁发《政府特殊津贴证书》（为首批享受国务院特殊津贴的河南省3名中医药专家之一）；1991年12月河南省中医管理局授予“河南省中医药优秀科研工作者”称号；1991年10月濮阳市委市政府命名首批“濮阳市专业技术拔尖人才”。

1992年　当选中国共产党第十四次全国代表大会代表，1992年10月出席中国共产党第十四次全国代表大会；1992年12月国家人事部授予“国家有突出贡献中青年专家”称号；1992年3月晋升主任中医师；1992年5月当选河南省中医药学会第三届理事会常务理事；《佳话》（作者：新华社记者解国记）一文在1992年5月16日《河南日报》发表。

1993年　中共河南省委、省政府授予“河南省优秀专家”（时称“省管专家”称号）；《苍倍汤治疗复发性口腔溃疡的临床研究》于1993年5月获濮阳市科技进步二等奖；1993年1月河南中医学院聘任“河南中医学院兼职教授”；当选中华中医药学会儿科分会第二届理事会理事；《秋季腹泻因燥起》一文于1993年9月在1993年黄河中医药国际学术研讨会上大会宣读；《郑启仲换车》（作者：吕晓芹）一文在1993年12月13日《濮阳文化实业报》发表。

1994年7月　出席河南省先进党组织优秀共产党员优秀党务工作者表彰大会，1994年7月1日中共河南省委授予“河南省优秀共产党员”称号；1994年7月中共濮阳市委授予“濮阳市优秀共产党员”称号；1994年4月出席河南省劳动模范表彰大会（特邀代表）；《使医院成为一方净土》（作者：《濮阳日报》记者梁南洋等）在1994年5月15日《健康报》第3版发表；《天上人间总有情》（作者：新华社记者解国记等）一文在1994年4月16日《中国教育报》发表；报告文学《奋争之路》（作者：清丰县人大常委会主任齐鸿飞）一文在《时代》杂志（省内刊物）1994年第2期发表；1994年受聘《中医研究》编委。

1995年　当选中国共产党河南省第六次代表大会代表，1995年9月出席中国共产党河南省第六次代表大会；1995年10月出席第九次全国中医儿科学术会议（江西·庐山）；1995年8月调任濮阳市中医医院第一副院长；1995年8月受聘清丰县中医院名誉院长；1995年8月入选《中华当代名人辞典》。《一个劳模的背影》（作者：《濮阳日报》记者梁南洋）长篇通讯在1995年5月17日《中国中医药报》头版发表；《一位医生的追求》（作者：《中国中医药报》记者张云翔）在1995年8月18日《中国中医药报》头版发表；《郑启仲调动时的倾诉》（系郑启仲写给《中国中医药报》编辑部的一封信，编辑部加上述标题及“编者按”）在1995年9月27日《中国中医药报》头版头条通栏标题发表；《倾诉》（作者：章小兵，其他信息不详）在1995年10月13日《中国中医药报》发表；《他有理想，他有追求》（作者：孙立群）在1995年10月16日《中国中医药报》头版头条发表；《他并没有走……》（作者：张红敏）在1995年12月11日《中国中医药报》第3版加“编者按”发表。

1996年4月18—22日　与黄明志老师、丁樱主任一道在郑州筹办召开了“中华中医药学会儿科分会常委会暨癫痫病研讨会”，会议取得了圆满成功；1996年10月15—19日出席第十一次全国中医儿科学术会议（湖北·武汉），被增补为中华中医药学会儿科分会常务委员；1996年4月当选中国中医药学会河南分会第四届理事会常务理事；1996年1月受聘《中国中医药科技》杂志特邀通讯编委。

1997年　被世界科技咨询委员会评为“世界科技咨询专家”；《医生应感谢患者》一文在1997年3月16日《濮阳日报》发表；1997年5月调任濮阳市妇幼保健院院长。

1998年　在英国伦敦获“世界知名医家金奖”，世界传统医学会颁发获奖证书和奖杯；1998年9月出席第十三次全国中医儿科学术会议（四川·成都），当选中华中医药学会儿科分会第三届委员会常务委员。

1999年12月　“肾病八宝丹1～5号组方研究”在美国获WTHO美国圣塔莫尼卡科技进步二等奖。

2000年　“乐食宝治疗小儿厌食症的临床与实验研究”获濮阳市科技进步一等奖；《郑启仲运用黄芪建中汤的经验》一文在《中国中医药信息杂志》2000年第7期发表；2000年6月受聘《河南大百科全书》编委会委员；2000年10月出席第十五次全国中医儿科学术会议（天津）；2000年10月濮阳市委、市政府再次命名为濮阳市专业技术拔尖人才；2000年8月当选《医院报》社河南特约记者联谊会副会长。

2001年　《郑启仲疑难病证诊治经验》一文在《中国中医药信息杂志》2001年第1期发表；2001年9月出席第十六次全国中医儿科学术会议（甘肃·兰州）；《白衣天使的博大情怀》（作者：《濮阳日报》记者杨照瑞）在2001年12月11日新华社《每日电讯》发表。

2002年5月　出席第十八次全国中医儿科学术会议暨王静安学术思想研讨会（四川·成都）；2002年10月出席第十九次全国中医儿科学术会议（陕西·咸阳），当选中华中医药学会儿科分会第四届委员会副会长。“消黄散治疗新生儿病理性黄疸240例观察”2002年获中国当代医药卫生科技进步一等奖；《小儿肾病综合征从“痰瘀虚”论治经验》一文在《中国中医药杂志》2002年第7期发表。

2003年8月　国家人事部、卫生部、中医药管理局选定为第三批全国老中医药专家学术经验继承工作指导老师；2003年9月当选河南省中医药学会第五届理事会常务理事（计第三、四届已连任三届河南省中医药学会常务理事）；2003年9月中共濮阳市委、市政府授予“濮阳市建市功臣”称号，并颁发证书和奖杯；主编《中小学生健康指南》一书由新华出版社2003年9月出版发行；主编《非典型肺炎50问》一书由京华出版社2003年4月出版发行。

2004年4月　获首届“河南优秀医师奖”，河南省医师协会颁发证书和奖杯；2004年8月获首届“河南省优秀医院院长”称号；2004年8月当选河南省中医药学会儿科专业委员会副主任委员；中华当代名医系列丛书《既然当医生·儿科医师郑启仲》一书由中医古籍出版社2004年6月出版发行；2004年6月“消黄散治疗新生儿病理性黄疸的临床研究”获濮阳市科技进步二等奖；2004年7月出席第二十一次全国中医儿科学术会议暨刘弼臣学术思想研讨会（北京）。

2005年　《谈谈中医师承教育》一文在《中国中医药报》2005年7月1日发表；《实用中医儿科学》（第2版）（编委）一书由上海科学技术出版社2005年12月出版发行。

2006年10月　出席第二十三次全国中医儿科学术会议（云南·昆明）；当选中华中医药学会儿科分会第五届委员会副主任委员；2006年9月受聘河南中医高层论坛专家委员会专家；《经方救急效如桴鼓》一文在2006年6月19日《中国中医药报》发表；《顽症莫忘用经方》一文在2006年7月26日《中国中医药报》发表。2006年5月办理退休手续，原单位返聘中医儿科临床工作。

2007年10月　出席第二十四次全国中医儿科学术会议（福建·厦门）；《郑启仲运用经方治疗小儿肺系疾病经验》一文在《辽宁中医杂志》2007年第4期发表；《郑启仲运用麻黄汤及其类方经验》一文在《中国中医药信息杂志》2007年第10期发表；《郑启仲主任医师运用柴胡汤经验》一文在《光明中医》2007年第5期发表；2007年9月国家人事部、卫生部、国家中医药管理局颁发“第三批全国老中医药专家学术经验继承指导老师荣誉证书”。

2008年8月　国家人力资源和社会保障部、国务院学位委员会、教育部、卫生部、国家中医药管理局确定为第四批全国老中医药专家学术经验继承导师，培养的2名学术继承人成绩优秀，均获博士学位；2008年2月受聘河南中医学院第一附属医院优秀中医临床人才培养工作指导老师；2008年4月受聘河南省中医院“名师传承研究室终身导师”；2008年6月获“河南中医事业终身成就奖”。

2009年9月　获“全国中医儿科发展突出贡献奖”，中华中医药学会颁发证书和奖牌；《河南省中医养生保健手册》（第2执行主编）一书由中国中医药出版社2009年9月出版发行；2009年10月当选世界中医药学会联合会第一届儿科专业委员会常务理事；2009年3月受聘《中医儿科杂志》第二届编辑委员会委员。

2010年11月　出席第二十七次全国中医儿科学术会议（上海）。

2011年8月　国家中医药管理局确定“郑启仲全国名老中医药专家传承工作室”在河南中医学院（现河南中医药大学）第一附属医院建立；《郑启仲教授治疗小儿肾病综合征经验》一文在《中医儿科杂志》2011年第5期发表；《郑启仲治疗小儿冷积便秘经验》一文在《中华中医药杂志》2011年第3期发表；《郑启仲教授从燥论治秋季腹泻经验介绍》一文在《新中医》2011年第2期发表；《郑启仲教授从肝论治百日咳经验》一文在《中华中医药杂志》2011年第4期发表；2011年9月出席第二十八次全国中医儿科学术会议（浙江·宁波）；2011年10月受聘张仲景大药房名老中医专家。

2012年9月　国家人力资源和社会保障部、国务院学位委员会、教育部、卫生部、国家中医药管理局颁发“第四批全国老中医药专家学术经验继承指导老师证书”；“一种治疗小儿遗尿症的敷脐药物”于2012年7月11日获国家发明专利；“一种用于治疗百日咳痉挛性咳嗽的中药组合物”于2012年8月24日获国家发明专利；《郑启仲治疗小儿多发性抽动症经验》一文在《中医杂志》2012年第7期发表；2012年11月出席第九届世界中医药大会（马来西亚·古晋），论文《升降散在儿科临床的应用》经大会交流荣获“国际优秀论文奖”。

2013年1月　被国家中医药管理局评为“第四批全国老中医药专家学术经验继承工作优秀指导老师”；2013年9月当选世界中医药学会联合会儿科专业委员第二届理事会顾问；2013年9月21—22日出席第十届世界中医药大会暨世界中医药学会联合会成立十周年庆典（美国·旧金山）；《郑启仲儿科经验撷萃》一书由人民军医出版社于2013年6月出版发行；《郑启仲教授运用经方治疗小儿咳嗽经验》一文在《中华中医药杂志》2013年第8期发表；2013年12月河南省中医药继续教育委员会聘请为河南省重点中医学科（专科）学术带头人培养对象郑宏指导老师；2013年3月被聘河南中医学院第一附属医院第三批全国优秀中医临床人才研修项目学员周正指导老师。

2014年　《郑启仲教授风池气池望诊经验》一文在《中华中医药杂志》2014年第4期发表；《郑启仲运用升降散治疗儿科疾病经验》一文在《中华中医药杂志》2014年第6期发表；2014年9月受聘为“第三届河南省名中医评选评审专家”；2014年8月出席世中联第六届中医儿科国际学术交流大会（海南）；2014年9月出席第六届全国中医儿科高层论坛暨《实用中医儿科学》（中国中医药出版社）统稿会议。

2015年　“全国名老中医药专家郑启仲传承工作室”通过国家中医药管理局验收；《郑启仲儿科医案》一书由中国中医药出版社2015年9月出版发行；《郑启仲经方辨治发作性睡病五法》一文在《时珍国医国药》2015年第7期发表；《小儿秋季腹泻论治》一文在2015年11月5日《中国中医药报》发表；“升清降浊制动颗粒治疗小儿多发性抽动症的临床研究”（指导传人完成）获河南省中医药科技进步一等奖；2015年11月出席中国中医药研究促进会小儿推拿外治分会成立大会暨首届学术研讨会（山东·潍坊），当选“中国中医药研究促进会小儿推拿外治专业委员会副主任委员”。

2016年　大型儿科工具书《实用中医儿科学》（第1版）（319万字，任副主编）由中国中医药出版社于2016年8月出版发行；《郑启仲经方名方应用经验》一书由中国中医药出版社于2016年12月出版发行；《郑氏清漾汤颗粒治疗气虚血瘀证儿童原发性肾病综合征的临床研究》一文在《时珍国医国药》2016年第10期发表；2016年7月被河南中医药大学聘请为“河南中医药大学青年骨干教师导师”；2016年8月论文《江育仁教授“阳可统阴”思想在儿科临床的应用》获2016年度“乐仁杯”中华中医药学会儿科分会学术年会优秀论文三等奖；2016年10月被北京市中医药管理局、河南省中医药管理局、南阳仲景书院聘为全国首批“仲景国医导师”。

（张婧韬）

后 记

本书是《中原历代中医药名家文库·现当代卷》第一辑的一册，按照编写体例，我们对郑启仲教授的传略、学术思想、临床精粹、用药心悟、诊余随笔、年谱等进行了整理。在“医家传略”中简略介绍了郑启仲老师发奋学医的坎坷历程及成就；“学术思想”重点总结其“从肝论治”的儿科学术思想；“临床精粹”包括经方治验、时方治验、经验方选介等三部分内容；“用药心悟”收集郑老师部分用药心得；“诊余随笔”选辑郑老师部分手稿，以飨读者；“年谱”较全面地记录郑启仲教授从医五十七年的足迹。

整理郑老师经验的过程是我们难得的学习机会，深感受益匪浅。硕士研究生卢婷婷、陆相朋、潘丹萍、梁瑞星、牛冬鹤、廉文君、段培等积极参加该项工作，在此一并表示感谢和鼓励。由于篇幅所限，时间紧迫，书中不当之处在所难免，诚望广大同仁指正。

郑宏

2017年5月